DEUTSCHES ZENTRALKOMITEE
ZUR BEKÄMPFUNG DER TUBERKULOSE

TUBERKULOSE-JAHRBUCH 1951/52

ZUSAMMENGESTELLT VON

PROF. DR. DR. H.C. ICKERT
GENERALSEKRETÄR DES DEUTSCHEN ZENTRALKOMITEES
ZUR BEKÄMPFUNG DER TUBERKULOSE

MIT 30 ABBILDUNGEN

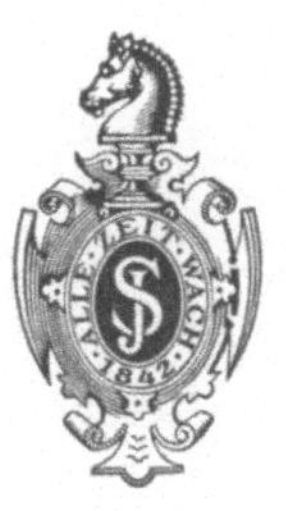

SPRINGER-VERLAG
BERLIN · GÖTTINGEN · HEIDELBERG
1953

Softcover reprint of the hard cover 1st edition 1953
BERLIN · GÖTTINGEN · HEIDELBERG

ISBN-13: 978-3-642-94617-2 e-ISBN-13: 978-3-642-94616-5
DOI: 10.1007/ 978-3-642-94616-5

BRÜHLSCHE UNIVERSITÄTSDRUCKEREI GIESSEN

Vorwort.

Nachdem das *Tuberkulose-Jahrbuch 1950/51* von vielen Seiten als eine möglichst vollständige Sammlung statistischer Angaben, die Tuberkulosebekämpfung betreffend, zur Ausfüllung einer jahrelang bestehenden Lücke begrüßt worden ist, führen wir mit der Herausgabe des Tuberkulose-Jahrbuches 1951/52 unsere jährliche Berichterstattung in der gleichen Weise wie im ersten Jahrbuch weiter. Es hat sich herausgestellt, daß die endgültigen amtlichen Statistiken nicht für das laufende Berichtsjahr, z. B. für das Geschäftsjahr vom 1. 4. 1952 bis 31. 3. 1953 zu erhalten sind; vielmehr sind uns die letzten Statistiken aus dem Kalenderjahr 1951 erst im Februar 1953 zugegangen. Außerdem soll das Jahrbuch gleichzeitig als Geschäftsbericht für das laufende Geschäftsjahr gelten, welcher auch die für dieses Jahr in Frage kommenden Begebenheiten, die Tuberkulosebekämpfung betreffend, behandeln soll. Nach diesen Gesichtspunkten wird auch künftig verfahren werden. Die statistischen Berichte aus der *Vorkriegszeit* im Jahrbuch 1950/51 sind im neuen Jahrbuch durch ein Verzeichnis der Tuberkulose-Mortalitätszahlen, *gegliedert nach Altersgruppen und Geschlecht*, z. T. zurück bis 1876, ergänzt.

Ich möchte bei dieser Gelegenheit nicht versäumen, allen Mitgliedern unserer Arbeitsausschüsse für ihre fruchtbare Mitarbeit im Namen des Deutschen Zentralkomitees meinen Dank abzustatten. Erst durch ihre Mitarbeit auf Grund ihrer besonderen fachlichen Erfahrungen ist schließlich die erfolgreiche Arbeit des Deutschen Zentralkomitees möglich geworden.

Wir hoffen, daß auch das neue Jahrbuch denselben Beifall findet wie unser erster Versuch für 1950/51.

Professor Dr. REDEKER
Präsident des Deutschen Zentralkomitees
zur Bekämpfung der Tuberkulose

Inhaltsverzeichnis.

Druckfehlerverzeichnis für das Tbc.-Jb. 50/51:

Nachträglich haben sich im Tbc.-Jb. 50/51 folgende Druckfehler herausgestellt:

S. 43, Tab. 3b, Spalte 5, Endsumme: *25*344,8
S. 47, Tab. 9, Rheinland-Pfalz, Fürsorgestellen: *40*, Summe dadurch 498
S. 47, Tab. 9, Hessen, Zahl der Ärzte 59
Rhld.-Pf. „ „ „ 54, Summe dadurch 731
S. 71, 4., *3,0* % statt 4,0%
S. 84, 5. Zeile, „Zahl aller Tuberkulösen“
S. 89, Tab. 27, 1920 = *10*,2%

Abkürzungen im Tbc.-Jb. 51/52:

DZK = Deutsches Zentralkomitee zur Bekämpfung der Tuberkulose
Tbc.-Jb. = Tuberkulose-Jahrbuch ...
TB = Tuberkelbakterien
Tbc. = Tuberkulose
WHO = World Health Organization, Weltgesundheitsorganisation

Einleitung.

Unsere Tuberkulose-Jahrbücher sollen nicht nur den Bericht über die wichtigsten Begebenheiten im *Geschäftsjahr*, welches vom 1. 4. eines Jahres bis zum 31. 3. des folgenden Jahres läuft, bringen, sondern auch die gesamte Tuberkulose-Statistik mit endgültigen Zahlen. Es hat sich herausgestellt, daß wir die ergänzten bzw. korrigierten amtlichen Zahlen z. B. für das *Kalenderjahr 1951* endgültig erst Februar 1953 erhalten konnten. Gemäß Vereinbarung mit dem Statistischen Bundesamt sind die endgültigen Zahlen für 1951 diejenigen, welche dieses Amt an die WHO weitergibt, so daß unsere Angaben auch mit denjenigen für den internationalen Gebrauch übereinstimmen. Diesem Plane sollen unsere Jahrbücher folgen.

Im Tuberkulose-Jahrbuch (im folgenden abgekürzt „Tbc.-Jb.") für 1950/51 hatten wir die Mortalitäts-Zahlen und -Ziffern für die Länder des ehemaligen Deutschen Reiches möglichst weit bis in das vorige Jahrhundert zurück zusammengestellt. Im vorliegenden Jahrbuch ergänzen wir diese Statistiken durch die *Aufgliederung der Tuberkulose-Sterbefälle nach Alter und Geschlecht*, z. T. bis 1876 zurück. Ohne derartige Aufgliederungen ist ein Vergleich der Statistiken der verschiedenen Länder in den einzelnen Jahrgängen nicht möglich; wir brauchen hier u. a. nur an die seit 1910 sich fortsetzende Änderung des Aufbaues der Bevölkerung zu erinnern (s. S. 45).

Große Aufmerksamkeit haben wir den *Morbiditäts-Statistiken* gewidmet. Bekanntlich hatten D'Arcy Hart und Daniels in ihrem Weißbuch „Tuberculosis in the British Zone of Germany with a Section on Berlin" 1946/47 den Wert der deutschen Tuberkulose-Erkrankungsziffern überhaupt bestritten; sie neigten dazu, das Tuberkuloseproblem nur als *Mortalitäts-Problem* zu betrachten. Wir haben von jeher die Ansicht vertreten, daß sich die Tuberkulosebekämpfung nicht allein mit den an Tuberkulose verstorbenen, sondern vielmehr mit den an Tuberkulose *erkrankten* Menschen zu befassen hat. Jetzt ist allgemein anerkannt, daß die Tuberkulose aus einem Mortalitäts- zu einem *Invaliditäts-Problem* geworden ist. Freilich begegnet auch heute noch eine ganze Reihe Ärzte und Statistiker den Tuberkulose-Erkrankungsziffern mit Skepsis. Auch wir betrachten heute noch jede uns berichtete Ziffer zunächst mit Vorsicht und prüfen sorgfältig, wie sie sich in den Gesamtrahmen der betreffenden Teilstatistik einfügt. Wir glauben, durch unsere eingehende Beschäftigung mit diesen Dingen erfaßt zu haben, worin die Schwächen der deutschen Tuberkulose-Morbiditäts-Statistiken bestehen, und wie Abhilfe zu schaffen ist. In den letzten beiden Jahren haben wir neue Auswertungsmöglichkeiten der Tuberkulose-Statistiken kennengelernt, welche — einzeln aus ganz anderen Unterlagen stammend — neben ihrem ursprünglichen Zweck zugleich Prüfsteine für die von den Ländern uns gelieferten Zahlen geworden sind. Als solche nennen wir hier folgende:

1. Die Statistik der sog. „Übergangsfälle" aus anderen Krankheitsgruppen [s. Kap. C 6 (Tbc.-Jb. 50/51) bzw. C 5 (Tbc.-Jb. 51/52)], dazu die Ziffern für die

Wahrscheinlichkeit, an Tuberkulose zu erkranken; obwohl das Urmaterial für 1951/52 vielfach anders ist als für 1950/51, stimmen die für 1951/52 errechneten Zahlen größenmäßig mit denen von 1950/51 überein und weisen nur geringe Abweichungen auf.

2. Die *durchschnittlichen Erkrankungsalter* für die Gruppen Ia bis Id *für die einzelnen Länder* (Kap. C 4) weichen vom Gesamtdurchschnitt für das Bundesgebiet verhältnismäßig wenig voneinander ab — trotz sehr differenten Urmaterials.

3. Eine ähnliche Übereinstimmung in bezug auf die Größenverhältnisse weisen die Zahlen für das *mittlere Tuberkulose-Sterbealter* (Kap. D 5) nicht nur in bezug auf die einzelnen Länder des Bundesgebietes, sondern auch für die einzelnen Formen sogar der extrapulmonalen Tuberkulose auf.

Das sind nur *einige* der Prüfmethoden, mit denen wir an das uns gelieferte Zahlenmaterial herangegangen sind. Die Ergebnisse dieser Untersuchungen sagen uns aber, daß im großen und ganzen dem uns gelieferten Zahlenmaterial reale Werte zu Grunde liegen müssen.

Im Tbc.-Jb. 51/52 veröffentlichen wir den Geschäftsbericht über das Jahr April 1952 bis März 1953, den Bericht über die *Deutsche Tuberkulose-Tagung in Goslar September 1952* und über die *Internationale Tuberkulose-Konferenz in Rio de Janeiro August 1952.* Die Tätigkeit der *Arbeitsausschüsse* des DZK ist in Kap. II behandelt. Die entsprechenden Beschlüsse, soweit sie vom Vorstand gebilligt sind, sind im Anhang aufgeführt.

In Kap. III A 5 sind wir auch auf die im 20. Jahrhundert in Deutschland und in außerdeutschen Ländern erfolgte *Änderung der Bevölkerungszusammensetzung* eingegangen; s. dazu auch Kap. D 6.

Die *Allgemeine Deutsche Sterbetafel* für die Bundesrepublik Deutschland 1949/51 ist auf S. 164 zum Abdruck gebracht.

Das Verzeichnis der *Mitteilungen und Wissenschaftlichen Rundschreiben des DZK,* welche unsere Mitglieder auf die wesentlichen neuesten Veröffentlichungen usw. des In- und Auslandes aufmerksam machen sollen, ist auf S. 165 weitergeführt.

Zum Gedenken an Robert Koch bringen wir im „Anhang" seinen am 24. März 1882 in der Physiologischen Gesellschaft zu Berlin gehaltenen Vortrag „Die Aetiologie der Tuberkulose". Im selben Abschnitt befinden sich u. a. Abdrucke früherer Reichs-Ministerial-Erlasse, vor allem betr. Arbeitszeit und Gefährdetenzulage für Personen in gefährdenden Betrieben der Gesundheits- und Wohlfahrtspflege, ferner der Abdruck eines Berichtes über „Die Tuberkulosefürsorge im früheren Land Württemberg-Baden im Jahre 1951".

Auch das Jahrbuch 1951/52 stellt eine *Gemeinschaftsarbeit der Geschäftsstelle des DZK in Hannover* dar. Wir haben Anlaß, unseren Mitarbeitern für ihre Ausdauer zu danken, und zwar neben den Damen des Büros Frau Dr. Kayser, unserem Statistiker Oberreg.-Rat z. W. Dr.-Ing. Keutzer und Herrn cand. ing. Thieler. Verantwortlich für den Inhalt des Jahrbuches zeichnet der Generalsekretär.

I. Überblick über das Geschäftsjahr 1.4.52—31.3.53.

1. Geschäftsbericht des Deutschen Zentralkomitees.

Im Geschäftsjahr 1952/53 waren für die Tuberkulosebekämpfung in der Bundesrepublik Deutschland und insbesondere für das DZK folgende Geschehnisse wesentlich:

das Erscheinen der *Isoniazide* auf dem Arzneimittelmarkt,
die Mitgliederversammlungen des DZK in Pyrmont und Goslar,
die Präsidial-Sitzung in Koblenz,
die Tuberkulose-Tagung in Goslar und
die Tuberkulose-Konferenz der Internationalen Union in Rio de Janeiro.

Die beiden Tagungen in Goslar und Rio de Janeiro sind in besonderen Abschnitten behandelt (S. 6 und S. 8).

Im 1. Quartal 1952 verbreiteten einige illustrierte Zeitschriften des In- und Auslandes die Nachricht, daß mit den *Isonicotinsäurehydraziden*, jetzt international als „*Isoniazide*" oder INH-Präparate bezeichnet, neue Heilmittel gegen die Tuberkulose gefunden worden seien, deren Wirkung nach den damals erst kurzfristigen Beobachtungen an das Wunderbare grenzen sollte. Die große Zahl der Tuberkulosekranken wurde dadurch erheblich beeindruckt; jeder Chronisch-Tuberkulöse erwartete von den neuen Arzneimitteln (Neoteben, Rimifon usw.) Heilung seines Leidens; die behandelnden Ärzte wurden von den Patienten bedrängt, ihnen die neuen Mittel zu verschreiben; das geschah in großem Umfange vom 2. Quartal 1952 ab. Der unerwartete plötzliche Abfall der Tuberkulose-Mortalität vom 3. Quartal 1952 an um 30—50% in allen Ländern, wo die Behandlung mit den Isoniaziden im Sommer 1952 in Gang gekommen war, wird zum großen Teil auf die Wirkung der Isoniazide gerade auf schwere Lungentuberkulosen zurückzuführen sein. Der Arbeitsausschuß für Chemotherapie bei Tuberkulose mußte sich frühzeitig mit der Therapie mittels der Isoniazide befassen; s. darüber S. 32.

In der *Mitgliederversammlung am 29. 4. 1952* in Bad Pyrmont wurde der *Haushaltsvoranschlag* für das Jahr 1952/53 gebilligt. Die terminmäßige Neuwahl des Vorstandes mußte indes auf Herbst 1952 verschoben werden, weil in einzelnen Länderregierungen Änderungen in bezug auf die Besetzung der Stellen der Leiter der Gesundheitsabteilungen und der Tuberkulosereferenten zu erwarten waren; außerdem war April 1952 der neue Südweststaat bzw. das neue Land Baden-Württemberg noch in Bildung begriffen.

Die *Neuwahl des Vorstandes*, welche nach den Satzungen alle 2 Jahre erfolgen soll, wurde in einer *außerordentlichen Mitgliederversammlung am 17./18. 9. 1952*, die in Verbindung mit der Tuberkulose-Tagung in Goslar stattfand, vorgenommen, und zwar mit folgendem Ergebnis:

Präsident:	Min.-Dir. Prof. Dr. Redeker, Bonn
Vizepräsident:	Landesrat a. D. Dr. med. h. c. Serwe, Koblenz

Schatzmeister: Min.-Dirig. Dr. BUURMAN, Hannover
Generalsekretär: Prof. Dr. Dr. h. c. ICKERT, Hannover;
weiterhin als Vertreter
der britischen Besatzungszone: Präsident Dr. GLASER, Hamburg
der amerikanischen Besatzungszone: Min.-Rat Dr. UNGER, Stuttgart
der französischen Besatzungszone: Min.-Rat Dr. HANS MEYER, Koblenz
für das Land Berlin: Hauptamtsleiter Dr. CURT MEYER, Berlin,

Reg.-Oberinspektor RÖMER wurde weiterhin für die *laufende Rechnungsprüfung* in der Geschäftsstelle Hannover, Sallstr. 41, bestimmt; der Rechnungsabschluß am Ende des Geschäftsjahres wird von den Herren Oberreg.- und Obermed.-Rat Dr. KÖNIG, Düsseldorf, und Chefarzt Dr. JENSEN, Bremen, nachgeprüft.

Zu *Präsidialmitgliedern* bzw. *Präsidialräten* wurden gewählt:

Frau TILLY GRIMMINGER, Stuttgart, als Vorsitzende des „Arbeitsausschusses für Weihnachtsmarken",

Frau Gewerbe-Med.-Rätin Dr. E. KRÜGER, Bochum, als Vertreterin des Deutschen Gewerkschaftsbundes,

Prof. Dr. JÖTTEN, Münster i. W., als Vorsitzender der Deutschen Gesellschaft für Hygiene und Mikrobiologie,

Dr. KEUTZER, Wiesbaden, als Vertreter der Vereinigung freipraktizierender Lungenfachärzte Deutschlands,

Dr. OBERWINSTER, Köln, als Vertreter der Bundesvereinigung der Deutschen Arbeitgeberverbände.

Das Vorstandsmitglied Reg.-Med.-Dir. Dr. PITSCH, der Leiter der Gesundheitsabteilung in Südbaden, ist Mai 1952 verstorben; er hatte sich gleich nach dem Zusammenbruch 1945 um die Tuberkulosebekämpfung im Lande Südbaden mit Erfolg in vorbildlicher Weise bemüht; der Vorstand des DZK verdankt ihm manche wertvolle Anregung.

Das Vorstandsmitglied Min.-Dirig. Prof. Dr. SEIFFERT, München, welcher die Arbeiten des Vorstandes mit Rat und Tat und mit vielem Verständnis seit der Wiedergründung des DZK gefördert hatte, schied für die neue Wahlperiode aus, weil die Vertretung der einzelnen Besatzungszonen von Wahlperiode zu Wahlperiode wechseln soll. Das gleiche gilt von Min.-Rat Dr. BUURMAN, Hannover, der indessen als Schatzmeister dem neuen Vorstand angehört, nachdem er dieses Amt seit Juni 1951 nach dem Ausscheiden von Bankdirektor NEUMEIER vertretungsweise geführt hatte.

Auf der *Mitgliederversammlung in Goslar* am 17./18. 9. 1952 gaben Min.-Dirig. Dr. BUURMAN und Prof. Dr. Dr. ICKERT ihre Reiseeindrücke gelegentlich der Teilnahme an der *Internationalen Tuberkulose-Konferenz* in Rio de Janeiro im August 1952 wieder; Dr. BUURMAN mußte dort den verhinderten Präsidenten, Prof. Dr. REDEKER, und die Bundesrepublik vertreten, während Prof. Dr. Dr. ICKERT in seiner Eigenschaft als Generalsekretär an der Konferenz teilgenommen hat.

Die Schönheit der Natur, die Weite des Landes — das Flugzeug ist eines der Hauptverkehrsmittel in Südamerika —, die Gastfreundschaft und Aufgeschlossenheit seiner Bewohner, die demokratische Einstellung der Südamerikaner und die Unverletzlichkeit der Person und der Wohnung, auch von seiten der Behörden, die Betonung ihrer früheren guten Beziehungen zu Deutschland durch unsere Kollegen in Lateinamerika haben einen großen Eindruck auf die deutsche Delegation gemacht. Südamerika wird ja als der Kontinent des 21. Jahrhunderts bezeichnet. Im übrigen brachten die südamerikanischen Kollegen den Wunsch zum Ausdruck, daß die Beziehungen zwischen Deutschland und Lateinamerika wieder fester geknüpft werden sollten, insbesondere trat das Verlangen nach deutscher wissenschaftlicher Literatur hervor. Die deutsche Delegation konnte feststellen, wie trotz der noch zum Teil bestehenden Unaufgeschlossenheit der Länder von Südamerika dort die Tuberkulosewissenschaft und die Tuberkulosebekämpfung überhaupt unter Ausschöpfung der z. Z. bestehenden Möglichkeiten gefördert wird, und daß in mancher Beziehung Lateinamerika im Begriffe steht, das Ausgangsland der modernen Tuberkulosebekämpfung, nämlich Deutschland, zu überflügeln. Beeindruckt war die deutsche Delegation von den Forschungsinstituten, welche allenthalben in Südamerika bestehen. Es wäre zu wünschen, daß man auch in Deutschland entsprechende Mittel der Forschung zuteil werden ließe. — Der wissenschaftliche Bericht über die Tagung befindet sich auf S. 8.

Die Präsidial-Sitzung. Das Präsidium bzw. der Hauptausschuß des DZK, dessen satzungsgemäße vollständige Besetzung bislang noch nicht möglich war, hielt am 10. 2. 1953 eine Sitzung ab. Im Vordergrunde standen die Erörterungen über „*Trinkmilch und Tuberkulose*". Der Vortrag von Prof. WAGENER, Hannover, über dieses Thema befindet sich auf S. 190. Auf Grund dieses Vortrages wurden folgende Leitsätze von den Sitzungsteilnehmern angenommen:

1. Zum unmittelbaren Genuß ausgegebene Trinkmilch (Marken-Milch) muß aus tuberkulosefreien Rinderbeständen stammen, pasteurisiert und in der Molkerei maschinell auf Flaschen abgefüllt werden;

2. für die Schulkinderspeisung ist nur solche Marken-Milch zu verwenden;

3. wo dies wegen nicht genügender Anlieferung von Marken-Milch nicht möglich ist, muß Hocherhitzung gewährleistet und durch laufende Kontrollen an der Ausgabestelle gesichert sein.

Prof. ICKERT beleuchtete anschließend die „*Anti-Tuberkulosepropaganda bzw. Aufklärungsmaßnahmen über die Tuberkulose*", s. S. 194. Dazu wurden die *Tuberkulose-Filme* „Und dennoch hat sich das Leben gelohnt", „Am Anfang war die Tat" und die beiden von der *National Tuberculosis Association* in New York dankenswerterweise überlassenen Vorspannfilme für die Weihnachtsmarkensammlung „Coming Home" und „Rodney" vorgeführt. Der Film „Und dennoch hat sich das Leben gelohnt" ist von der Schleswig-Holsteinischen Vereinigung zur Bekämpfung der Tuberkulose in der Arbeitsheilstätte Schömberg (Chefarzt Dr. DORN) gedreht worden und beschäftigt sich mit der Wiedereinführung des Tuberkulösen in die Berufsarbeit. Die Kosten für diesen Film werden vom DZK übernommen; die beiden amerikanischen Filme sollen in deutscher Sprache synchronisiert werden.

Frau GRIMMINGER, Stuttgart, berichtete über die Weihnachtsmarkenaktion im Bereich der deutsch-amerikanischen Klubs, s. darüber im einzelnen S. 37.

Auf Vorschlag des Generalsekretärs wurde von den Teilnehmern der Sitzung eine weitgehende Unterstützung von wissenschaftlichen Untersuchungen für die Tuberkulosebekämpfung befürwortet.

Weitere Mitteilungen des DZK.

Das DZK zählt jetzt *16 Ordentliche* und *1875 Außerordentliche Mitglieder.* Durch die Zusammenlegung der 3 Länder Württemberg-Baden, Südbaden und Württemberg-Hohenzollern zum neuen *Land Baden-Württemberg* hat sich die

Zahl der Ordentlichen Mitglieder um 2 verringert. Das frühere Land *Württemberg-Baden* hat einen *abschließenden Bericht über die Tuberkulosefürsorge* im Jahre 1952 eingesandt; er gelangt auf S. 181 zum Abdruck.

Der *wissenschaftliche Informationsdienst* wurde im Berichtsjahr weiter ausgebaut. Die „Wissenschaftlichen Rundschreiben" des DZK, monatlich 1—2, haben Anerkennung bei den Mitgliedern des DZK und darüber hinaus auch bei Einzelpersonen und Körperschaften des In- und Auslandes gefunden. Siehe dazu S. 166.

Das *Tuberkulose-Jahrbuch 1950/51* konnte vom *Springer-Verlag* Berlin/Heidelberg ab August 1952 zum Versand gebracht werden. Die Feststellungen im Tbc.-Jb. betr. Diskrepanz zwischen der Tuberkulose-Mortalität und -Morbidität, ferner die Auffassung der Tuberkulose als Invaliditätsproblem sind in das Schrifttum des In- und Auslandes übergegangen.

Über die *Tätigkeit der Arbeitsausschüsse* unterrichtet Kap. II, S. 12ff.

Über die Internationale Tuberkulose-Konferenz in Rio de Janeiro und die Tuberkulose-Tagung in Goslar s. die nächsten beiden Abschnitte.

2. Deutsche Tuberkulose-Tagung in Goslar 16.—18. September 1952.

Bis zum 2. Weltkriege hatte das frühere DZK und späterhin auch der Reichs-Tuberkulose-Ausschuß etwa alle 2 Jahre eine wissenschaftliche Tagung veranstaltet, manchmal zusammen mit der Deutschen Tuberkulose-Gesellschaft, manchmal mit den Tagungen der letzteren Gesellschaft alternierend. Das 1949 neugegründete DZK hielt seine erste wissenschaftliche Tagung *September 1952 in Goslar* ab, und zwar in Verbindung mit der Tagung der Deutschen Tuberkulose-Gesellschaft.

Den Vorsitz für das DZK führte Prof. Dr. REDEKER, Bonn, für die Deutsche Tuberkulose-Gesellschaft Prof. Dr. SCHRÖDER, Berlin. Der 1. Tag (16. 9. 1952) gehörte vollständig der Deutschen Tuberkulose-Gesellschaft, der 2. Tag (17. 9. 1952) wurde von beiden Organisationen bestritten, während am 3. Tag (18. 9. 1952) nur Themen des DZK behandelt wurden.

Die *Sitzung der Deutschen Tuberkulose-Gesellschaft am 16. 9. 1952* brachte die Referate von Prof. OPITZ, Kiel, „*Neuere Ergebnisse der Atmungsphysiologie*" und von Prof. ROSSIER, Zürich, „*Zur Pathophysiologie der Atmung*", während Prof. KNIPPING, Köln, und sein Oberarzt Dr. BOLT Ausführungen „*Zum Lungenkreislauf unter Berücksichtigung der Lungenfunktionsprüfung*" machten. Prof. KLEE, Wuppertal, berichtete über die bisherigen Erfahrungen mit *Isonicotinsäurehydrazid-Präparaten* (INH) bei der Lungentuberkulose *Erwachsener*, Prof. KLEINSCHMIDT, Göttingen, desgleichen bei der *Kindertuberkulose*; während Prof. FREERKSEN, Borstel, über die „*Biologischen Wirkungen des Isonicotinsäurehydrazid*" sprach.

Die *gemeinsame Sitzung am 17. 9. 1952* behandelte das Gebiet der „*Bronchustuberkulose und des Bronchialdrüsendurchbruches*". Prof. Dr. PH. SCHWARTZ, Istanbul, Direktor des Pathol. Institutes der Universität Istanbul (Türkei) und Leiter der pathol.-anat. Abteilung des Wallace Research Institute, Wrentham (USA), hatte in Istanbul und USA an über 700 Fällen im Laufe der letzten 5 Jahre festgestellt, daß Einbrüche tuberkulöser Lymphknoten in das Tracheobronchialsystem nicht nur sehr häufig vorkommen, sondern auch eine gesetzmäßige Erscheinung im gesamten Verlauf der Lungentuberkulose darstellen. Lymphadenogene Schädigungen des Tracheobronchialsystems fand er in Istanbul in 25 bis 30% des gesamten Obduktionsmaterials, während sie bei aktiver Lungentuberkulose in 90% der obduzierten Fälle nachzuweisen waren. Lymphknoteneinbrüche bilden nach dem von ihm untersuchten Material einen dominierenden Faktor in der Pathogenese der Lungenschwindsucht, indem die klinisch wahrnehmbaren umschriebenen Infiltrationen und Einschmelzungen in diesen Fällen durch Eindringen tuberkulöser Lymphknoten in das Bronchialsystem eingeleitet und verursacht werden. Er nimmt an, daß diese Vorkommnisse auch in Deutschland ebenso häufig seien wie in den USA und in der Türkei. Nach Prof. SCHWARTZ ist die Tuberkulose vor allem eine Lymphknotenerkrankung und die Lungenschwindsucht durch lymphadenogene Aussaaten verursacht. Nach Prof. UEHLINGER, St. Gallen (Schweiz), entsteht die chronische Lungentuberkulose des Menschen aus den Herden, die dem Primärherd folgen. Er ist nicht der Ansicht, daß die Bronchialdrüseneinbrüche die Phthise veranlassen, wenigstens nicht in Deutschland. Charakteristisch für den Bronchialdrüsendurchbruch sei auf der Röntgenaufnahme das wechselnde Bild des Hilus. Die hämatogene Aussaat hält UEHLINGER für wichtig. Das Einbruchsgebiet der Lymphknoten sei nur Nebenschauplatz. Gefährlich für die Umgebung ist die hämatogene Aussaat im hohen Alter, da sie langsam fortschreitet und dadurch nicht erkannt wird; die Patienten gefährden die Umgebung, wogegen es bei der Jugend zur schnellen Entwicklung der Krankheit kommt und die Patienten gleich heilstättenreif werden. In der Diskussion besprach Prof. ALEXANDER, Hannover, die „Klinik des Bronchialdrüsendurchbruchs beim Erwachsenen". Meist ist der Beginn ohne stürmische Erscheinungen; langsame inappercepte Entwicklung ist das Gewöhnliche. Immerhin ist die Prognose jeder nicht im ersten Beginn erkannten Tuberkulose zunächst zweifelhaft. Die Regel ist ein scheinbar akuter Beginn mit einem einfachen Luftröhrenkatarrh, der in einen immer heftiger werdenden, krampfhaften Reizhusten ausarten kann. Wesentlich ist die Diskrepanz zwischen dem dauernden Bacillengehalt des Sputums und einem negativen oder geringen Röntgenbefund. In der folgenden Diskussion gelangte weiterhin zum Ausdruck, daß auch in Deutschland in einem Teil der Fälle die chronische Lungentuberkulose auf die Bronchiallymphknotentuberkulose und auf entsprechende Durchbrüche aus diesen Lymphknoten zurückzuführen ist, freilich zahlenmäßig wohl nicht in dem Umfange, wie Prof. SCHWARTZ dies behauptet hat. Weitere Untersuchungen in dieser Hinsicht sind noch erforderlich. Dr. WESTERGREN, Stockholm, sprach über „*Drüsenperforationen bzw. Bronchostenosen mit besonderer Berücksichtigung von komplizierenden Infektionen*". Für letztere hat WESTERGREN eine bestimmte Methodik der Beurteilung ausgearbeitet. Nach den Beobachtungen im St. Görans-Krankenhaus in Stockholm 1945—1952 ergaben Bronchostenosen nach tuberkulösen Infektionen in größerer Anzahl einen auffallend hohen Titer für *unspezifische* Infektionen, vor allem durch hämolytische Streptokokken bzw. gelbe Staphylokokken.

Am 3. Tag, dem *18. 9. 1952*, hielt Prof. Dr. SCHMITZ, Landesversicherungsanstalt Rheinprovinz in Düsseldorf, sein großes Referat „*Über die Planung der Heilstättenbetten*". Zu diesem Vortrag hat der Vorstand des DZK in einem Rundschreiben ausführlich Stellung genommen (s. S. 182). In der Diskussion zu diesem

Vortrag wurde von Prof. LYDTIN, München, zum Ausdruck gebracht, daß eine Bettennot für die Unterbringung von Tuberkulösen in Heilstätten nicht in allen Ländern der Bundesrepublik Deutschland bestehe, insbesondere nicht in Bayern. — Oberreg.-Med.-Rat Dr. Dr. SCHUWIRTH, Hauptstelle der Bundesanstalt für Arbeitsvermittlung und Arbeitslosenversicherung in Nürnberg, hat die „*Zahl der in Arbeit zu vermittelnden Tuberkulösen*“ im Bundesgebiet auf Grund einer vom DZK veranlaßten Rundfrage auf rd. 10000 geschätzt; die Mehrzahl dieser Kranken sei jedoch nur beschränkt arbeitsfähig.

Das „*Problem der Chronisch-Tuberkulösen (Unterbringung und Arbeitsvermittlung)*“ wurde von Dr. BACHMANN, Zürich, und Dr. DORN, Charlottenhöhe, besprochen — infolge der Erkrankung des ersteren wurde sein Referat von Prof. SCHRÖDER verlesen. Nach Dr. BACHMANN, dem bekannten langjährigen Präsidenten der „Schweizerischen Vereinigung gegen die Tuberkulose“ (bis 1948), gehören die Chronisch-Tuberkulösen *nicht in eine Heilstätte*, sondern *in besondere Heime*, welche weder nach außen noch im Innern den Charakter eines Sanatoriums oder Spitals tragen; der Chronisch-Tuberkulöse verlangt eine Versorgung, die seinen Verhältnissen in gesunden Tagen so weit als möglich nahekommt. In der Schweiz wird die *Arbeitstherapie* während der letzten Monate des Aufenthaltes der Patienten in einer Heilstätte begonnen; die Patienten treten dann für weitere 6 Monate in eine Arbeitsheilstätte über. Als *Arbeitsheilstätte* in der Schweiz nennt Dr. BACHMANN diejenige von Appisberg, gegründet im Jahre 1932. Dr. DORN berichtete über die Einrichtung seiner *Arbeitsheilstätte in Schömberg*, etwa 5 km von seiner Lungenheilstätte Charlottenhöhe entfernt. Bei den Insassen seiner Arbeitsheilstätte handelt es sich im wesentlichen um *Offentuberkulöse, welche nach der Heilstättenbehandlung noch nicht oder nicht mehr im Alltag unterzubringen sind.* Eine „Siedlung“ kann man das Unternehmen nicht nennen, da in diesem Wort ein Seßhaftmachen der Beteiligten ausgedrückt wird; jeder Bürgermeister würde sich weigern, eine etwa notwendige Fürsorgepflicht zu übernehmen. Die Arbeitsheilstätte in Schömberg ist 1938 eingerichtet worden. In der Diskussion erinnert Dr. LOTTE ROSA-WOLFF daran, daß 10—15 Jahre nach Feststellung der Tuberkulose die letztlich Überlebenden überwiegend geheilt sind und in Arbeit stehen, oder dauernd invalide sind. Zu dem Zeitpunkt aber, da die Wiedereinführung in die Arbeit beginnen muß — spätestens bei der Entlassung aus der klinischen Behandlung — wissen wir noch nicht, wer endgültig Gewinner oder Verlierer sein wird. Unsere Aufgabe ist es daher, jede Chance zu bieten, ein Gewinner zu sein.

Berichte über die Deutsche Tuberkulose-Tagung in Goslar finden sich in der Gesd.fürs. 1952, H. 9, weiter im Tbk.arzt 1953 und in der Z. Tbk. 1953. Die Originalvorträge erscheinen in den Beitr. Klin. Tbk. 1953.

3. Internationale Union gegen die Tuberkulose, XII. Internationale Tuberkulose-Konferenz.

Die Internationale Union gegen die Tuberkulose hielt im August 1952 in Rio de Janeiro die XII. Internationale Tuberkulose-Konferenz ab, welche satzungsgemäß alle 2 Jahre stattfinden soll; in dem Zwischenjahr wird nur eine Konferenz des *Direktionsrates* und der *Sekretäre der nationalen Assoziationen* durchgeführt. Wegen der hohen Kosten für eine Reise nach Brasilien konnten vom

DZK nur 2 Mitglieder delegiert werden. Als Vertreter des plötzlich verhinderten Präsidenten des DZK wurde Min.-Dirig. Dr. BUURMAN, zugleich als Vertreter der Bundesrepublik Deutschland, entsandt, während Prof. Dr. Dr. ICKERT als Generalsekretär an der Konferenz teilnahm.

Die deutsche Delegation wurde am Hafen von Rio de Janeiro von Prof. DE PAULA als Vertreter von Prof. DE ABREU, dem derzeitigen Präsidenten der Internationalen Union und von Dr. MOLETTA als Vertreter der Deutschen Botschaft in Rio de Janeiro empfangen. Am 10. 8. 1952 fand für die deutsche Delegation eine *Pressekonferenz* statt, in welcher sie über den Stand der Tuberkulosebekämpfung in Deutschland berichtete. Für den 21. 8. 1952 war die deutsche Delegation zu einer Sitzung der Brasilianischen Tuberkulose-Gesellschaft eingeladen. Prof. BERNARD, Prof. BARIÉTY und Prof. ICKERT wurden vor der Sitzung aufgefordert, über ein Tuberkulosethema einen kurzen Vortrag zu halten. Prof. ICKERT sprach über „Krebs und Tuberkulose"[1]. Bei der Besichtigung verschiedener wissenschaftlicher Institute und der Haupt-Tuberkulose-Fürsorgestelle in Rio de Janeiro lernte die deutsche Delegation eine Reihe von Neuerungen kennen, deren Anwendung auch für Deutschland erstrebenswert ist.

Der eigentlichen Konferenz gingen die Geschäftssitzungen der Internationalen Union voraus, in erster Linie die Konferenz der Sekretäre der nationalen Vereinigungen gegen die Tuberkulose.

Auf der **Konferenz der Sekretäre** waren Vertreter von 22 Mitgliedsvereinigungen (National Associations) anwesend. Neben geschäftlichen Angelegenheiten wurde ausführlich besprochen:

1. Propaganda.

Dr. PERKINS (Nat. Tub. Ass./USA) gab ein ausführliches Programm für eine wirksame Aufklärung der Bevölkerung über Bekämpfung der Tuberkulose bekannt. Als „Propaganda" bezeichnet man allgemein in den USA jetzt die sogenannte „Health Education", also Gesundheitserziehung. Das Programm umfaßt folgende 4 Punkte:

a) Herstellung geeigneten Propagandamaterials,
b) Verteilung und Verwendung des Materials zur Gesundheitserziehung,
c) die örtliche Organisation der Gesundheitserziehung,
d) die Ausbildung und Verwendung der Gesundheitslehrer (Health Educators).

Als geeignete Unterlage für die Gesundheitserziehung empfahl Dr. PERKINS das Büchlein von DALE EDGARD und HILDA HAGEN: „Some Suggestions for Writing Health Materials" (Nat. Tub. Ass. 1950, New York, 19 N.Y., 1790 Broadway).

In der Diskussion wies Dr. WILLIAMS, London, darauf hin, daß die Propaganda bzw. Gesundheitserziehung sich nicht nur auf das gesundheitliche Gebiet, sondern auch auf die sozialen Verhältnisse und auf die Arbeit erstrecken müsse. Allgemein wurde in der Diskussion betont, daß bei der Propaganda die Laien ganz besonders berücksichtigt werden müssen; „le docteur ne doit pas être seul".

Dr. BUURMAN demonstrierte die 5 farbigen Propagandatafeln des Niedersächsischen Vereins zur Bekämpfung der Tuberkulose, welche großen Beifall bei den anwesenden Sitzungsteilnehmern und den Pressevertretern hervorriefen.

Nach Dr. PERKINS ist es zweckmäßig, wirksame *Schlagworte* bei der Propaganda zu verwenden. Für die Propagierung der Röntgenschirmbilduntersuchungen zeigte er u. a. eine Abbildung mit dem Schlagwort: „Protect the family; get a chest-X-ray" (Schütze Deine Familie — gehe zur Röntgenuntersuchung!). — Nach Prof. DE ABREU ist die *„Propaganda*

[1] Der Vortrag wurde später von Prof. ABELLÓ, Madrid, für die Veröffentlichung in der spanischen Zeitschrift für Tuberkulose erbeten. Unter dem Titel „Sobre el problema de la tuberculosis y el cáncer" ist er im September 1952 in der Zeitschrift „Revista Española de Tuberculosis" erschienen.

der Tat" die beste Propaganda, z. B. durch Massenschirmbilduntersuchungen. In allen Ländern wurde beobachtet, daß bei einer 2. Aktion die Beteiligung der Bevölkerung überall viel stärker ist als beim ersten Male.

Nach den Berichten der einzelnen Sekretäre war in allen vertretenen Staaten die Propaganda meist bereits bis ins kleinste organisiert. Sie ist dort um so wichtiger, wo keine Tuberkulosegesetze bestehen. In den Ländern mit demokratischer Verfassung geht die Unverletzbarkeit der Person über alles, und das Fehlen von gesetzlichen Bestimmungen muß durch weitgehende Aufklärung der Bevölkerung ersetzt werden.

2. *Die Tuberkulosebekämpfung in Latein-Amerika.*

In den Ländern von Latein-Amerika beträgt die Tuberkulose-Sterblichkeit immer noch 15—20/10000 Einwohner. Zur Feststellung, ob in diesen Ländern andere Bekämpfungsmaßnahmen als in den Ländern mit niedriger Tuberkulose-Sterblichkeit anzuwenden sind, wird ein Sonderkomitee gebildet.

Die **Konferenz** selbst fand in Verbindung mit dem 2. Internationalen Kongreß des „American College of Chest Physicians" statt. Am 24. August, 21 Uhr, erfolgte die feierliche Eröffnung der Konferenz im Ministerium für Erziehung und Gesundheit in Gegenwart des Präsidenten der brasilianischen Republik, Dr. GETÚLIO VARGAS. Der Präsident der Internationalen Union, Prof. Dr. DE ABREU, beleuchtete in seiner Eröffnungsansprache eingehend die Ergebnisse der Wissenschaft in der Vergangenheit und deren Einfluß auf die geistige Gesamthaltung der Völker.

Prof. ETIENNE BERNARD, der Generalsekretär der Internationalen Union, begrüßte Prof. Dr. DE ABREU, welchem wir die Entwicklung der Röntgenschirmbildphotographie verdanken; diese ist heute eine der wichtigsten Maßnahmen im Kampf gegen die Tuberkulose. Brasilien, das Gastland der Tagung, hat schon eine ganze Reihe von hervorragenden Wissenschaftlern gehabt, u. a. CHAGAS, den Entdecker der CHAGAS-Krankheit, OSWALDO CRUZ, welcher Brasilien vom Gelbfieber und von der Pest befreit hat, weiterhin CARDOSO FONTEZ und CLEMENTE FERREIRA. Von den anwesenden Wissenschaftlern begrüßte der Redner Prof. DE ASSIS (BCG-Schutzimpfung), weiterhin Prof. IBIAPINA, Prof. PEREIRA FILHO, Prof. UGO PINHEIRO GUIMARÃES und Prof. REGINALDO FERNANDES. Prof. BERNARD begründete in der Folge die Wahl der 3 Vortragsthemen.

Das Thema über die *Immunität bei Tuberkulose* streife auch die BCG-Schutzimpfung, welche geeignet sei, die Ungleichheit der natürlichen angeborenen Resistenz der Menschen gegenüber der Tuberkulose bis zu einem gewissen Grade zu äquilibrieren. Zur Bekämpfung der Tuberkulose sei es notwendig, schon die *ersten Anfänge* der Krankheit beim Menschen zu entdecken und zu behandeln. Die *minimalen Läsionen der Lungentuberkulose* bildeten daher das 2. Thema der Tagung. Sie zu entdecken, sei mit eine Aufgabe der Röntgenschirmbildphotographie — diese war das 3. Thema der Tagung. Die Behandlung der kleinsten Lungenherde habe durch die neuen Tuberkulose-Heilmittel große Fortschritte gemacht. Freilich frage es sich, ob die Auffindung von Tuberkulösen in einem Lande sich lohne, wo die Ausrüstung im Kampf gegen die Tuberkulose noch ungenügend sei, oder wo Betten für die Behandlung der Tuberkulosekranken fehlen. Mit Ausnahme von 3—4 Ländern zeige sich überall ein Mangel an Betten für Lungentuberkulöse. Es müsse erreicht werden, daß für jeden entdeckten Tuberkulösen ohne Verzug über ein Bett in einem Fachkrankenhaus verfügt werden könne. An und für sich habe der gesunde Mensch ein Bett notwendig, der Tuberkulöse aber zeitweise zwei, nämlich eins in einem Sanatorium und daneben noch ein Bett in seiner ursprünglichen Wohnung. Die Schaffung von Wohnungen und von Sanatorien sei aber eine wirtschaftliche Frage und rühre an die Domäne des Möglichen. Zwar pflegen die Länder seit Generationen große Kathedralen und komfortable Museen zu bauen, aber der Bau des Hauses für den Menschen stecke noch in den Kinderschuhen und lasse häufig die Beachtung der einfachsten Regeln der Hygiene vermissen. Bei solcher Not an Raum für den Tuberkulösen sei es notwendig, auf die *Massen-Abreugraphie* und auf die *Massen-Vaccination mit BCG* zurückzukommen. Vor Augen stehe uns Dänemark, welches 1951 eine Tuberkulose-Sterblichkeit von 1,34 auf 10000 registrierte; in 40 Jahren sei dort die Tuberkulose-Sterblichkeit um 95% gesunken.

Nach Prof. Dr. WALLGREN, Stockholm, dem Hauptberichterstatter für das 1. Thema „Immunität bei Tuberkulose", versteht man unter Immunität die erworbene spezifische Resistenz, welche durch die Erstinfektion hervorgebracht wird. Die natürliche Resistenz ist die vererbbare Kraft, tuberkulösen Infektionen im allgemeinen zu widerstehen bzw. den pathologischen Effekt einer solchen zu vermindern. Unter Allergie wird ein Stadium von Hypersensibilität verstanden, welches durch die Erstinfektion entwickelt wird und durch eine positive Tuberkulinreaktion demonstriert werden kann. Unter Superinfektion wird eine neue exogene Infektion als Aufpfropfinfektion verstanden bei einer Person, bei welcher die vorhergehende Infektion noch aktiv ist. Reinfektion ist eine neue Infektion von außen bei einer Person mit einer verheilten vorhergegangenen Infektion.

Diese Nomenklatur entspricht völlig derjenigen, welche in dem Merkblatt des Deutschen Zentralkomitees „Gesichtspunkte zur Nomenklatur bei der Begutachtung der Tuberkulose als Berufskrankheit" propagiert worden ist; keiner der Diskussionsredner hat gegen diese Nomenklatur Einwände gemacht; sie kann als international gelten.

Auch die weiteren Ausführungen von Prof. WALLGREN entsprachen etwa den in Deutschland im großen und ganzen geltenden Anschauungen. WALLGREN hob hervor, daß die natürliche Resistenz während der Kindheit bis zur Grenze zum Pubertätsalter ständig ansteigt; obwohl gleichzeitig im Kindesalter auch die Zahl der Tuberkulose-Erstinfizierten ständig anwächst, ist es der natürlichen Resistenz zu verdanken, daß bis zum Beginn der Pubertät die Tuberkulose-Erkrankungs- und -Sterbefälle in der allbekannten Art abnehmen. — Die BCG-Schutzimpfung wurde von Prof. WALLGREN und von den Diskussionsrednern in das Thema einbezogen.

Für das Thema „*Die Behandlung und Prognose der kleinsten Herde bei der Lungentuberkulose*" war Prof. AMBERSON, New York, der Hauptberichterstatter. Seine Ausführungen und diejenigen der Diskussionsredner gipfelten in folgendem Satz: *Die Aktivität der minimalen tuberkulösen Lungenherde* kann in der Hauptsache nur durch *sorgfältigste Untersuchungen von Auswurf, Magensaft und Kehlkopfabstrich auf Tuberkelbakterien* mit Hilfe von Ausstrich, Kultur und Tierversuch in vielen Fällen nachgewiesen werden. Aktive kleinste Lungenherde erfordern zur Heilung eine lange Zeit. Deshalb sei an und für sich eine Bettruhe von 2 Jahren zu verlangen, die freilich durch Kollapstherapie und durch die neuen Antibiotika im Einzelfall abgekürzt werden könne.

Das 3. Thema der Konferenz „*Organisation und Ergebnisse der systematischen Massenuntersuchungen im Kampf gegen die Tuberkulose*" (Hauptberichterstatter Prof. GOMEZ, Uruguay) ergab eine internationale Übersicht über die Ergebnisse der Röntgenschirmbildphotographie in Form von Röntgenkatastern. S. darüber ausführlich S. 79ff.

Die ausführlichen wissenschaftlichen Berichte über die Internationale Konferenz in Rio de Janeiro sind in deutscher Sprache im Tbk.arzt und in der Z. Tbk., in französischer und englischer Sprache im „Bulletin de l'Union Internationale contre la Tuberculose" Vol. XXIII, Nr. 4 Okt. 52 erschienen.

II. Berichte der Arbeitsausschüsse.

1. Arbeitsausschuß für Tuberkulosefürsorge.

Vorsitzender: Med.-Rat Dr. BREU, Ludwigsburg.

Der Arbeitsausschuß hielt am 28. 3. 52 eine Sitzung ab. Folgende Punkte wurden eingehend behandelt:

a) Die Zwangsabsonderung uneinsichtiger Offentuberkulöser.

Die bisherigen Bestimmungen gründeten sich auf den § 11, Ziff. 2 der Verordnung zur Bekämpfung übertragbarer Krankheiten vom 1. 12. 1938 , wo die zwangsweise Unterbringung eines Infektionskranken in einem Krankenhaus bei der Gefahr der Weiterverbreitung der Krankheit behandelt worden ist. Nach den Erfahrungen seit 1945 hat sich herausgestellt, daß eine zwangsweise Unterbringung eines nichteinsichtigen Offentuberkulösen z. Z. nur mit Hilfe eines Gerichtsbeschlusses möglich ist, und zwar auf Grund der oben erwähnten Verordnung und des § 327 des StGB. Aber sowohl die Länderregierungen als auch die verschiedenen Gerichte sind nicht einheitlicher Meinung über die Gültigkeit der Verordnung vom 1. 12. 1938 überhaupt. Angesichts der schwierigen Rechtslage konnte der Arbeitsausschuß noch keine endgültigen Vorschläge für eine neue Regelung der Zwangsabsonderung uneinsichtiger Offentuberkulöser formulieren.

b) Über die Definition „arbeitsfähig“ bzw. „arbeitsverwendungsfähig“ vom fürsorgerischen Standpunkt aus.

Der Arbeitsausschuß für Arbeitsfürsorge bei Tuberkulose bearbeitet seit 1951 die „Ärztlichen und Fürsorge-Richtlinien für die Arbeitsvermittlung Lungentuberkulöser“, welche im Jahre 1942 vom Reichsministerium des Innern gemeinsam mit dem Reichsarbeitsministerium herausgegeben und im Jahre 1947 durch das „Zentralkomitee zur Bekämpfung der Tuberkulose in der britischen Zone“ in eine neue Fassung gebracht worden sind. Für diese Bearbeitung war eine Stellungnahme des Arbeitsausschusses für Tuberkulosefürsorge hinsichtlich des Begriffes „arbeitsfähig“ notwendig. An dieser Beratung nahmen einige Mitglieder des Arbeitsausschusses für Arbeitsfürsorge teil. Nach eingehender Diskussion betr. „Arbeitsfähigkeit von Tuberkulosekranken“ wurde von den Sitzungsteilnehmern folgender Schriftsatz vereinbart:

„Für die Beurteilung der ‚Arbeitsfähigkeit‘ von Tuberkulosekranken kommen folgende Gesichtspunkte in Frage:

I. *Die Betriebe und die Werksärzte* weigern sich, Personen mit ansteckender Lungentuberkulose einzustellen.

II. a) BRAEUNING*sche Statistik:* Personen in Wohngemeinschaft mit Offentuberkulösen erkranken 3 mal so häufig an Tuberkulose als die Gesamtbevölkerung.

b) HEIMBECK*sche Statistik:* Tuberkulinpositive Schwestern auf Tuberkulosestationen erkranken 3 mal so häufig an Tuberkulose als die Schwestern auf anderen Stationen.

c) *Statistik DZK 1950:* Tuberkuloseexponierte Personen sind 1950 2,7 mal so häufig an Tuberkulose erkrankt als die Gesamtbevölkerung.

III. Der *Expositionsgrad nach* BRAEUNING: Die Tuberkulose-Sterblichkeit bei Grad 1 (der Offentuberkulöse lebt hygienisch einwandfrei und hat keinen Katarrh) beträgt den vierten Teil des Expositionsgrades IV (der Offentuberkulöse ist unhygienisch und hat Katarrh).

IV. Gefährlich ist eine *geringgradige Exposition* für *noch nicht infizierte* Personen, also für tuberkulinnegative; zur Superinfektion von Tuberkulinpositiven gehört bekanntlich eine *massige* Infektion — gem. Expositionsgrad IV nach BRAEUNING. Die Kurve der Tuberkulinpositiven erreicht erst jenseits des 25. Lebensjahres ihre volle Höhe, also sind Kinder und Jugendliche (letztere bis 25 Jahre) auch vor geringgradiger Exposition zu bewahren.

V. Wird ein Offentuberkulöser in der Heilstätte bacillenfrei, so wird er aus der Heilstätte als ‚geschlossen' entlassen, von der Fürsorgestelle aber noch mindestens 1 Jahr nach dem letzten Bacillenbefund als Ia-Fall geführt.

VI. 1.) Nach den Feststellungen der Tuberkulose-Fürsorgestelle in Freiburg werden bei *konservativer* Behandlung in den Heilstätten ohne Chemotherapie etwa $^1/_3$ und bei *konservativ-chemotherapeutischer* Behandlung etwa die Hälfte aller zu Beginn des Heilverfahrens ‚offenen' Fälle bacillenfrei.

2.) $^1/_2$ Jahr nach der Entlassung aus der stationären Behandlung tritt der Erfolg der Chemotherapie hinsichtlich der Bacillenausscheidung kaum mehr in Erscheinung, weil nach Chemotherapie ein entsprechend höherer Prozentsatz als ohne Chemotherapie wieder positiv geworden ist.

Der ‚Arbeitsausschuß für Tuberkulosefürsorge' schlägt den Werksärzten und dem ‚Arbeitsausschuß für Arbeitsfürsorge bei Tuberkulose' folgende Definition des Ausdruckes ‚arbeitsfähig' im Sinne des § 88, 1 des Gesetzes über Arbeitsvermittlung und Arbeitslosenversicherung vor:

I. ‚*Arbeitsfähig*' ist ein Tuberkulose-Kranker,

1.) wenn die ihm verbliebene Arbeits- bzw. Erwerbsfähigkeit ohne Gefahr der Verschlimmerung des Tuberkuloseprozesses eine Arbeitsaufnahme zuläßt und

2.) vorausgesetzt, daß er sich in bezug auf seine Krankheit diszipliniert verhält,

a) wenn nie bei ihm Tuberkelbakterien im Auswurf nachgewiesen wurden,

b) wenn er vor weniger als 1 Jahr noch Bacillen im Auswurf hatte, er aber z.Z. des Arbeitsvermittlungsversuches keinen Katarrh hat,

c) wenn er nur ab und zu frühmorgens Bacillen im Auswurf hat, aber kein Katarrh bei ihm besteht (‚bedingt arbeitsfähig', nicht mit oder bei Personen unter 25 Jahren zu beschäftigen), möglichst nach Prüfung durch den Fürsorge- oder Werksarzt.

II. ‚*Nichtarbeitsfähig*' sind im allgemeinen die Tuberkulosekranken, in deren Auswurf ständig Bacillen gefunden werden."

Dieser Schriftsatz wurde dem Arbeitsausschuß für Arbeitsfürsorge bei Tuberkulose (Vorsitzender: Min.-Rat Dr. PAETZOLD) übermittelt.

c) Die Ergänzung des „Schulseuchenerlasses".

In den letzten Jahren ist eine ganze Reihe von Ansteckungen von Kindern in Schulen und Kindergärten von seiten offentuberkulöser *Lehrer* und *Kinderpflegerinnen* bekannt geworden. Diese Vorkommnisse legten nahe, den sog. „Schulseuchenerlaß" („Vorschriften gegen die Verbreitung übertragbarer Krankheiten durch Schulen, Kinderheime und ähnliche Einrichtungen" vom 30. 4. 1942, MbliV 951/42) auf den neuesten Stand zu bringen. Man einigte sich nach eingehender Besprechung des vom Vorsitzenden vorgelegten Entwurfes solcher Ergänzungen auf folgende Vorschläge, welche den Fortschritten in der Erkennung von Lungentuberkulosen und auch den oben erwähnten Vorkommnissen von Ansteckung von Schulkindern usw. Rechnung tragen. Die Vorschläge sind im folgenden in die betreffenden Ziffern des „Schulseuchenerlasses" eingetragen. Die Neuerungen sind durch *Kursivdruck* kenntlich gemacht.

„2. *Das gesamte Lehrpersonal und die Schulbediensteten sind jährlich zu Beginn eines neuen Schuljahres durch den Schulleiter bzw. den Schulrat von den nachstehenden Vorschriften gegen unterschriftliche Bescheinigung in Kenntnis zu setzen; die Bescheinigungen sind dem Schulrat einzusenden.*

5. (1) Die in Ziffer 4 genannten Personen dürfen von dem Schulleiter zum Schulbesuch wieder zugelassen werden, wenn entweder nach ärztlichem Zeugnis eine Weiterverbreitung der Krankheit durch sie nicht mehr zu befürchten oder wenn die für den Verlauf der Krankheit erfahrungsgemäß als Regel geltende Zeit abgelaufen ist.

(2) Das ärztliche Zeugnis (Abs. 1) darf erst dann ausgestellt werden, wenn

c) *bei Tuberkulose nach dem Zeugnis des Gesundheitsamtes, das sich auf eine Röntgenuntersuchung (Schichtaufnahmen unentbehrlich!) und eine exakte bakteriologische Untersuchung unter Heranziehung der verfeinerten Methoden (in jedem Fall notwendig mindestens drei Sputumuntersuchungen und mindestens dreimalige Untersuchung des Kehlkopfabstriches bzw. Magennüchternsaftes durch das Kulturverfahren und im Tierversuch) stützt, keine Ansteckungsgefahr mehr besteht.*

14. (2) Erfahrungsgemäß ist der Verlauf der Tuberkulose um so ungünstiger, je jünger das angesteckte Kind ist. Dazu kommt, daß selbst die ansteckende Lungentuberkulose oft von dem Erkrankten und seiner Umgebung nicht bemerkt wird. Daher ist jeder an einer öffentlichen oder privaten Schule tätige Lehrer ohne Rücksicht darauf, ob er den Verdacht auf Lungen- oder Kehlkopftuberkulose erweckt, verpflichtet, sich *jährlich einmal* in einem Gesundheitsamt (Tuberkulosefürsorgestelle) mit dem Röntgenverfahren auf Tuberkulose untersuchen zu lassen.

(3) Ferner hat der Schulleiter darauf hinzuwirken, daß Lehrer, Schüler und Schulbedienstete, die unter Erscheinungen erkrankt sind, die den Verdacht auf Lungen- oder Kehlkopftuberkulose erwecken *(länger als 3 Wochen bestehender Husten, Auswurf, Mattigkeit, Abmagerung usw.)* einen Arzt befragen und ihre Lungen röntgenologisch und ihren Auswurf bakteriologisch untersuchen lassen. Falls diese Untersuchung nicht durch das Gesundheitsamt vorgenommen wird, ist das ärztliche Zeugnis darüber dem Gesundheitsamt vorzulegen, das zu einer Nachprüfung berechtigt ist.

(4) Zur Ermittlung *tuberkulosekranker und infizierter Schüler* soll bei den Reihenuntersuchungen der ungefähr Sechs-, Zehn- und Vierzehnjährigen im Rahmen des *schul*ärztlichen Dienstes eine Untersuchung der Schüler mit einer geeigneten Tuberkulinprobe vorgenommen werden, mit Ausnahme der bereits positiv Befundenen. Bei den tuberkulinpositiven Schülern ist eine Röntgenuntersuchung der Lungen anzuschließen.

15. Im naturwissenschaftlichen Unterricht und bei sonstigen Gelegenheiten sind *Lehrer und* Schüler über die Bedeutung, Verhütung und Bekämpfung der übertragbaren Krankheiten aufzuklären und die Eltern und Schüler für die Unterstützung der von der Schule zu treffenden Maßnahmen zu gewinnen.

16. Die nachstehenden Vorschriften gelten sinngemäß auch für Heime der Berufs- und Erziehungsfürsorge (insbesondere für Jugendheimstätten, Jugendwohnheime, Lehrlingsheime, Fürsorgeerziehungsheime), *Entbindungs- und Säuglingsheime,* Kinderheime und Kindertagestätten (Krippen, Kindergärten und Horte), sowie für solche Krüppelheime, Gehörlosen- und Blindenschulen, Bewahrungs- und Pflegeanstalten, in denen Minderjährige untergebracht sind. Durchführungsbestimmungen hierzu bleiben vorbehalten."

Bei dem sog. Schulseuchenerlaß handelt es sich um einen Erlaß des früheren Reichsinnenministers. Über die derzeitige Zuständigkeit für eine Abänderung des alten „Schulseuchenerlasses" besteht noch keine Klarheit, so daß die Vorschläge des Arbeitsausschusses für Tuberkulosefürsorge zunächst noch nicht weiter bearbeitet werden konnten. Die Vorkommnisse von Ansteckung von Kindern in Schulen usw. von seiten Offentuberkulöser gaben aber in einer Fragestunde des Deutschen Bundestages Anlaß zu einer Erörterung. Auf Grund dieser Erörterung hat der Herr Bundesminister des Innern durch seinen Erlaß vom 25. 7. 1952 die Länderregierungen darauf hingewiesen, daß der Reichsseuchenerlaß weiterhin bis zum Inkrafttreten der in Aussicht genommenen Neufassung einschlägiger Vorschriften genau zu beachten ist. Bei der Weiterbearbeitung dieses Erlasses des Herrn Bundesministers des Innern durch die Länderregierungen hat sich gezeigt, daß durch ergänzende Vorschriften des „Schulseuchenerlasses" wegen der konkurrierenden Bestimmungen des Grundgesetzes nicht ohne weiteres statt der bisherigen regelmäßigen Röntgenuntersuchung alle 3 Jahre eine *jährliche* Röntgenuntersuchung der Lehrer eingeführt werden kann. Jährliche Röntgenuntersuchung der Lehrer ist aber im Interesse der Schulkinder unbedingt notwendig; man ist demnach in bezug auf diese Maßregel auf das Verständnis der gesamten Lehrerschaft angewiesen.

Tuberkulose-Jahresgesundheitsbericht.

Im Rahmen des Arbeitsausschusses für Tuberkulosefürsorge kamen am 2. 12. 1952 wiederum die Tuberkulosereferenten der Länder zusammen. Das im Tuberkulose-Jahrbuch 1950/51, S. 231ff. vorgeschlagene Formular des Jahresgesundheitsberichtes bedurfte einiger Abänderungen und Ergänzungen. Ein entsprechender Beschluß wurde gefaßt. Das *neue Formular* ist verzeichnet auf S. 196ff.

Bakteriologische Kommission.

Im Jahre 1951 hatte sich der Arbeitsausschuß mit der Frage beschäftigt: „In welchen Fällen ist bei der Suche nach TB das Kulturverfahren erforderlich?". Es waren „*Leitsätze betr. die Notwendigkeit des Kulturverfahrens für den Nachweis von Tuberkelbakterien*" damals aufgestellt worden (s. Tbc.-Jb. 1950/51, S. 18 und 229). Im Anschluß an die betreffenden Veröffentlichungen wurde die Geschäftsstelle des DZK von verschiedenen Seiten gebeten, entsprechende Nährbodenrezepte bekanntzugeben, weil solche Rezepte in der bakteriologischen Literatur nur verstreut vorhanden waren. Eine Kommission von Bakteriologen, welche sich vorzugsweise mit der Züchtung von Tuberkelbakterien befaßt, hat daraufhin die wesentlichsten **Nährbodenrezepte** zusammengestellt. Die Zusammenstellung wurde den Hygiene-Instituten und den Medizinal-Untersuchungsämtern in der Bundesrepublik zugesandt.

Diese Kommission von Bakteriologen befaßt sich übrigens auch mit Ratschlägen für den *Nachweis von Tuberkelbakterien in der Milch* und für die **Differenzierung des Typus humanus und des Typus bovinus des Tuberkelbakteriums.** Prof. WAGENER/Hannover betont hierzu immer und immer wieder, daß sowohl für den Nachweis von Tuberkelbakterien in der Milch als auch für die Typendifferenzierung der *Tierversuch unerläßlich* ist. Er hat dazu u. a. die nachstehenden Ergebnisse der Untersuchungen von 1300 Magensaftproben, aus welchen bis jetzt 246 Tuberkelbakterienstämme isoliert worden sind, mitgeteilt; soweit die Untersuchungen abgeschlossen waren, wurden gewonnen

1. durch das Kulturverfahren (allein) . . .	9	Stämme vom Typus humanus
2. durch Kulturverfahren *und* Tierversuch (gleichzeitig)	40	,, ,, ,, ,,
	3	,, ,, ,, bovinus
3. durch Tierversuch (allein)	96	,, ,, ,, humanus
	5	,, ,, ,, bovinus

Siehe dazu auch die 3 Arbeiten: MITSCHERLICH: „Die Differenzierung frisch isolierter Stämme von Mycobacterium tuberculosis hominis und bovis in Kultur- und Kaninchenversuch" [Z. Hyg. **134**, S. 375—382 (1952)]; DAIGELER: „Die Leistungsfähigkeit der bakteriologischen Untersuchungsmethoden bei der

Untersuchung von Milch- und Trachealschleimproben auf Tuberkelbakterien" [Dtsch. tierärztl. Wschr. **59**, 33/34, 258 (1952)]; REUSS: „Tuberkelbakterien im Fleisch eutertuberkulöser Kühe und ihre bakteriologischen Nachweismöglichkeiten" [Lebensmitteltierarzt, Hannover 2, 5, 67 (1951)].

2. Arbeitsausschuß für BCG-Schutzimpfung.

Vorsitzender: Prof. Dr. KLEINSCHMIDT, Direktor der Universitäts-Kinderklinik, Göttingen.

Der Arbeitsausschuß hat im Berichtsjahr keine Sitzung abgehalten. Indessen sind die Mitglieder des Ausschusses, z. T. auch die Mitglieder des DZK, über Neuerungen oder über wesentliche Veröffentlichungen auf dem Gebiete der BCG-Schutzimpfung durch Rundschreiben unterrichtet worden.

Der Vorsitzende des Arbeitsausschusses hat in mehreren Veröffentlichungen allerlei Einzelprobleme erörtert, welche die BCG-Impfung betreffen:

1. Die Notwendigkeit einer erweiterten Prophylaxe, wie sie sich aus der augenblicklichen Tuberkulose-Situation in Deutschland ergibt, und ihre Konsequenz, die Schutzimpfung der Neugeborenen [Dtsch. med. J. 2, 515 (1951)].
2. Die unzureichenden Ergebnisse der Bemühungen um die Expositionsprophylaxe des Kleinkindes (Die Medizinische 1952, 1090).
3. Die unzureichenden Ergebnisse der tuberkulostatischen Medikamente bei Kindern der beiden ersten Lebensjahre (an gleicher Stelle).
4. Die Technik der Tuberkulinvorprüfung (Pflasterprobe, Alttuberkulin bzw. gereinigtes Tuberkulin). [Dtsch. med. Wschr. **77**, 933 u. 977 (1952)].
5. Die Schwierigkeiten, die in der Diagnostik bei durch BCG-Impfung tuberkulinpositiv gewordenen Kindern entstehen, und ihre Überwindung [Z. Tbk. **97**, 179 (1951)].

Außerdem wurde von Prof. KLEINSCHMIDT auf Wunsch über die „Erfahrung mit der BCG-Impfung in Deutschland" berichtet in

a) Giornale Italiano della Tuberculosi, V. 2 (1951),

b) Journal of Pediatric Praxis (jap.) **15**, 7 (1952).

Das *französische Gesetz vom 5. 1. 1950* betreffend die Tbc.-Schutzimpfung der Bevölkerung mit BCG war bereits durch das Rundschreiben vom 28. 6. 1950 mitgeteilt worden, die zugehörigen Ausführungsbestimmungen vom 9. 7. 1951 durch das Rundschreiben vom 5. 1. 1952 . Abdrucke sind bei der Geschäftsstelle des DZK erhältlich.

Die Schrift *Die Organisation der BCG-Impfung in Österreich* von M. KAISER und F. PUNTIGAM (Bundesstaatliche Impfstoffgewinnungsanstalt in Wien) mit dem Bundesgesetz vom 23. 2. 1949 über „Schutzimpfungen gegen Tuberkulose" ist uns erst im Berichtsjahr zugegangen — mitgeteilt durch unser „Wissenschaftliches Rundschreiben Nr. 23".

Das Heft *BCG-Impfung gegen Tuberkulose* von Prof. HOLM, dem Leiter der Tuberkulose-Abteilung des Staatlichen Serum-Institutes in Kopenhagen, z. Z. bei der WHO in Genf tätig, ging uns vom Bundesministerium des Innern zu; es ist von dieser Dienststelle zu beziehen.

Der Aufsatz von C. E. PALMER „BCG-Vaccination and Tuberculin Allergy" in „The Lancet", Mai, H. 10, 935 (1952) behandelt die Untersuchungen im „Tuberculosis Research Office der WHO" in Kopenhagen über die Tuberkulinprüfung vor und nach der BCG-Impfung, ferner die allergischen Reaktionen auf Impfstoffe mit verschiedener Lagerungszeit; u. a. sinkt der Keimgehalt des Impfstoffes auf 1/1000, wenn er nur eine Stunde dem Sonnenlicht ausgesetzt wird.

In Japan ist seit 1949 ein Gesetz in Kraft, wonach Tuberkulinnegative unter 30 Jahren geimpft werden müssen [Z. Tbk. **100**, 4—5, 293 (1952)].

Über eine „Tuberkuloseinfektion in einer Dorfschulklasse" hat W. Henkel in Beitr. Klin. Tbk. **107**, 134—142 (1952) berichtet.

3. Arbeitsausschuß für Milch und für Tiertuberkulose.

Vorsitzender: Prof. Dr. Wagener, Hyg.-Institut der Tierärztl. Hochschule, Hannover.

Der Arbeitsausschuß hat im Jahre 1952 keine Sitzung abgehalten; indessen ist die Erledigung der Aufgaben des Arbeitsausschusses in den verschiedenen Gebieten der Bundesrepublik unentwegt weitergegangen.

Im Bereich seines Arbeitskreises hat Prof. Wagener festgestellt, daß von dem in seinem Institut auf Tuberkelbakterien untersuchten Material vom Menschen (Magensaft, Stuhl, Lymphknoten und sonstige Gewebe) der Anteil der *bovinen* Typen 9—10% der humanen beträgt. Bei den mit seinen Mitarbeitern ausgeführten Milchuntersuchungen fand Prof. Wagener in *hoch-* und *dauererhitzter* Milch bis jetzt keine Tuberkelbakterien. Dagegen enthielt *kurzzeiterhitzte* Milch, auch wenn sie in Flaschen abgefüllt war, auch im Jahre 1951 immer noch zu einem beachtlichen Prozentsatz lebende bovine Tuberkelbakterien. Siehe auch Wagener und Eberhard „Die Rindertuberkulose und die milchhygienische Situation in nordwestdeutschen Städten" [Milchwiss. **6**, 355—360 (1951)] und Wagener „Untersuchungen von Trinkmilch auf Gehalt an Tb-Bakterien" (Die Molkereizeitung, Verlag Ernst Heinrichs, Hildesheim, Jg. 1952, Nr. 36).

„Über die Bekämpfung der Rindertuberkulose in der Bundesrepublik" liegt eine Abhandlung von Prof. Dr. Meyn, Warthausen, vor [Mh. prakt. Tierheilk. **4**, 11, 510 (1952)]. Die letzte große Bestandsaufnahme über die Verbreitung der Rindertuberkulose in Deutschland stammt aus den Jahren 1935 und 1936. Damals sind stichprobenweise die Rinder von 17 deutschen Kreisen tuberkulinisiert worden. Von rund 46000 Beständen waren 63% und von rund 412000 Rindern 31% tuberkulös infiziert. Nach diesem aufschlußreichen Ergebnis der Tuberkulinisierung gehörte Deutschland zu den am stärksten mit Rindertuberkulose verseuchten Ländern der Welt. Um einen zuverlässigen Überblick über die heutige Situation der Rindertuberkulose im Bundesgebiet zu bekommen, sind von der Zentralstelle für die Bekämpfung der Rindertuberkulose beim Bundesministerium für Ernährung und Landwirtschaft Erhebungen über die Ergebnisse der bisher in den Bundesländern durchgeführten Tuberkulinisierungen angestellt worden. Diese Erhebungen beziehen sich auf den Stand der Verseuchung vom 1. Juli 1952 und umfassen die 10fache Zahl der 1935 tuberkulinisierten Bestände und Tiere. Danach hatten wir am 1. Juli 1952 im Bundesgebiet insgesamt 1507677 Bestände mit 11462520 Rindern. Von ihnen wurden 528173 (= 35,3%) Bestände mit 4175535 (= 36,4%) Tieren tuberkulinisiert. Von den 528173 tuberkulinisierten *Beständen* haben sich 312011 (= 59%) und von den etwa 4175535 tuberkulinisierten Rindern 1607687 (= 38,5%) als tuberkulös infiziert erwiesen. Am Verseuchungsgrad hat sich seit 1935 also kaum etwas geändert. Die einzelnen Bundesländer weisen in bezug auf den Grad der Verseuchung erhebliche Unterschiede auf. Am schwächsten ist *Südbaden* verseucht. Südbaden steht überhaupt auf dem Gebiete der Bekämpfung der Rindertuberkulose unter den Bundesländern in jeder Beziehung an 1. Stelle. Die günstige Situation dieses Landes ist darauf zurückzuführen, daß dort unter der zielbewußten Führung von Prof. Trautwein, Freiburg, bereits seit 1936, d. h. 12 Jahre länger als in den anderen Ländern, die Tuberkulinprobe zur Anwendung gekommen ist und dort schon seit 1939 das Hauptgewicht der Maßnahmen auf die Erhaltung und Mehrung der tuberkulosefreien Bestände gelegt wurde. Von entscheidender Bedeutung für die Erfolge in Baden waren aber nach Trautwein das große Verständnis und die aufgeschlossene Mitarbeit der Landwirte und Züchter bei der Durchführung der vielfach einschneidenden und unsympathischen Maßnahmen. Siehe den Aufsatz von TRAUTWEIN „Stand der Rindertuberkulose in Südbaden“ [Mh. prakt. Tierheilk. 4, 7, 310 (1952)]. Bei der Rindertuberkulose handelt es sich für den Landwirt um wirtschaftliche Schäden, und zwar um Minderungen der Gewichtszunahme, der Milchleistung, des Zuchtwertes und der Lebensdauer der erkrankten Tiere, ferner um Verluste an Fleisch, Milch und Nachzucht, um Schäden infolge erhöhter Anfälligkeit für andere Krankheiten, ferner hat er auch Verluste, die durch die Schweinetuberkulose erwachsen. Die Schweinetuberkulose entsteht ja bekanntlich durch Verfütterung tuberkelbakterienhaltiger Milch oder Molkereiprodukte. Nach FLÜCKIGER verliert jedes tuberkulös infizierte Rind etwa ein Drittel und nach den sorgfältigen Berechnungen von BAUER und KÜBITZ ein Viertel seines Wertes. Im Deutschen Reich belief sich nach einer Berechnung MÜSSEMEIERS im Jahre 1937 der durch die Rindertuberkulose verursachte Schaden auf 350 Millionen Mark; WEYL schätzte ihn 1949 für Niedersachsen auf über 55 Millionen DM und ZIMMERMANN 1948 für Baden auf 8 Millionen jährlich. Wenn man die von WEYL errechneten Schäden des keineswegs am stärksten verseuchten Landes Niedersachsen im Verhältnis der vorhandenen Rinder auf die anderen Länder überträgt, so ergeben sich für das gesamte Bundesgebiet Verluste in Höhe von mehr als 275 Millionen DM jährlich. Diese sehr vorsichtige Schätzung gibt einen Begriff von der *außerordentlichen volkswirtschaftlichen Bedeutung der Rindertuberkulose.*

Für die Bevölkerung aber ist die Tuberkulose beim Menschen auf Grund einer Ansteckung mit Rindertuberkelbakterien noch wesentlicher. Die wichtigste Quelle der Ansteckung des Menschen mit Rindertuberkelbakterien ist die Milch tuberkulöser Kühe. *Je stärker die Rindertuberkulose in einer Gegend verbreitet ist, um so häufiger werden auch tuberkulöse Infektionen bei Kindern angetroffen.* Nach SCHIBALSKI waren z. B. in 50 bäuerlichen Betrieben mit tuberkulosefreien Beständen 10,8% Kinder tuberkulös infiziert, in 50 Betrieben mit tuberkuloseverseuchten Beständen dagegen 64,3%. Eine besonders hohe Verseuchung von Kindern und Jugendlichen mit boviner Tuberkulose haben BRÜGGER und MUTSCHLER im Kreise Wangen im Allgäu festgestellt. Hier reagierten u. a. die Landwirtschaftsschüler bis zu 100% tuberkulinpositiv, und es kann kein Zweifel darüber bestehen, daß die im Kreise Wangen außerordentlich stark verbreitete Rindertuberkulose (82% aller Bestände) die Quelle dieser Infektionen ist.

In den letzten Jahren hat die Ausmerzung der Rindertuberkulose im Bundesgebiet immerhin erhebliche Fortschritte gemacht. Nach Prof. MEYN waren 1952 20% aller Bestände und auch der Tiere den staatlich anerkannten Bekämpfungsverfahren angeschlossen und rund 10% aller Bestände und Tiere anerkannt tuberkulosefrei.

Über den Stand der Rindertuberkulose in der Deutschen Demokratischen Republik entnehmen wir aus dem Dtsch. Gesundheitswesen H. 20, 637 (1952), daß dort 25,3% der Rinder als verseucht gelten. Am stärksten war die Verseuchung in Altenburg mit 60% und in Stadtroda mit 42%. Bei Kälbern und Schweinen war der Fütterungseffekt bedeutungsvoll. Erwachsene Rinder waren mit 90% aerogen infiziert.

Über die Bekämpfung der Rindertuberkulose in außerdeutschen Ländern s. den Aufsatz von Dr. GRÄUB, Bern [Schweiz. Arch. Tierheilk. 94, 1, 32 (1952)].

In den USA sind nach den neuesten Berichten jetzt nur noch bei Schlachtungen 2 von 10000 Rindern als tuberkulose-infiziert ermittelt worden.

Am 13. 6. 1952 fand in Kopenhagen anläßlich der *völligen Ausrottung* der Rindertuberkulose in *Dänemark* ein Festakt statt.

In seinen „Bemerkungen und Forderungen zu den heute in Deutschland üblichen Milchsorten vom Standpunkt des Milchhygienikers“ (Dtsch. Molkerei-Ztg., Folge 45 vom 7. 11. 1952) erhebt Prof. SCHÖNBERG, Hannover die Forderung, Milchpasteurisierungsanlagen in den Molkereien mit geprüften automatischen

Temperatur-, Registrier- und Umschaltvorrichtungen zu versehen, weil derartige Apparate die Einhaltung der notwendigen Pasteurisierungstemperatur gewährleisten. Immerhin gibt hinsichtlich der Funktion dieser Apparate folgendes Schreiben einer großstädtischen Verwaltung, in deren Bereich die Molkereien mit diesen automatischen Apparaten versehen sind, noch zu Bedenken Anlaß:

„Wie uns das städt. Ordnungsamt mit Schreiben vom 8. dieses Monats mitgeteilt hat, haben die im Laufe des Sommers durchgeführten und vor kurzem abgeschlossenen Untersuchungen von Schulmilch und Kakaotrunk ergeben, daß in 0,96% der untersuchten $^1/_4$-Liter-Flaschen Milch- und Kakaotrunk Tuberkelbakterien nachweisbar waren. Das bedeutet, daß bei täglich rd. 25000 Schulmilchflaschen mindestens 200 Flaschen Tb.-Bakterien enthalten. Die Tierversuche haben die Feststellung bestätigt, daß auch die in dem Erlaß des Landesernährungsamtes .... aufgestellten Forderungen nicht ausreichen, da die Proben aus Molkereien stammen, die die Milch in Pasteurisierungsapparaten behandeln, die mit selbsttätigen Sicherungsgeräten arbeiten. Es ist also erwiesen, daß die bislang durchgeführte Erhitzung der Milch nicht ausreichend ist.

Das städt. Gesundheitsamt erhebt deshalb die Forderung, daß die für das Milchfrühstück gelieferte Milch in den Molkereien kurz aufgekocht wird, und zwar so lange, bis Milch aus tuberkulosefreien Rinderbeständen in ausreichender Menge zur Verfügung steht.

Ferner hält es das Gesundheitsamt für erforderlich, daß als Flaschenverschluß nur Alu-Verschlußkappen verwendet werden. Die Verschlußkappen oder die Flaschen müßten außerdem ein besonderes Kennzeichen darüber aufweisen, daß der Inhalt abgekocht ist."

Nach „Passauer Neue Presse" vom 27. 2. 1953 hat der Zuchtviehverband für Fleckvieh in Niederbayern, Abteilung Passau-Nord, nachstehenden für alle Verbandsmitglieder bindenden Beschluß gefaßt:

„Ab 1. Oktober 1953 werden zu den Absatzveranstaltungen des Verbandes nur mehr Tiere zugelassen, die entweder aus tuberkulosefrei anerkannten Betrieben stammen oder den Nachweis einer negativen Reaktion erbringen; diese Vorschrift gilt ab 1. Oktober 1953 gleichermaßen für Bullen und Kalbinnen."

4. Arbeitsausschuß für Hauttuberkulose (einschl. hautnaher Schleimhaut- und Drüsentuberkulose).

Vorsitzender: Prof. Dr. STÜHMER, Direktor der Universitäts-Hautklinik, Freiburg.

Der Arbeitsausschuß hat im Berichtsjahr keine Sitzung abgehalten.

5. Arbeitsausschuß für Desinfektion bei Tuberkulose.

Vorsitzender: Prof. Dr. SCHLOSSBERGER, Frankfurt a. M., Hyg. Institut.

In der Sitzung des Arbeitsausschusses vom 9. 10. 1951 war der Wortlaut der 2. Auflage der *Desinfektionsordnung bei Tuberkulose* beschlossen worden. Die neue Desinfektionsordnung wurde damals mit Genehmigung des Vorstandes des DZK herausgegeben. In der Folge sind beim DZK zahlreiche Anfragen und Einwände eingelaufen, aus denen hervorging, daß man über die Methode sowie über die Notwendigkeit der empfohlenen Desinfektionsverfahren mancherorts geteilter Meinung war. Auf Veranlassung des DZK hat deswegen Prof. Dr. HEICKEN, Berlin, in einem Aufsatz im Öff. Gesd.dienst **14**, 1/2, S. 1 (1952) *Erläuterungen zur „Desinfektionsordnung bei Tuberkulose"* gegeben. Außerdem wurden diese Erläuterungen in kleinen Sitzungen nochmals durchgesprochen. Da inzwischen einige neue Mittel auf ihre Eignung zur Desinfektion bei Tuberkulose geprüft worden waren und in die Desinfektionsordnung aufgenommen werden sollten, wurde auf einer *Sitzung am 4. 7. 1952* der Wortlaut eines **Nachtrages zur 2. Auflage der Desinfektionsordnung** festgelegt. Dieser Nachtrag ist den in Frage kommenden

Dienststellen nach Genehmigung durch den Vorstand des DZK zugesandt und einem Neudruck der 2. Auflage angefügt worden. Es handelt sich in der Hauptsache um folgende Punkte:

1. Es war die Frage aufgetaucht, ob die in der Desinfektionsordnung aufgeführten Desinfektionsmaßnahmen auch für *Tuberkulose-Krankenhäuser* bzw. *Krankenanstalten* aller Art gelten. Das ist natürlich selbstverständlich; aber in Krankenanstalten trägt der Chefarzt in Ausführung der gesetzlichen Bestimmungen die Verantwortung für die Durchführung der Desinfektionsmaßnahmen.

2. Die Desinfektion des *Auswurfes* soll möglichst durch strömenden Wasserdampf in besonderen für diesen Zweck gebauten Apparaten vorgenommen werden. Dies empfiehlt sich in erster Linie für Tuberkulose-Krankenanstalten usw., in denen sich viele Kranke mit einer offenen Lungentuberkulose befinden. Bei der chemischen Desinfektion des Auswurfes gelangen unter Umständen große Mengen von Chemikalien in das Abwasser, welche das Abwasserreinigungsverfahren stören und Flora und Fauna des Vorfluters schädigen können. In Tuberkulose-Krankenanstalten sollte daher die Desinfektion des Auswurfes mit chemischen Mitteln auf das Notwendigste beschränkt werden.

3. *Formalin* betreffend wird folgendes festgestellt: Formaldehyd solutus DAB VI ist eine wäßrige, 35—40% Formaldehyd enthaltende Lösung, die auch unter der Bezeichnung „Formalin" im Handel ist. Zur Herstellung einer 3%igen Formalinlösung müssen deshalb 30 cm^3 „Formalin" mit Wasser auf 1000 cm^3 (1 Liter) aufgefüllt werden. Die empfohlene 3%ige bzw. 1,5%ige Formalinlösung enthält demnach nur etwa 1,0% bzw. 0,5% Formaldehyd.

4. Wenn ein Tuberkulosekranker in eine Krankenanstalt aufgenommen wird und dort Krankenkleidung erhält, so ist zweckmäßigerweise seine *Kleidung* nach der in Ziffer A 4 bezeichneten Weise vor Aufbewahrung in der Kleiderkammer zu desinfizieren. Hierzu eignet sich auch die Desinfektion der Kleider in einer Formalinkammer bzw. in einem Formalinschrank. Trägt ein Tuberkulosekranker in der Tuberkuloseanstalt seine eigene Kleidung und nicht eine besondere Krankenkleidung, so ist es notwendig, die Kleidung vor der Entlassung zu desinfizieren.

5. Das Verfahren der *täglichen Zimmerdesinfektion* wird in so einfacher Weise dargestellt, daß diese Desinfektion auch wirklich täglich durchgeführt werden kann. Danach sind Fußboden sowie Einrichtungs- und Gebrauchsgegenstände täglich zur Entfernung des anhaftenden Staubes feucht abzuwischen, möglichst unter Benutzung einer der unter Ziff. 5 der Desinfektionsordnung aufgeführten Lösungen. Die benutzten Wischtücher sind anschließend nach den gegebenen Richtlinien für die Wäschedesinfektion zu desinfizieren. Sofern das Gesundheitsamt (Tuberkulose-Fürsorgestelle) in einzelnen besonderen Fällen eine eingehende Desinfektion des Krankenzimmers, der Möbel sowie anderer Einrichtungsgegenstände als notwendig erachtet, kommen die weiterhin in Ziff. 5 aufgeführten Verfahren in Frage.

6. Zur *Durchführung der Schlußdesinfektion* folgendes: Für alle Formalin-Verdampfungsverfahren sind besondere Apparate notwendig. Diese sind infolge ihrer Größe und ihres Gewichtes vom Desinfektor nur auf geeigneten Fahrzeugen zu transportieren. Solange diese Apparate nicht überall eingesetzt werden können, kann man sich bei hygienisch einwandfreiem Verhalten des Patienten auf eine gründliche Scheuerdesinfektion als Schlußdesinfektion beschränken. Zur Durchführung der Scheuerdesinfektion sind bevorzugt 3%ige Chloramin- oder 3%ige Formalinlösungen zu verwenden.

Liegt eine besondere Gefährdung der Bewohner durch enge Wohnverhältnisse oder Unsauberkeit des Kranken vor, oder soll das Krankenzimmer künftig von Kindern benutzt werden, so ist das FLÜGGEsche Formalin-Verdampfungsverfahren vorzuziehen.

Es können auch die kostspieligeren, apparatlosen Formalinverdampfungsverfahren, wie z. B. das Formaldehyd-Kaliumpermanganatverfahren oder das Paraform-Permanganatverfahren, angewendet werden.

Der *Nachtrag Nr. 1 zur Desinfektionsordnung* bei Tuberkulose kann von der Geschäftsstelle des DZK unentgeltlich bezogen werden.

Wir wurden darauf aufmerksam gemacht, daß man unter Umständen bei der *Wäschedesinfektion* Desinfektionsmittel sparen kann, wenn man Wäsche und Desinfektionsmittel gegeneinander bewegt. Letzteres kann geschehen, indem man das Desinfektionsmittel in die rotierenden Wäschetrommeln der Waschanstalten der Krankenhäuser bringt; entsprechende Versuche sind noch im Gange. Andererseits wurde ein Verfahren angeboten, wo man in den üblichen Waschwannen bzw. Desinfektionswannen mit Hilfe von Ultraschall ständig die Flüssigkeit, welcher ein Desinfektionsmittel zugefügt wird, in Bewegung hält; diese Versuche sind fehlgeschlagen. — Anderweitige Versuche, die Wäschedesinfektion zu vereinfachen, sind im Gange; die bisherigen Ergebnisse sind erfolgversprechend.

Öfters ist angefragt worden, warum man nicht zur *Wäschedesinfektion Chlorpräparate* oder *Alkalysol* wie bei der Sputumdesinfektion verwendet. Diese Präparate schädigen die Wäschefasern; die neue Desinfektionsordnung bei Tuberkulose ist aber darauf aufgebaut, wirtschaftlich möglichst wenig Schaden anzurichten.

Für die *Raumluftdesinfektion* sind jetzt von verschiedenen Firmen Apparate angeboten worden. Entsprechende Versuche, diese Verfahren für die Raumluftdesinfektion z. B. in Wartezimmern von Tuberkulose-Fürsorgestellen zu benutzen, sind noch im Gange.

Betreffend Desinfektion von *Abwasser von Tuberkulose-Anstalten* war nach dem Bericht im Tbc.-Jb. 1950/51, S. 28 ein *Unterausschuß* eingesetzt worden. Dieser hat auch bereits Richtlinien für die Desinfektion von Abwasser aus Tuberkulose-Anstalten zusammengestellt. Es steht außer Frage, daß im allgemeinen solches Abwasser einer Desinfektion zu unterwerfen ist. Die andere Frage ist aber, in welchem Maße für *bestehende* Anstalten komplizierte Desinfektionsmaßnahmen gefordert werden sollen, da der Einbau solcher Einrichtungen im allgemeinen nicht geringe Kosten verursacht. Bei jeder bestehenden Anstalt muß daher geprüft werden, inwieweit solche Forderungen gestellt werden dürfen. Es fehlt aber bisher ein *routinemäßiges Prüfverfahren* zum Nachweis von Tuberkelbakterien im Abwasser. Ein namhafter Bakteriologe schrieb uns, daß Versuche, die TB-Kultur in die Abwasseruntersuchung einzuschalten, von vorneherein zwecklos sein werden; er habe bei früheren entsprechenden Untersuchungen mittels TB-Kultur stets Mißerfolge gehabt. Die bisher geübte Abtötung von Begleitbakterien im Abwasser z. B. mittels Schwefelsäure hat versagt. Im Verlaufe des Jahres 1952 ist es Prof. Dr. Wagener, Hygiene-Institut der Tierärztlichen Hochschule Hannover, gelungen, Begleitbakterien mit Hilfe von Bradosol, einem Quatrammoniumpräparat, abzutöten. Auf breiter Grundlage sind nunmehr Versuche im Gange, dieses Verfahren für die routinemäßige und verbilligte Untersuchung solcher Abwässer auf Tuberkelbakterien auszugestalten.

6. Arbeitsausschuß für Röntgenschirmbilduntersuchungen und für Röntgentechnik.

Vorsitzender: Prof. Dr. Lossen, Direktor des Univ.-Röntgeninstitutes in Mainz.

Dieser Arbeitsausschuß hat Vollsitzungen am 1. 7. 1952, am 2. 12. 1952 und am 17. 1. 1953 abgehalten; außerdem hat eine ganze Reihe Beratungen über die Themen, die in den Vollsitzungen behandelt wurden, stattgefunden. Es handelt sich um folgende Fragen:

a) Über Schirmbildformate.

Betreffend Nomenklatur wurde folgender Vorschlag gemacht:

a) Genormte Formate.

1. *Kleinformat auf Normal-Kino-Film.* Hierunter wird verstanden das Format mit einer Bildgröße von 24 × 24 mm. Unter Kinofilm versteht man den 35 mm breiten perforierten Film.

2. *Technikformat auf 35 mm-Film.* Hierunter wird ein Format von einer Bildgröße von 31 × 31 mm verstanden. Der Film ist unperforiert.

3. *Mittelformat auf 70 mm-Film.* Die Bildgröße schwankt; sie beträgt z. B. bei der Voigtländer-Kamera 63 × 63 mm entsprechend der amerikanischen Größe $2^1/_2''$ × $2^1/_2''$, bei der Odelca-Kamera 61 × 65 mm. Der Film ist unperforiert.

b) Weitere Formate.

1. *Altes Mittelformat* auf perforiertem 80 mm breitem Film. Für dieses Format, das eine Bildgröße von etwa 68 × 68 mm hatte, werden unseres Wissens keine neuen Kameras mehr gebaut. Dieses Format wurde benutzt von JANKER und von der schwedischen Firma Elema.

2. *Schoenander-Format* auf 70 mm perforiertem Film. Die Bildgröße ist 55 × 55 mm. Das Format wird verwendet bei der Helm-Schoenander-Spiegeloptik-Kamera.

3. *Philips-Format* auf 45 mm unperforiertem Film. Bildgröße 39 × 39 mm. Das Format wird verwendet bei der Philips-Spiegeloptik-Kamera.

Es wurde weiterhin darauf aufmerksam gemacht, daß häufig von „Bildformaten“ und von „Filmformaten“ gesprochen wird; man müsse im Einzelfall manchmal erst mühevoll herausfinden, was gemeint sei. Es wird daher empfohlen, nur von „Filmformaten“ zu sprechen, und zwar beim technischen Format vom „35 × 35 mm-Film“ und beim Mittelformat vom „70 × 70 mm-Film“.

Eine weitere Diskussion betraf die Frage, ob das Kleinformat oder das Mittelformat vorzuziehen sei. An und für sich spricht das Mittelformat besser an als das kleine Format; Einzelheiten sind auf diesem Format leichter zu erkennen. Man ist sich aber darüber einig, daß die Kosten für das Mittelformat viel höher sind als für das kleine Format. Es wird behauptet, daß die Kosten für das Mittelformat so viel höher sind, daß dafür ein weiteres Gerät für Kleinformat sich bezahlt machen würde. Das Technikformat (35 × 35 mm) ist jetzt vielfach eingeführt und hat sich als geeignet erwiesen. Andere Formate wie 45 × 45 mm werden abgelehnt. Hervorgehoben wird, daß unter Umständen bei der Verwendung des Mittelformates weniger Nachuntersuchungen infolge nicht endgültig zu deutender Schirmbildaufnahmen erforderlich seien; wenn man aber die notwendigen Nachuntersuchungen durch einen Nachuntersuchungstrupp machen läßt, so sind die Generalunkosten dieselben, einerlei wie viele Nachuntersuchungen vorgenommen werden.

b) Nachuntersuchungstrupps.

Damit nach der Schirmbildaufnahme die erforderliche Nachuntersuchung so bald wie möglich durchgeführt werden kann, sind bei verschiedenen Schirmbildzentralen besondere *Nachuntersuchungstrupps* eingesetzt. Sie nehmen den Gesundheitsämtern den stoßweisen Anfall von Nachuntersuchungen nach Schirmbildaufnahmen an irgendeiner Stelle ab, so daß zwischen dem Tag der Schirmbildaufnahme und dem Tag der Nachuntersuchung höchstens ein Zeitraum von

2—3 Wochen liegt. Dieses Verfahren hat sich besonders in Schleswig-Holstein und Niedersachsen bewährt. In den übrigen Schirmbildzentralen sind die Nachuntersuchungen meist den zuständigen Gesundheitsämtern überlassen. Es wird empfohlen, die Länder darauf hinzuweisen, daß den Gesundheitsämtern, in welchen zentrale Schirmbildstellen vorhanden sind, mit Personal und Material ausreichend geholfen wird, damit die Nachuntersuchungen kurzfristig erfolgen können.

c) Jahresgesundheitsbericht betr. Röntgenschirmbilduntersuchungen.

Für den Jahresgesundheitsbericht brauchen wir für die Bundesrepublik Deutschland eine Erfolgsstatistik, welche der internationalen angeglichen ist. In Übereinstimmung mit einer Kommission des Arbeitsausschusses für Tuberkulosefürsorge wurde der betreffende Fragebogen zusammengestellt (s. S. 15).

d) Vorschläge für Röntgeneinrichtungen in Gesundheitsämtern.

Die Gesundheitsabteilungen einiger Länderregierungen haben das DZK aufgefordert, die „Richtlinien für die künftige Beschaffung von Röntgengeräten für die Gesundheitsämter" vom 2. 6. 1936, Nr. IVc 6079/36/5902 auf den neuesten Stand zu bringen. Eine Kommission des Arbeitsausschusses für Röntgenschirmbilduntersuchungen und für Röntgentechnik hat für den genannten Zweck neue Vorschläge ausgearbeitet, welche dem Arbeitsausschuß in seinen Vollsitzungen zur Diskussion unterbreitet wurden. Eine eingehende Diskussion betraf die Grenzen der Notwendigkeit und des Ausmaßes der Beschaffung von Röntgeneinrichtungen für Gesundheitsämter bzw. deren Tuberkulose-Fürsorgestellen sowie die Dringlichkeit der Forderung nach entsprechender Ausbildung und nach Ausbildungsmöglichkeit der Ärzte auf dem Gebiete der Strahlenheilkunde, insbesondere der Röntgendiagnostik der Lungenerkrankungen. Trotz der Behandlung der neuen Vorschläge in 3 Vollsitzungen, einigen Kommissionssitzungen und in Vorstandssitzungen konnte bis zum Abschluß des diesjährigen Jahrbuches noch nicht endgültig eine Einigung über den Wortlaut der Vorschläge erzielt werden; es ist zu hoffen, daß dies gleich nach Beginn des neuen Berichtsjahres möglich ist.

Abgesehen von diesen Verhandlungen im Arbeitsausschuß wurden die Mitglieder des DZK auf das neue Schichtgerät „Homalograph" der Technischen Werkstätten, Königswinter/Rhein, aufmerksam gemacht. Wir hatten das Gerät gelegentlich der Tuberkulose-Tagung in Bern im Oktober 1952 im Tiefenauspital Bern kennengelernt. Es wird u. a. empfohlen von Prof. WEDEKIND (Med. Klinik des Kreiskrankenhauses Hellersen-Lüdenscheid) und von Prof. TESCHENDORFF/Köln. — Ein weiteres Rundschreiben des DZK betraf die neuen Röntgenapparate mit der Spiegeloptik *(Odelca, Schoenander)*. Wir halten die Verwendung der Spiegeloptik für Schirmbilduntersuchungen in den Gesundheitsämtern für einen großen Fortschritt. Durch Verwendung von Röntgenschirmbildern 70 × 70 mm lassen sich die Kosten für Großaufnahmen ersparen, so daß Gelder für Spezialaufnahmen (Quer-, Schräg- und Schichtaufnahmen) verfügbar werden.

7. Arbeitsausschuß für Kindertuberkulose.

Vorsitzender: Prof. Dr. OPITZ, Univ.-Kinderklinik, Heidelberg.

Der Arbeitsausschuß für Kindertuberkulose hielt am 30. 4. 1952 eine Sitzung über folgende Fragen ab:

a) Merkblatt für Ärzte zur Frühdiagnose der tuberkulösen Meningitis.

Die UNICEF hatte seinerzeit den Abdruck eines Aufsatzes von Illingworth, „The early diagnosis of tuberculous meningitis“ mit dem Vorschlag übersandt, den Artikel auch in Deutschland zu verbreiten. Die deutschen Dienststellen und die deutschen Kinderärzte waren der Meinung, daß bei dieser Gelegenheit ein deutsches Merkblatt zur Frühdiagnose der tuberkulösen Meningitis verfaßt und an die Ärzte verteilt werden solle. Prof. Dr. Wiskott, München, hatte vom Tuberkulose-Ausschuß beim Bayerischen Innenministerium die Aufforderung erhalten, ein solches Merkblatt auszuarbeiten. Mit Einverständnis von Dr. Wiskott wurde das Merkblatt nach Redaktion durch den Arbeitsausschuß für Kindertuberkulose fertiggestellt und nach Genehmigung durch den Vorstand des DZK veröffentlicht und an die Ärzte verteilt. Ein Abdruck des Merkblattes befindet sich auf S. 184. Sonderabzüge sind bei der Geschäftsstelle des DZK unentgeltlich zu haben.

b) Die Entwicklung der Kindertuberkulose und die Zahl der Heilstättenbetten für Kindertuberkulose.

Im Bundesgebiet stehen für tuberkulöse Kinder etwa

9000 Betten zur Verfügung,

davon etwa *2200 Betten* für extrapulmonale Tuberkulose.

Nach der vorliegenden Statistik sind im Jahre 1950

2000 Neuerkrankungen an Drüsen-Tuberkulose

+ *1400 Neuerkrankungen an Knochen- und Gelenk-Tuberkulose*

zu verzeichnen. Den für diese neuen Erkrankungen benötigten

3400 Betten stehen nur

2200 insgesamt für extrapulmonale Tuberkulose bestimmte Betten gegenüber, so daß sich ein *Defizit* von

1200 Betten für an extrapulmonaler Tuberkulose erkrankte Kinder ergibt.

Nach dieser Aufstellung fehlen an und für sich im deutschen Bundesgebiet noch 1200 Betten für Kinder mit extrapulmonaler Tuberkulose. Es ist aber zu erwarten, daß die Kindertuberkulose und vor allem auch die Formen der extrapulmonalen Tuberkulose wie in außerdeutschen Ländern nunmehr auch in Deutschland abnehmen, so daß man mit einem Vorschlag, neue Heilstättenbetten für extrapulmonale Tuberkulose zur Verfügung zu stellen, vorläufig vorsichtig sein muß.

In der Diskussion stellte Prof. Kleinschmidt die Frage, ob die Zahl der Tuberkulose-Infektionen bei Kindern im Rückgang begriffen ist; da die Anzahl der ansteckenden erwachsenen Tuberkulösen z. Z. immer noch zunimmt, so müßte man meinen, daß die Ansteckungsmöglichkeit für die Kinder noch nicht kleiner, sondern größer geworden sei. Diese Frage wurde von den Sitzungsteilnehmern in verschiedener Weise beantwortet. Wir können heute nach dem Abschluß der Statistik für 1951 hinzufügen, daß die Neuerkrankungen an kindlicher Tuberkulose zwar von 1948—50 an Zahl erheblich abgenommen hatten, daß aber tatsächlich *seit 1951 wieder ein kleiner Anstieg dieser Zahlen zu verzeichnen ist.*

c) Die Bedeutung des Nordsee- und des Gebirgsklimas für extrapulmonale Tuberkulose.

Dieses Thema wurde eingehend von Prof. Goeters, Norderney, in bezug auf die Behandlung der kindlichen Halsdrüsentuberkulose im deutschen Nordseeklima und von Prof. BRÜGGER, Wangen, in bezug auf die Wirkung des Gebirgsklimas auf die extrapulmonale Tuberkulose besprochen. Der Inhalt dieser beiden Vorträge ist den Mitgliedern des DZK im „Wissenschaftlichen Rundschreiben Nr. 20" (s. auch S. 187) mitgeteilt worden. In der folgenden Diskussion gelangte zum Ausdruck, daß es Erfolge und Mißerfolge sowohl im Seeklima als auch im Gebirgsklima gibt. Bei der Auswahl von Kranken für ein Klima kommt es natürlich auf das Stadium des betreffenden Tuberkuloseschubes an. Durch die Chemotherapie ist der Wert der See und des Hochgebirges kaum zurückgetreten. Insbesondere wird nach ziemlich übereinstimmenden Angaben die Drüsentuberkulose durch die neuen Tuberkuloseheilmittel nicht beeinflußt; beide Referenten haben für die Drüsentuberkulose die Bedeutung der operativen Behandlung hervorgehoben. In bezug auf die Technik der operativen Herdausräumung sind neuerdings wieder erhebliche Fortschritte zu verzeichnen.

Von Herrn KASTERT wurde die Bildung eines Sonderausschusses für die extrapulmonale Tuberkulose im ganzen vorgeschlagen. Auf Grund der Diskussionen zu b) und c) einigten sich die Sitzungsteilnehmer in folgender Weise:

„Eine Vermehrung der Betten für extrapulmonale Tuberkulose hält der Arbeitsausschuß für Kindertuberkulose im Augenblick nicht für erforderlich, aber auch keine Verminderung der Bettenzahl; es wird empfohlen, die betreffenden Fälle von extrapulmonaler Tuberkulose, welche sich für eine Herdausräumung eignen, in Spezialanstalten einzuweisen, wo sie operiert werden können."

d) Präventive Maßnahmen betreffend Kindertuberkulose.

Als solche Maßnahmen kommen nach dem Referat (KREUSER) folgende in Frage:

1. Trennung Tuberkulinnegativer von ihrer familiären Ansteckungsquelle zwecks Quarantäne für die BCG-Schutzimpfung.
2. Bei Kindern in der Familie von Offentuberkulösen ist es besser, die Infektionsquelle aus dem Haushalt herauszuziehen, als eine Dauerabsonderung der Kinder vorzunehmen, weil gesunde Aufwuchs- und Erziehungsbedingungen für die Kinder im allgemeinen im elterlichen Haus vorzuziehen sind.
3. Für tuberkulosegefährdete und -bedrohte Kinder pflegt man Erholungskuren einzurichten.
4. Die Propagierung der BCG-Schutzimpfung Neugeborener, die Schutzimpfung umgebungsgefährdeter Kinder, endlich die Schutzimpfung der Entlassungsschüler erscheinen allgemein notwendig; von den Arbeitgebern sollte in den meisten Berufen beim eintretenden Lehrling bzw. bei Hausangestellten entweder der Nachweis einer positiven Tuberkulinprobe oder der Nachweis ausgeführter BCG-Schutzimpfung verlangt werden. Dieses Verfahren scheint sich in Dänemark ohne Zwang zu bewähren.
5. Bekämpfung der Rindertuberkulose.

Über entsprechende Präventivmaßnahmen in Skandinavien hat Med.-Rat BREU berichtet:

1. In Schweden, Dänemark und Norwegen können heute die Sanatorien für Kinder mit Knochen- und Gelenktuberkulosen nur noch zu 5% belegt werden, da die Kindertuberkulosen selten geworden sind.
2. Chronische Bacillenstreuer werden vorzüglich in Tuberkuloseheimen isoliert.
3. In Skandinavien wird die BCG-Schutzimpfung seit 15—20 Jahren durchgeführt; die Tuberkulose-Morbidität ist bei den tuberkulinnegativen Nichtgeimpften 5mal so hoch wie bei den Vaccinierten. *In Stockholm, wo 90% aller Neugeborenen mit BCG geimpft werden, ist bei den Vaccinierten seit 1944 keine einzige tuberkulöse Meningitis und keine Miliartuberkulose aufgetreten.*
4. In Norwegen gibt es 18 Präventorien-Heime für Säuglinge aus tuberkulösem Milieu.

5. Die Rindertuberkulose wird seit Jahrzehnten in ganz Skandinavien bekämpft; nur noch 0,4—4,0% der Rinder waren im Durchschnitt tuberkulinpositiv.

6. Die Lehrer und das gesamte Schulpersonal, die Seeleute und die Beschäftigten in der Milchindustrie sind gesetzlich verpflichtet, sich jährlich röntgen zu lassen.

7. Bei ansteckender Lungentuberkulose besteht ein Arbeitsverbot für Lehrer, Seeleute und Beschäftigte der Lebensmittelindustrie.

Im Anschluß an diese Referate wurde die Frage gestellt, ob die gesamte Erholungsfürsorge von 4 Wochen Dauer zur Verhütung der Tuberkulose nachweislich einen ausreichenden Nutzen hat. Diese Frage wurde im allgemeinen verneint; indessen soll versucht werden, statistische Unterlagen zur ausreichenden Beantwortung dieser Frage zu erhalten, weil „Erholungsfürsorge" sich bei der breiten Masse der Bevölkerung und auch bei vielen amtlichen Dienststellen einer großen Beliebtheit erfreut.

Die Geschäftsstelle desDZK hat im Interesse des Arbeitsausschusses fürKindertuberkulose einen reichhaltigen Schriftwechsel gehabt, eine Vollsitzung des Arbeitsausschusses war nicht erforderlich. Es interessieren aber 2 Mitteilungen, welche der Geschäftsstelle zugegangen sind:

1. In einer Großstadt hatten die Untersuchungen von Schulmilch und Kakaotrunk für Schüler ergeben, daß in 0,96% der untersuchten $^1/_4$-Liter-Flaschen Milch und Kakaotrunk Tuberkelbakterien nachweisbar waren — trotz Behandlung der Milch in Pasteurisierungsapparaten, die mit selbsttätigen Sicherungsgeräten arbeiten. Das bedeutet, daß bei täglich 25000 Schulmilchflaschen mindestens 200 Flaschen Tuberkelbakterien enthalten. Das zuständige Gesundheitsamt hat deshalb die Forderung erhoben, daß die für das Milchfrühstück gelieferte Milch in den Molkereien kurz aufgekocht wird, und zwar so lange, bis Milch aus tuberkulosefreien Rinderbeständen in ausreichender Menge zur Verfügung steht (s. dazu auch S. 19).

2. Nach Meldung der Gesundheits-Verwaltung der USA gingen im Zeitraum der Rindertuberkulose-Tilgung 1917—49 die Fälle boviner Tuberkulose beim Menschen von 22,3 auf 2,5 auf 100000 Einwohner zurück.

In den USA sind 2 von 10000 Rindern tuberkulinpositiv, in Deutschland immer noch 38,5%, also 3850 von 10000.

8. Arbeitsausschuß für Arbeitsfürsorge bei Tuberkulose.

Vorsitzender: Min.-Rat Dr. PAETZOLD, Bundesarbeitsministerium, Bonn.

Im Berichtsjahr hat der Arbeitsausschuß keine Vollsitzung gehabt; aber eine ganze Reihe Mitglieder des Arbeitsausschusses hat an kleineren Sitzungen teilgenommen oder an den Sitzungen anderer Arbeitsausschüsse, z. B. an der Sitzung des Arbeitsausschusses für Tuberkulosefürsorge am 28. 3. 1952 in Düsseldorf, an der Sitzung des Landesarbeitsamtes Niedersachsen am 4. 6. 1952 und an der Sitzung des Arbeitsausschusses für Tuberkulose im Rahmen der Unfallversicherung am 2. 7. 1952. Der Vorstand des DZK hatte auf seiner Wissenschaftlichen Tagung, September 1952 in Goslar Oberreg. Med.-Rat Dr. Dr. SCHUWIRTH, Nürnberg über die „*Zahl der in Arbeit zu vermittelnden Tuberkulösen im Bundesgebiet*", weiterhin Dr. BACHMANN, Zürich, den früheren langjährigen Präsidenten der Schweizerischen Vereinigung gegen die Tuberkulose, und Dr. DORN, den Chefarzt der Heilstätte Charlottenhöhe, über „*Das Problem der Chronisch-Tuberkulösen (Unterbringung und Arbeitsvermittlung)*" vortragen lassen (siehe

Bericht über diese Tagung S. 6). Außerdem hat die „Schleswig-Holsteinische Vereinigung zur Bekämpfung der Tuberkulose" auf Veranlassung des „Arbeitsausschusses der Landesvereine" einen Kurzfilm über die Wiedereinführung Tuberkulöser in die Arbeit in der Arbeitsheilstätte Schömberg (Chefarzt Dr. DORN, Charlottenhöhe) gedreht. Von den Problemen, welche auf diesen Tagungen bzw. Sitzungen besprochen wurden oder welche im Laufe der Verhandlungen aufgetaucht sind, seien folgende aufgeführt:

Die Tuberkulose-Mortalität geht immer weiter zurück, aber die Zahl der Offentuberkulösen nimmt noch nicht ab, und der Bestand an Personen mit aktiver Tuberkulose ist in den letzten Jahren im wesentlichen immer noch derselbe geblieben. Die Tuberkulose ist in ihrem Verlauf milder geworden. Die schwer erkrankten Tuberkulösen werden durch die neuesten Chemotherapeutica manchmal vor dem frühzeitigen Tode bewahrt, vergrößern aber die Zahl der Chronisch-Tuberkulösen.

Die Konferenzen im Jahre 1952 haben ergeben, daß grundsätzlich alle Betriebe (Betriebsvertreter und Werksärzte) sich weigern, Personen mit „offener" bzw. „ansteckender" Lungentuberkulose in den Betrieben als Arbeitnehmer einzustellen. Auch die Einstellung von Personen mit geschlossener Lungentuberkulose gestaltet sich äußerst schwierig. Diese letzteren sind pflichtgemäß dauernd sorgfältig von der Tuberkulose-Fürsorgestelle zu überwachen und erhalten manchmal für diesen Zweck eine Vorladung zur Untersuchung; in der Regel hat dann der Betreffende seine Vorgesetzten um Urlaub zu bitten und muß gewöhnlich auch den Grund für diesen Urlaub angeben, wodurch unter Umständen im Betrieb bekannt wird, daß der betreffende Arbeitnehmer tuberkulös ist; mitunter ist die Entlassung des Arbeitnehmers die Folge einer Vorladung zur Untersuchung in der Fürsorgestelle. Arbeitgeber und Betriebsräte scheuen sich, die Verantwortung für die evtl. Folgen zu übernehmen, wenn Tuberkulöse oder sogar ansteckende Tuberkulöse in den Betrieb eingestellt werden.

Statistisch ergibt sich folgendes Bild: Für 1950 z. B. betrug für jeden Einwohner des Bundesgebietes die Wahrscheinlichkeit, an Lungentuberkulose zu erkranken, *0,24%*; die Wahrscheinlichkeit, an Lungentuberkulose zu erkranken, betrug aber *0,65%* für *gesunde „exponierte"* Personen. Die Wahrscheinlichkeit, „offen" zu werden, berechnete sich für jeden geschlossenen Lungentuberkulösen im Jahre 1950 auf 7,6%; die Wahrscheinlichkeit, an einem Rückfall von Lungentuberkulose zu erkranken, betrug für jeden geheilten Lungentuberkulösen 4%. Die Statistiken geben also viel schlechtere reale Zahlen als wir je geahnt haben.

Die Versorgung von ansteckenden Lungentuberkulösen und von Chronisch-Tuberkulösen ist ein internationales Problem, welches von den Ärzten allein nicht gemeistert werden kann. Die Allgemeinheit muß jedenfalls immer wieder auf die Bedeutung dieses Problems hingewiesen werden. Die Wirtschaft und die Kranken selber müssen Verständnis für die geschilderten Schwierigkeiten aufbringen, wenn Tuberkulöse nach der Genesung wieder in den Arbeitsprozeß eingegliedert werden sollen. Daß so etwas möglich ist, beweist u. a. die Tatsache, daß vor dem 2. Weltkrieg die Ford-Werke in ihren Tuberkulose-Werkstätten in New York allein 1000 Tuberkulöse beschäftigt hatten. Zu nennen sind hier auch die Bestrebungen der „Schweizerischen Vereinigung gegen die Tuberkulose", Tuberkulöse in *staatlichen* Verwaltungen usw. unterzubringen, bzw. den Betrieben, welche Tuberkulöse einstellen, besondere Staatsaufträge zu übertragen, um diese Betriebe in bezug auf die Versorgung der Tuberkulösen mit Arbeit krisenfest zu machen. In ähnlicher Weise ist die Arbeit von Tuberkulösen in 2 Sonderwerkstätten für Tuberkulosekranke in Stockholm durch bestimmte Staatsaufträge krisenfest.

Wie viele Tuberkulöse in Arbeit zu vermitteln sind, ist nicht genau bekannt. In einem Vortrag in Düsseldorf teilte Dr. Dr. SCHUWIRTH mit, daß dort 850 Tuberkulosekranke im erwerbstätigen Alter auf 140000 Arbeitsuchende kommen = 0,61 %. ICKERT hat in einer Sitzung am 8. 5. 1952 den Anteil der tuberkulösen Arbeitslosen an der Gesamtzahl der Arbeitslosen auf 1 % geschätzt. Auf der Tuberkulose-Tagung in Goslar, September 1952, teilte Dr. Dr. SCHUWIRTH mit, daß der in Betracht kommende Personenkreis auf Grund einer Umfrage des DZK wahrscheinlich rund 10000 Kranke umfaßt; die Mehrzahl dieser Kranken sei nur beschränkt arbeitsfähig.

Aus den Vorträgen des Jahres 1952 von SCHUWIRTH, BACHMANN, LANGER und DORN geht hervor, daß man hinsichtlich der Wiedereingliederung der Tuberkulösen in die Arbeit streng unterscheiden muß zwischen

der Arbeitstherapie, welche während des Heilverfahrens oder im Anschluß an das Heilverfahren durchgeführt werden muß und

der zukünftigen Versorgung des Chronisch-Tuberkulösen.

Hinsichtlich des letzteren Punktes s. den Bericht über die Tuberkulose-Tagung in Goslar, S. 6.

Wie im Jahrbuch 1950/51, S. 33 berichtet worden ist, sollen die „Ärztlichen und Fürsorge-Richtlinien für die Arbeitsvermittlung Lungentuberkulöser“, die im Jahre 1942 vom Reichsminister des Innern gemeinsam mit dem Reichsarbeitsministerium herausgegeben und im Jahre 1947 durch das „Zentralkomitee zur Bekämpfung der Tuberkulose in der britischen Zone“ in eine neue Fassung gebracht waren, den heutigen Verhältnissen entsprechend umgestaltet und neugefaßt werden. Die Vorschläge, die sich aus den Verhandlungen ergeben hatten, wurden nicht allenthalben gebilligt. Vor allem wurde beanstandet, daß in den Richtlinien der Begriff der „Ansteckung“ Verwendung gefunden hätte; mit diesem Begriff könne die Wirtschaft nichts anfangen. Das Gesetz über Arbeitsvermittlung und Arbeitslosenversicherung kennt auch keine Bestimmungen über „ansteckende“ und „nichtansteckende“ Arbeitslose. Da über die Begriffe „ansteckungsfähig“ und „nichtansteckungsfähig“, „arbeitsfähig“ und „nicht arbeitsfähig“ bei den Fürsorgeärzten, welche letzthin über den Einsatz eines Tuberkulösen zu entscheiden haben, Unklarheiten bestanden, wurde der „Arbeitsausschuß für Tuberkulosefürsorge“ um eine entsprechende Formulierung bemüht. Siehe darüber die Entschließung des Arbeitsausschusses für Tuberkulosefürsorge S. 12.

Die Frage der Wiedereingliederung der Tuberkulose-Kranken beschäftigt nicht nur die Gesundheits- und Arbeitsbehörden, auch die Kranken selbst bemühen sich, durch Zusammenschlüsse in Form von Selbsthilfevereinen an der Lösung dieses Problems mitzuarbeiten.

9. Arbeitsausschuß für die Landesvereine und Landesausschüsse zur Bekämpfung der Tuberkulose.

Vorsitzender: Landesrat a. D. Dr. med. h. c. SERWE, Koblenz.

Der Arbeitsausschuß hat eine Sitzung am 29. 5. 1952 abgehalten. Es wurden besprochen:

a) Propaganda.

Die Aufklärung in gesundheitlicher Hinsicht, bzw. die Aufklärung der Bevölkerung über Tuberkulose ist die ureigenste Aufgabe der Landesvereine und Landesausschüsse zur Bekämpfung der Tuberkulose. Der Antituberkulose-Propaganda nach dem Kriege wurde zum Vorwurf gemacht, daß sie den Infektionsfaktor zu sehr in den Vordergrund der Aufklärung gestellt habe; es sei dadurch allgemein eine „Tuberkulose-Furcht" entstanden. Übertreibungen in dieser Beziehung sind natürlich künftig zu vermeiden. Als ein gutes Propagandamittel haben sich die Tuberkulose-Filme erwiesen. Uns waren bis zum Sitzungstage folgende deutsch-sprachige *Filme* bekannt:

1. Robert-Koch-Film,
2. „Macht im Dunkel" (Österreichischer Film, Film-Verleih Dr. Werner, Timmendorf),
3. „Achtung, Tb.!" (Innenministerium Hessen, Öffentl. Gesundheitswesen, Frau Oberreg.- und Obermed.-Rätin Dr. Daelen, Wiesbaden),
4. „Vertrauen" (Condor-Film S. A., Zürich),
5. „Am Anfang war die Tat" (AFIFA, Berlin-Tempelhof, Viktoriastr. 13/18),
6. „Du und die Tuberkulose" (OPA — JSD, Motion Picture Branch München-Geiselgasteig, Bavaria-Filmplatz 7, Frau Luig).

Das Publikum will keine *Tuberkulose-Großfilme*. Auch der *Kulturfilm* befindet sich in einer Krise. In den USA werden jedes Jahr für die Weihnachtsmarken-Sammlung *2 Kurzfilme* als sogenannte *Vorspannfilme* gedreht; die Herstellungskosten betragen einen Bruchteil der Kosten für die Groß- oder für die Kulturfilme. Künftig sollen auch bei uns nur noch Reportagefilme oder Filmskizzen, jedenfalls Kurzfilme, für die Tuberkulose-Aufklärung gedreht werden. Das DZK hat eine Kopie des Filmes „*Am Anfang war die Tat*" (Laufzeit ungefähr 12 min, Preis 68,— DM für die Kopie) beschafft; die Kopie kann ausgeliehen werden.

Die Schleswig-Holsteinische Vereinigung zur Bekämpfung der Tuberkulose hat mit dem *Verband der Filmtheaterbesitzer* verhandelt. Die Filmtheaterbesitzer bekommen die Filme vom *Film-Verleih*, und zwar als ein geschlossenes Programm: Wochenschau, Vorfilm und Hauptfilm. Die Schwierigkeit besteht nun darin, etwaige Kurzfilme an eine Verleihfirma heranzubringen, damit diese mit untergebracht werden. Es ist sehr schwierig, unsere Filme über den Film-Verleih an den Theaterbesitzer gelangen zu lassen. Die Schleswig-Holsteinische Vereinigung macht folgendes: Sie schaltet sich in die Tagesordnung z. B. der Bürgermeister-Versammlungen ein, indem sie in einer Pause einen Film vorführt; an den Volkshochschulen wird in jedem Semester ein Film gezeigt, der schon in den Plan eingebaut ist; auch in den übrigen Schulen werden Filme gezeigt; die Jugendverbände sind an diesen Filmen auch interessiert.

Dem DZK sind folgende Aufklärungsschriften und Merkblätter über die Tuberkulose bekannt:

a) das Braeuning*sche Merkblatt*, zu beziehen durch die Geschäftsstelle des DZK oder durch den Verlag Bruns in Minden,

b) das *Merkblatt von Prof. Dr.* Alexander, zu beziehen durch den Niedersächsischen Verein zur Bekämpfung der Tuberkulose, Hannover, Hildesheimer Str. 25,

c) das kleine Heft „*Dein Weg*" mit netten Zeichnungen, Verlag Irmgard Jacobi, Hamburg 39, Mövenstr. 7,

d) „*Hie praktischer Arzt, hie Tuberkulose-Fürsorgearzt*“ von Prof. KAYSER-PETERSEN.

Zur Aufklärung der Gesamtbevölkerung eignen sich als Unterbau ganz besonders die *Kreisvereine.* Die Amerikanische Tuberkulose-Association verfügt über 3000 solcher Kreisvereine. Ohne die amerikanischen Einrichtungen zu kennen, hatte der Niedersächsische Verein zur Bekämpfung der Tuberkulose für den Bereich des Landes Niedersachsen solche Kreisvereine gegründet, welche im Dienst der Aufklärung stehen. Unterstützt wird die Tätigkeit dieser Kreisvereine in Niedersachsen durch ein monatlich erscheinendes *Mitteilungsblatt,* welches vom Landesverein unentgeltlich abgegeben wird.

Über den Absatz von *Weihnachtsmarken* s. den „Arbeitsausschuß für Weihnachtsmarken“ (S. 37).

Das DZK hat einen *wissenschaftlichen Informationsdienst* eingerichtet; „*Wissenschaftliche Rundschreiben*“ werden allen Mitgliedern des DZK zugestellt. Es hat sich gezeigt, daß die Mitteilungen dieses Informationsdienstes sehr begehrt sind.

An der Aufklärungsarbeit des DZK und der Landesvereine wird sich künftig auch das *Deutsche Gesundheitsmuseum* in Köln beteiligen.

b) Wohnungsbau.

Prof. ALEXANDER berichtete über Erfahrungen betr. Schaffung von *Wohnungen für Tuberkulöse* in Niedersachsen durch die Vermittlung des Landesvereines und der Kreisvereine:

„Der Niedersächsische Verein zur Bekämpfung der Tuberkulose hat sich von Anfang an in der Wohnungsfrage auf seine Kreisvereine gestützt, und diese haben im Rahmen ihrer Mittel dem Problem schon immer ihre Aufmerksamkeit gewidmet. Die ihnen zur Verfügung stehenden Gelder waren allerdings recht beschränkt und bisher konnten nur Umbauten oder Erweiterungen bestehender Wohnungen für Tuberkulose-Kranke durchgeführt werden. Einzig Braunschweig hatte von Anfang an eine günstigere Ausgangsstellung, indem nach einer Abmachung mit dem Wohnungsamt von den zur Verfügung stehenden Wohnungen jeweils 10% an Tuberkulöse gegeben wurden. Durch die Initiative von Ministerialdirig. Dr. BUURMAN wurde ein wesentlicher Fortschritt erreicht, indem im sozialen Wohnungsbau neben den staatlichen Mitteln von DM 6000,— ein Sonderzuschuß von 1500,— DM für eine Dreizimmerwohnung für einen Tuberkulösen zugesichert wurde. Ursprünglich ging man von dem Gedanken aus, die Wohnraumbeschaffung für Tuberkulöse nach den Kategorien zu gliedern:

1. als besonders vordringlich müssen Kranke mit ansteckender Lungentuberkulose gelten, die unzureichend untergebracht sind,

2. wenn der Kranke 2 Jahre nicht mehr ansteckungsfähig war, so sollte er die ihm überlassene Wohnung für einen ansteckenden Tuberkulösen zur Verfügung stellen, sofern ihm eine hygienisch einwandfreie Wohnung zur Verfügung gestellt wurde.

Bei der ganzen erweiterten Wohnungsaktion wurden ebenfalls die Kreisvereine eingeschaltet. Der staatliche Zuschuß wurde davon abhängig gemacht, daß auch der Kreisverein einen Beitrag an den Wohnbau leiste (etwa 500,— bis 1000,— DM pro WE). Auf diese Weise wurde der Kreisverein Träger der Wohnung. Er konnte aktiv sowohl bei der Auswahl der Kranken als auch bei der Erhaltung der Zweckbestimmung mitarbeiten. Für das Jahr 1952 wurden 350 Wohneinheiten für Tuberkulöse vorgesehen, entsprechend einem Betrag von 500000,— DM Sonderzuschuß. Entsprechende Beträge werden auch gegeben, wenn es sich darum handelt, eine vorhandene Wohnung um- oder auszubauen, damit sie den Ansprüchen für einen Offentuberkulösen genügt, d. h. also, ihm ein eigenes Zimmer und eventuell einen eigenen kleinen Balkon sichert.“

Auch in *Schleswig-Holstein* ist der Landesverein in die Schaffung von Wohnraum für Tuberkulöse eingeschaltet. Schon nach dem 1. Weltkriege wurde in Schleswig-Holstein erreicht, daß generell 3% des anfallenden Wohnraumes für Tuberkulöse zur Verfügung gestellt wurden; die Stadt Kiel ist sogar freiwillig auf 5% heraufgegangen. Die Verteilung der Wohnungen erfolgt über die Gesundheitsämter. Den Wohnungsbaugesellschaften wurden für 1 zusätzliches Zimmer bei Wohnungen für Familien mit Tuberkulösen 1000,— DM Zuschuß zugesichert — Schwierigkeiten haben sich ergeben, wenn der Tuberkulöse geheilt wurde oder starb. Die Familien versuchen, unter allen Umständen die wertvolle Wohnung zu behalten, und diese geht dann für die Tuberkulosebekämpfung verloren. Aus diesem Grunde wird in Schleswig-Holstein bei der Einweisung von Tuberkulösen in eine Wohnung mit der Familie ein Vertrag geschlossen, der besagt, daß beim Todesfall des Tuberkulösen im Zuge des Austausches mit der Wohnungsbaugesellschaft die Wohnung geräumt werden muß; die Gesellschaft hat sich verpflichtet, den Tausch vorzunehmen. Auch in anderen Ländern der Bundesrepublik Deutschland bemüht man sich, Wohnungen für Tuberkulöse zu schaffen, z. T. mit Hilfe der Gelder aus *Tuberkulose-Sammlungen*.

Aug./Sept. 1952 hat die Schleswig-Holsteinische Vereinigung einen *Film über die Wiedereingliederung des Tuberkulösen in die Arbeit* in der Arbeitsheilstätte Schömberg (Chefarzt Sanitätsrat Dr. DORN) unter dem Titel „. . . . . und dennoch hat sich das Leben gelohnt" gedreht.

10. Arbeitsausschuß für Tuberkulose-Gesetzgebung.

Vorsitzender: Prof. Dr. SCHMITZ. Landesversicherungsanstalt Rheinprovinz, Düsseldorf.

Der Arbeitsausschuß hat sich im Berichtsjahr in mehreren Sitzungen mit dem Entwurf eines Gesetzes über die Tuberkulosehilfe beschäftigt; außerdem sind einzelne Mitglieder des Arbeitsausschusses von anderen Gremien zu Beratungen über diesen Gegenstand hinzugezogen worden.

Die *Verordnung über Tuberkulosehilfe vom 8. 9. 1942* hatte eine wesentliche Vereinheitlichung in der Tuberkulosebekämpfung geschaffen, wenn auch ein einheitlicher Träger für die Tuberkulosebekämpfung noch nicht bestimmt war. Als neuen Faktor hatte sie die gesetzliche Grundlage für die wirtschaftliche Versorgung der an Tuberkulose Erkrankten und ihrer Familienangehörigen gebracht. Die Rentenversicherungsträger, welche den weitaus größten Prozentsatz der zu betreuenden Tuberkulosekranken zu versorgen haben, hatten für ihren Personenkreis Richtlinien zur Bekämpfung der Tuberkulose als *Tuberkuloseversorgungswerk der Rentenversicherung* mit Wirkung vom 1. 4. 1943 aufgestellt, welche durch den Erlaß des Reichsarbeitsministers vom 3. 6. 1944 für verbindlich erklärt worden sind *(Verbindlichkeitserlaß)*. Nach dem Zusammenbruch 1945 konnten die Bestimmungen der Tuberkulosehilfe und auch des Tuberkuloseversorgungswerkes nicht in vollem Umfange aufrechterhalten werden, da die Geldmittel fehlten. Fast in jedem Lande der Bundesrepublik Deutschland sind entsprechend den Zeitverhältnissen Abänderungen der Verordnung über Tuberkulosehilfe usw. erfolgt. Im Augenblick besteht eine einheitliche Regelung, welche voll und ganz die ursprünglichen Forderungen erfüllt, nicht mehr. Hinzu kommt, daß nach einem Gerichtsbeschluß der „Verbindlichkeitserlaß" jetzt nicht mehr als rechtsgültig angesehen wird. Wie bereits im Tbc.-Jb. 1950/51 vermerkt, wird versucht, die *Verordnung über Tuberkulosehilfe von 1942* durch ein *Gesetz über die Tuberkulosehilfe* zu ersetzen. Der Entwurf eines solchen Gesetzes wurde verschiedenen Gremien, darunter dem DZK, zur Stellungnahme übersandt. Die entsprechenden Verhandlungen sind noch nicht abgeschlossen.

11. Arbeitsausschuß für Chemotherapie.

Vorsitzender: Prof. Dr. LYDTIN, München.

Im Jahre 1951 hatte der Arbeitsausschuß für Chemotherapie folgende Schriftsätze zusammengestellt:

1. „Verlautbarung des Arbeitsausschusses für Chemotherapie des DZK über die Anwendungsbreite von Conteben, PAS und Streptomycin vom 24. Juli 1951" (s. Tbc.-Jb. 1950/51, S. 225),

2. Vorläufiges Merkblatt über Resistenz von Tuberkelbakterien gegenüber Streptomycin, PAS und Conteben (s. Tbc.-Jb. 1950/51, S. 226),

3. Verzeichnis der Nährbodenrezepte, abgedruckt in Beitr. Klin. Tbk. **107**, 1, 82—88 (1952).

Verschiedene Stellen hatten gehofft, daß Resistenzbestimmungen, wie sie in dem „Vorläufigen Merkblatt" — s. o. — vorgeschlagen wurden, von jeder Heilstätte und von jeder bakteriologischen Untersuchungsstelle durchgeführt werden könnten. Die Technik dieser bakteriologischen Arbeiten scheint aber doch so subtil zu sein, daß man für die Beurteilung des Resistenzproblems überhaupt vorläufig wohl auf die Arbeiten besonders eingespielter Spezialinstitute angewiesen sein wird. Die klinische Erfahrung hat auch ergeben, daß die „Resistenz im Reagensglas" nicht immer der „klinischen Resistenz" entspricht, und in der Praxis kommt es in der Hauptsache auf die klinische Resistenz an. Obermed.-Rat Dr. HERRMANN, Essen, hat in diesem Zusammenhang immer wieder betont, daß man neben der Zahl der resistenten Keime *viel mehr noch den Anteil der noch empfindlich gebliebenen Keime beim Kranken und in der Kultur* miteinander relativieren soll. Dieser Forderung ist nach den seit Ende 1951 erschienenen Veröffentlichungen über solche Resistenzbestimmungen durchaus nicht immer entsprochen worden. Aus der Tatsache, daß die klinische Resistenz wichtiger ist als die bakteriologische Resistenz, versuchen einige Stellen den Schluß zu ziehen, daß man in der Praxis auf bakteriologische Resistenzbestimmungen überhaupt verzichten kann; indessen geht der Wert solcher Resistenzbestimmungen aus einer Reihe von praktisch orientierten Veröffentlichungen (HERRMANN, MEISSNER) klar hervor.

Das *Jahr 1952* brachte die Überraschung mit den **Isonicotinsäurehydraciden** jetzt kurz als *Isoniazide* oder INH-Präparate bezeichnet. Zunächst handelte es sich um *Neoteben* und *Rimifon*; im Laufe des Jahres sind aber auf dem internationalen Markt über 2 Dutzend solcher Mittel unter verschiedenen Namen erschienen, welche alle aus INH bestehen. Sofort nach den bekannten ausländischen und deutschen Veröffentlichungen in illustrierten Zeitschriften über die Wunderwirkungen von Rimifon erhielt das DZK, insbesondere der Arbeitsausschuß für Chemotherapie bei Tuberkulose, von Dr. PERKINS, dem Direktor der Am. Tub. Ass., das sehr vorsichtig und abwartend gehaltene Gutachten der *Am. Trudeau Society* über Rimifon; zu gleicher Zeit erschienen die Mitteilungen von Prof. DOMAGK und Prof. KLEE über die Wirksamkeit des Neoteben.

In den ersten Sommermonaten 1952 nahm die Verschreibung der neuen Mittel durch die Ärzte — z. T. auf das energische Drängen ihrer Patienten — einen derartigen Umfang an, daß ein Ortskrankenkassenverband sich an das DZK mit der Bitte um die Ausarbeitung von Leitsätzen für die Verordnung von Neoteben,

Rimifon usw. für die ambulante Behandlung der Tuberkulose wenden mußte. In der *Sitzung vom 23. 6. 1952* mußte freilich der Arbeitsausschuß für Chemotherapie den Standpunkt einnehmen, daß es damals noch verfrüht war, „Richtlinien“ für die Anwendung der Isoniazide aufzustellen. Nach eingehender Diskussion wurde folgende **vorläufige Stellungnahme** formuliert:

„Die Isonicotinsäurehydracid-Präparate (INH) haben im akuten Tierversuch eine eindeutige tuberkulostatische Wirkung. Auch bei der therapeutischen Anwendung am tuberkulosekranken Menschen sind günstige Wirkungen erkennbar, wenn auch keineswegs regelmäßig Besserung beobachtet wird, und wenn auch die beobachteten Besserungen hinsichtlich ihres Ausmaßes den sensationellen Meldungen der Tagespresse nicht entsprechen.

Wie für alle therapeutischen Mittel gilt auch für die INH-Präparate, daß die Behandlung mit ihnen in der Regel in den Rahmen einer klinischen oder Heilstättenbehandlung eingefügt werden soll. Eine ambulante Behandlung nur mit diesen Präparaten ist bei dem heutigen Stand unserer Erfahrung unzureichend. Die Möglichkeit, die Präparate zu einem relativ billigen Preis zu beschaffen und als Tabletten in einfacher Weise einzunehmen, darf nicht zu wahlloser und unüberwachter allgemeiner Anwendung führen, denn diese ist nicht ohne Gefahr.

1. Es sind — unabhängig von der Einwirkungsmöglichkeit auf die Tuberkulose — toxische Nebenwirkungen, vor allem bei länger dauerndem Gebrauch möglich (z. B. Nervensystem, Blut, allergische Erscheinungen). Im Laufe der Behandlung sind Verschlimmerungen von Lungentuberkulosen beobachtet worden, z. B. bei gewissen Formen der Tuberkulose akute cavernöse Einschmelzungen.

Sachkundige, fortlaufende und bei Lungentuberkulose auch röntgenologische Überwachung ist bei Anwendung der Mittel also notwendig.

2. Wie gegenüber allen tuberkulostatischen Mitteln werden auch gegenüber den INH-Präparaten Tuberkelbakterien resistent. Bisher liegen noch keine abschließenden Erfahrungen vor, wie rasch und in welchem Umfange diese Resistenz auftritt und wie sie sich klinisch auswirkt. Es ist jedoch ohne weiteres ersichtlich, daß durch den nicht zeitgerechten Einsatz der INH-Präparate das wertvolle Mittel verbraucht wird und damit in der Zeit der Not nicht mehr wirksam zur Verfügung steht, weil die Tuberkelbakterien inzwischen unter Umständen resistent geworden sind.

Um Schäden zu vermeiden und um das wertvolle Heilmittel in einer entscheidenden Phase des langdauernden Krankheitsverlaufs, insbesondere der Lungentuberkulose, möglichst wirksam zur Anwendung zu bringen, bedarf es sorgfältiger und verantwortungsbewußter Überlegung von seiten des behandelnden Arztes. Nur der mit der Tuberkulose und mit den Behandlungsmöglichkeiten gut vertraute Facharzt wird beim heutigen Stand der Dinge zu einem zweckvollen Einsatz der Mittel in der Lage sein. Dabei muß allen bisherigen chemotherapeutischen Möglichkeiten und auch der Notwendigkeit der rechtzeitigen Anwendung von Kollapsverfahren voll Rechnung getragen werden.

Wir sind z. Z. von einer Abklärung unseres Wissens hinsichtlich der Indikationen für INH-Präparate noch weit entfernt. Auch über die zweckmäßige Dauer der Behandlung mit INH-Präparaten lassen sich noch keine verbindlichen Vorschläge machen. Auf alle Fälle gilt es, die gesamte Chemotherapie in den Behandlungsplan, dessen Grundlage die Heilstättenbehandlung oder eine dieser entsprechende Kur bleibt, so einzufügen, daß eine chemotherapeutische Beeinflußbarkeit möglichst lange erhalten bleibt.

Die Behandlung der Meningitis tuberculosa mit INH-Präparaten kann nur stationär erfolgen und auch nur in solchen Anstalten, wo die entsprechenden Untersuchungsmöglichkeiten zur Verfügung stehen (s. „Merkblatt für Ärzte zur Frühdiagnose der tuberkulösen Meningitis“).

Diese „Vorläufige Stellungnahme“ ist den Versicherungsträgern und den Ärzten mitgeteilt worden.

In der gleichen Sitzung hat der „Arbeitsausschuß für Chemotherapie“ die *Stellung der INH-Präparate und ihrer Derivate unter verschärften Rezeptzwang* für notwendig erachtet, und zwar mit folgender Begründung:

„Die klinische Erprobung der neuen Tuberkulose-Heilmittel aus der Reihe der Isonicotinsäurehydracid-Präparate läuft erst kurze Zeit. Über die optimale Dosierung liegen noch keine abschließenden Erfahrungen vor. Abgesehen von allergischen Arzneimittelexanthemen und anderen Überempfindlichkeitserscheinungen sind auch akute toxische Nebenwirkungen, z. B. neuritische Erscheinungen, beobachtet worden. Über toxische Nebenwirkungen bei langdauerndem Gebrauch können bei der relativ kurzen Zeit klinischer Erprobung abschließende Erfahrungen noch nicht vorliegen. Es ist also allein aus der zeitlichen Situation heraus eine dringende Forderung, daß die Anwendung der Mittel nur unter sorgfältiger fortlaufender ärztlicher Überwachung erfolgt.

Es ist außerdem beobachtet worden, daß es bei gewissen Formen der Tuberkulose bei Anwendung der Isonicotinsäurehydracid-Präparate zu akuten Verschlechterungen kommen kann.

Alle diese Tatsachen machen bei Anwendung der Mittel eine fortlaufende ärztliche und meist auch röntgenologische Überwachung notwendig. Um eine unüberwachte Anwendung der Isonicotinsäurehydracide bei Tuberkulosekranken zu verhindern, ist es nach Ansicht unseres Arbeitsausschusses für Chemotherapie notwendig, *die INH-Präparate und ihre Derivate* unter verschärften Rezeptzwang zu stellen.“

Die Einreihung der in Frage kommenden neuen Präparate in die *Verordnungen über die Abgabe der stark wirkenden Arzneimittel* ist an und für sich Angelegenheit der Länderregierungen. Auf die Vorstellungen des DZK in dieser Hinsicht haben auch einige Länderregierungen die INH-Präparate und ihre Derivate in die Liste der stark wirkenden Arzneimittel eingereiht; einige Länder haben aber darauf verwiesen, daß es zweckmäßig ist, durch eine entsprechende Verordnung von seiten der Bundesregierung diese Angelegenheit regeln zu lassen, um gleichmäßige Bestimmungen für alle Länder der Bundesrepublik Deutschland zu erreichen.

Obwohl anfangs verlautete, daß eine *Resistenz von Tuberkelbakterien gegenüber den Isoniaziden* nicht oder selten zu beobachten sei, belehrten aber doch bald klinische Erfahrungen und auch bakteriologische Untersuchungen, daß Resistenzen gegen die Isoniazide unter Umständen in verhältnismäßig kurzer Zeit auftreten können. Der Arbeitsausschuß für Chemotherapie beschloß indessen, noch keine Richtlinien für solche Resistenzbestimmungen ausarbeiten zu lassen; vielmehr sollen erst in den einzelnen Instituten Erfahrungen über Technik und Verwertung der entsprechenden Untersuchungsresultate gesammelt werden. Die Geschäftsstelle des DZK hat ständig mit den Experten für dieses Gebiet in Fühlung gestanden. Im Anschluß an die Tagung der Deutschen Tuberkulose-Gesellschaft in Wiesbaden sollen entsprechende Beschlüsse von seiten des Arbeitsausschusses für Chemotherapie gefaßt werden.

12. Arbeitsausschuß für Tuberkulose im Rahmen der Unfallversicherung.

Vorsitzender: Reg.-Dir. Dr. med. habil. Lederer, Staatsministerium für Arbeit und Soziale Fürsorge, München.

Der Arbeitsausschuß hat im Berichtsjahr am 2. 7. 1952 eine Sitzung abgehalten. Es wurden folgende Fragen behandelt:

a) Die Bedeutung der Tuberkulinprobe für die Begutachtung der Tuberkulose als Berufskrankheit.

Bekanntlich ist die Tuberkulose beim Heil- und Pflegepersonal entschädigungspflichtig, wenn die Ansteckung oder Wiederansteckung im Beruf bzw. durch die berufliche Tätigkeit erfolgt ist. Diese Feststellung ist für den Gutachter mitunter außerordentlich schwierig. Es sind zwar manchmal Röntgenaufnahmen aus der Zeit vor und gleich nach Eintritt des Erkrankten in die gefährdende Beschäftigung vorhanden. Dabei sehen manche Ärzte kalkdichte Herde im Hilus einfach als „Kalkherde" an und bezeichnen dann die betreffende Person als „tuberkulosevorinfiziert" — die „Gesichtspunkte zur Nomenklatur bei der Begutachtung der Tuberkulose als Berufskrankheit" warnen ausdrücklich davor, derartige kalkdichte Herde im Hilus immer als „Kalkherde" anzusehen, außer wenn sie „*nicht*rund" sind; sie stellen meistens nur Gefäßdurchschnitte dar.

Für die Entscheidung, ob jemand tuberkulosevorinfiziert ist oder nicht, ist in hohem Grade die *Tuberkulinprobe* von Bedeutung. Freilich stehen viele Ärzte noch auf dem Standpunkt, daß man bei Erwachsenen eine Tuberkulinprobe überhaupt nicht anzusetzen brauche, weil alle Personen über 14 Jahre tuberkulinpositiv seien. Diese Ansicht stammt noch aus der Zeit um 1910, als tatsächlich 98% der Erwachsenen tuberkulinpositiv waren. Das ist aber längst überholt. Wie die Kurve auf S. 186 zeigt, ist bis zum Alter von 15 Jahren noch nicht die Hälfte der Kinder tuberkulinpositiv; das war schon vor 20 Jahren der Fall. Die Tuberkulose ist nicht mehr, wie früher einmal ein Kinderkliniker äußerte, eine Kinderkrankheit, vielmehr fand schon vor 20 Jahren der größere Teil der Erstinfektionen erst im Erwachsenenalter statt. Durch den 2. Weltkrieg waren die Erstinfektionen freilich wieder etwas nach dem Kindesalter zu verschoben, aber jetzt ist das wieder ausgeglichen. Aus der Kurve S. 186 ersieht man weiter, daß mit 24 Jahren noch nicht 65% der Menschen tuberkulinpositiv sind — mit 29 Jahren sind immer noch nicht 100% erreicht. Bekanntlich findet der Pathologe auch bei Personen von 40, 50 und 60 Jahren noch frische tuberkulöse *Primär*herde. **Die Anstellung der Tuberkulinprobe hat also einen erheblichen Wert für jeden, der beruflich in einen Betrieb des Gesundheitsdienstes und der Wohlfahrtspflege eintritt.** An und für sich ist die Anstellung der Tuberkulinprobe bereits in den neuen, zwischenzeitlich als „Richtlinien" herausgegebenen Unfallverhütungs-Vorschriften der zuständigen Unfallversicherungsträger vorgesehen; aber die Vorschriften selbst sind noch nicht in Kraft getreten. Der Arbeitsausschuß macht daher den Vorschlag, auf die Wichtigkeit der Tuberkulinprobe hinzuweisen, damit jeder, der in einen Betrieb des Gesundheitsdienstes und der Wohlfahrtspflege eintritt, über die Notwendigkeit der Anstellung einer Tuberkulinprobe unterrichtet ist. Diese Notwendigkeit der Anstellung einer Tuberkulinprobe wurde von allen Sitzungsteilnehmern anerkannt. Es wurde in der Diskussion noch die Frage gestellt, ob jemand verpflichtet ist, eine Tuberkulinprobe machen zu lassen oder nicht. Es wurde darauf hingewiesen, daß eine Verpflichtung nur durch ein Gesetz festgelegt werden könne; von seiten der Schwesternorganisationen wurde aber darauf aufmerksam gemacht, daß in den Dienstvertrag mit allen in Frage kommenden Personen ein Passus aufgenommen werden kann, welcher das Einverständnis zum Ansetzen einer Tuberkulinprobe bei Aufnahme der Arbeit in einem gefährdenden Betrieb zur Voraussetzung der Einstellung in den Betrieb macht.

Der Wortlaut der entsprechenden Entschließung des Arbeitsausschusses und die Tuberkulinkurve von Ott s. S. 186.

b) Die Boecksche Krankheit in ihren Beziehungen zur Tuberkulose.

Nahezu allgemein faßt man den *Morbus* Boeck als eine Infektionskrankheit auf; darüber hinaus hält die Mehrzahl der Autoren den Morbus Boeck für eine Spielart der generalisierten (benignen) Tuberkulosen. Neuerdings hat sich Privatdozent Dr. Schmid (Universitätskinderklinik Heidelberg) auf Grund der Auswertung von etwa 2000 Literaturfällen und 10 eigenen Beobachtungen für eine derartige Einreihung des Morbus Boeck unter die Tuberkuloseformen ausgesprochen. Zunächst steht und fällt aber die Beurteilung der Frage mit der wissenschaftlichen Entscheidung: Tuberkulose oder Nicht-Tuberkulose. Im letzteren Falle erübrigt sich eine weitere Diskussion. Wenn aber heute die führenden Wissenschaftler und die überwiegende Zahl der Autoren die Auffassung vertreten, daß es sich beim Morbus Boeck um ein tuberkulöses Geschehen handelt, dann wären auch versicherungsmedizinisch die entsprechenden Konsequenzen daraus zu ziehen und der Morbus Boeck unter den sonst gegebenen Voraussetzungen mit zu entschädigen. Tatsächlich begegnet man Fällen von Boeckscher Krankheit, in welchen entweder von Anfang an oder in einem späteren Stadium der Krankheit Tuberkelbakterien, welche aus irgendeinem Körperorgan stammen, nachgewiesen werden können. Der Arbeitsausschuß für Tuberkulose im Rahmen der Unfallversicherung war an und für sich der Meinung, daß in diesen Fällen nichts im Wege stehen dürfte, die Krankheitsprodukte der Boeckschen Krankheit als zur Tuberkulose gehörend zu erklären und entsprechend versicherungsmedizinisch zu behandeln. Der Arbeitsausschuß hatte die Absicht, eine entsprechende Verlautbarung dem Vorstand des DZK vorzuschlagen. Dieser Vorschlag mußte aber erst noch dem „Arbeitsausschuß für Hauttuberkulose (einschl. hautnaher Schleimhaut- und Drüsentuberkulose)" vorgelegt werden, welcher über die Boecksche Krankheit im Jahre 1951 schon einmal verhandelt hatte. Von einem Teil der Dermatologen wurde indes ganz streng der Standpunkt vertreten, daß *Boecksche Krankheit und Tuberkulose zwei ganz verschiedene Krankheiten* seien, welche freilich in einer gewissen Prozentzahl der Fälle bei ein und demselben Kranken zugleich vorkommen können. Tatsächlich ist es unbestreitbar, daß es *Fälle von Boeckscher Krankheit mit und solche ohne Tuberkulose* gibt. Durch die neuen Beobachtungen mit Hilfe von Cortison und ACTH wird man in dieser letzteren Auffassung bestärkt. Die Erfahrung hat nämlich gezeigt, daß Cortison und ACTH bei Tuberkulose verschlimmernd, bei nicht tuberkulösen Erkrankungen aber unter Umständen bessernd wirken können. So gibt es Fälle von Boeck, welche durch Cortisongaben Verschlimmerung, andererseits Fälle, welche durch Cortison und ACTH Besserung erfahren haben. Ist ein Fall von Boeck mit Tuberkulose kompliziert, so kann eben nach einer Gabe von Cortison usw. unter Umständen die begleitende Tuberkulose offenbar werden. Bis die Ätiologie der Boeckschen Krankheit weiter geklärt ist, muß daher eine Entschließung über die Boecksche Krankheit in versicherungsmedizinischer Hinsicht aufgeschoben werden.

c) Das englische Gesetz betr. Tuberkulose als Berufskrankheit.

1951 ist die englische Verordnung betr. Tuberkulose als Berufskrankheit folgendermaßen ergänzt worden:

I. Unter der Bezeichnung „Tuberkulose“ wird eine Krankheit verstanden, welche durch eine tuberkulöse Infektion ausgelöst ist; diese Definition soll auch entsprechend angewandt werden auf den Zusammenhang von Tuberkulose mit Pneumokoniose.

II. Das Verzeichnis der entschädigungspflichtigen Berufskrankheiten wird durch Nr. 38 ergänzt (s. u.).

III. Wenn eine versicherte Person, welche gemäß Nr. 38 der Liste in einem der dort aufgeführten Betriebe beschäftigt ist, an Tuberkulose erkrankt, so soll diese Erkrankung mit der versicherungspflichtigen Arbeit in Zusammenhang gebracht werden, falls der Beginn der Erkrankung nicht früher als 6 Wochen seit Arbeitsbeginn und nicht länger als 2 Jahre nach der letzten versicherungspflichtigen Arbeit zurückliegt.
Als Tag des Beginns der Erkrankung soll der 1. Tag der Arbeitsunfähigkeit gelten oder der Tag, an welchem zum ersten Mal die Kräfte nachgelassen haben.

IV. *Ziffer 38 der Liste:*

Beschreibung der Erkrankung oder Beschädigung	Art der Beschäftigung
38. Tuberkulose	Jede Beschäftigung, bei der naher oder häufiger Kontakt mit einer oder mehreren Ansteckungsquellen besteht a) bei der ärztlichen Behandlung und Pflege von Personen, die an Tuberkulose leiden, oder bei Hilfspersonen für diese Behandlung und Pflegetätigkeit, b) bei der Wartung von Tuberkulösen, wenn hierfür die Notwendigkeit einer solchen Wartung wegen körperlicher oder geistiger Schwäche bestand, c) bei Forschern, die sich mit der Erforschung der Tuberkulose befassen, d) bei Laboratoriumsangestellten, Pathologen, Personal, welches mit der Versorgung von Leichen beruflich zu tun hat, wenn die Beschäftigung ein Arbeiten mit tuberkulösem Material bedingt, oder bei Hilfspersonen in diesen Berufen.

In der Diskussion über diese Bestimmungen wurde festgestellt, daß nach den deutschen Erfahrungen viele Einzelfälle von Tuberkulose als Berufskrankheit außerhalb des Rahmens der neuen englischen Bestimmungen bleiben würden, so daß es nicht empfehlenswert ist, die englischen Bestimmungen ohne weiteres auf die deutsche Gesetzgebung zu übernehmen.

Abgesehen von der Gesamtsitzung des Arbeitsausschusses am 2. 7. 1952 nahmen Mitglieder des Arbeitsausschusses am 10. 5. 1952 an einer Beratung über die Fragen betr. *Silikose und Siliko-Tuberkulose in der 5. Verordnung über Ausdehnung der Unfallversicherung auf Berufskrankheiten* teil.

13. Arbeitsausschuß für Weihnachtsmarken.

Vorsitzende: Frau TILLY GRIMMINGER, Stuttgart.

Gemäß Beschluß der Mitgliederversammlung des DZK vom 29. 4. 1952 wurde am 24. 6. 1952 der *Arbeitsausschuß für Weihnachtsmarken* zugunsten der Bekämpfung der Tuberkulose gegründet. Als Vorsitzende wurde Frau TILLY GRIMMINGER, Stuttgart gewählt, welche bereits im Vorjahre die Sammlungen der deutsch-amerikanischen Klubs verantwortlich durchgeführt hatte. Sowohl von der „Federation of German-American Clubs“ als auch vom DZK war die Fortsetzung der Sammlung von Geldern für die Tuberkulosebekämpfung in den deutsch-amerikanischen Klubs als wünschenswert erachtet worden. Ein kleiner Ausschuß wurde dazu bestimmt, die Vorarbeiten für die Sammlung Weihnachten 1952 zu leisten.

Die Vorbereitungen für die Weihnachtssammlung 1952 begannen bereits im Juli, leider konnte der Versand der Marken an die Klubs erst Anfang November erfolgen, da eine Stockung bei der Herstellung eingetreten war. Vorbereitende Aufklärungsarbeit für die mit dem Verkauf betrauten Personen geschah durch Rundschreiben und Aufsätze im „Newsletter der Federation of German-American Clubs".

Schwierigkeiten traten wieder wie im letzten Jahr wegen der Sammelerlaubnis auf, vor allem wegen der Erlaubnis zur öffentlichen Sammlung, da die Anträge jeweils bei den Ländern gestellt werden müssen und die einzelnen Länder über solche Sammlungen verschieden entscheiden.

Obwohl das endgültige Ergebnis der Sammlung noch nicht feststeht, so kann doch mit einem Reingewinn von rd. 20000,— DM gerechnet werden, der nach Abzug von 5% für das DZK der Tuberkulosebekämpfung in den Orten zufließen soll, in denen gesammelt wurde. Diese Mittel dürfen aber nur für solche Aufgaben Verwendung finden, für die öffentliche Mittel nicht zur Verfügung stehen.

III. Übersichten über die Tuberkulosebekämpfung im Bundesgebiet und in West-Berlin.

A. Gliederung des Bundesgebietes und Übersichten über die Bevölkerungsverhältnisse.

1. Gliederung des Bundesgebietes nach Ländern und Regierungsbezirken.

Im Berichtsjahr haben sich die 3 süddeutschen Länder Württemberg-Baden, Südbaden und Württemberg-Hohenzollern zu dem *Land Baden-Württemberg* mit der Hauptstadt Stuttgart vereinigt. Die Bundesrepublik Deutschland gliedert sich demnach jetzt in 9 Länder, dazu kommt West-Berlin. Das neue Land Baden-Württemberg hat 4 Regierungsbezirke: Südbaden, Nordbaden, Nord-Württemberg, Südwürttemberg-Hohenzollern. Die Gesundheitsabteilung des neuen Landes gehört dem Innenministerium in Stuttgart an. Die Zahl der Kreise und der Gesundheitsämter entspricht den im Tbc.-Jb. 1950/51 verzeichneten Zahlen.

2. Wohnbevölkerung der Länder und von West-Berlin, Gliederung nach Alter und Geschlecht.

Die Wohnbevölkerung des gesamten Bundesgebietes (ohne Berlin) 1950 und 1951 ist aus Tab. 2 ersichtlich, für die einzelnen Länder und für West-Berlin dagegen aus Tab. I[1] (s. S. 114), und zwar für die Jahrgänge bis „über 85 Jahre". Für das Bundesgebiet sind die Zahlen für 1950 nochmals aufgeführt, da im Tbc.-Jb. 1950/51 sich bei der Zusammenstellung der Zahlen der Frauen ein Additionsfehler eingeschlichen hatte.

Im Jahre 1951 hat die Bevölkerung im Bundesgebiet um rd. 307000 Männer und rd. 302000 Frauen zugenommen. Die Zunahme ist zurückzuführen 1. auf den Geburtenüberschuß, 2. auf das weitere Einströmen von Ostflüchtlingen in das Bundesgebiet und 3. zum kleinen Teil auf das Eintreffen von Heimkehrern. Aus Tab. 1 ist das Verhältnis der Zahlen für die männliche und weibliche Bevölkerung

Tabelle 1. *Auf 100 weibliche Personen kommen ... männliche 1950/51* (errechnet nach der mittleren Bevölkerungszahl).

Für 1950 entnommen aus: Statistik der Bundesrepublik Deutschland, **61**, S. 16, für 1951 errechnet aus Angaben des Statistischen Bundesamtes Wiesbaden.

Altersklassen	1950	1951	Altersklassen	1950	1951
0—1	105	105	40—45	83	80
1—5	105	105	45—50	91	89
5—10	104	104	50—55	82	87
10—15	104	104	55—60	75	74
15—20	104	104	60—65	78	76
20—25	98	103	65—70	82	76
25—30	75	78	70—75	84	82
30—35	74	73	75—80	84	83
35—40	76	75	80 u. mehr	75	76
			im Mittel	88	88

[1] Tabellen mit römischen Ziffern s. im Abschnitt „Tabellenanhang".

Tabelle 2. *Gliederung der Wohnbevölkerung nach Alter und Geschlecht in den Jahren 1950 und 1951 für das Bundesgebiet.* Angaben des Stat. Bundesamtes.

Altersgruppen	Dezember 1951						September 1950					
	insgesamt		davon				insgesamt		davon			
			männlich		weiblich				männlich		weiblich	
	1000	%	1000	%	1000	%	1000	%	1000	%	1000	%
1	2	3	4	5	6	7	8	9	10	11	12	13
0—1	724,2	1,5	371,8	1,6	352,4	1,4	726,9	1,5	373,2	1,7	353,7	1,4
1—5	2813,0	5,8	1443,4	6,4	1369,6	5,3	2622,7	5,5	1344,2	6,0	1278,5	5,0
5—10	3223,0	6,8	1644,3	7,3	1578,7	6,2	3574,1	7,5	1824,1	8,2	1750,0	6,8
10—15	4407,1	9,1	2247,2	9,9	2159,9	8,4	4313,5	9,0	2196,6	9,8	2116,9	8,3
15—20	3668,5	7,5	1868,9	8,2	1799,6	7,0	3473,6	7,3	1769,3	7,9	1704,3	6,6
20—25	3577,3	7,4	1816,4	8,0	1760,9	6,9	3577,9	7,5	1773,7	7,9	1804,2	7,0
25—30	3495,3	7,2	1535,3	6,8	1960,0	7,6	3546,8	7,5	1520,6	6,8	2026,2	7,9
30—35	2888,5	6,0	1223,2	5,4	1665,3	6,5	2477,1	5,2	1051,8	4,7	1425,3	6,3
35—40	3218,7	6,7	1381,8	6,1	1836,9	7,1	3604,3	7,5	1559,6	7,0	2044,7	8,0
40—45	3828,9	8,0	1706,6	7,8	2122,3	8,3	3855,6	8,1	1742,1	7,8	2113,5	8,3
45—50	3748,6	7,8	1770,6	7,8	1978,0	7,7	3690,7	7,7	1762,6	7,9	1928,1	7,6
50—55	3292,6	6,8	1527,9	6,7	1764,7	6,9	3131,7	6,5	1420,7	6,4	1711,0	6,8
55—60	2640,9	5,4	1125,3	5,0	1515,6	5,9	2526,2	5,3	1079,0	4,8	1447,2	5,7
60—65	2203,4	4,6	951,9	4,2	1251,5	4,9	2150,8	4,5	940,8	4,2	1210,0	4,8
65—70	1803,9	3,8	798,8	3,5	1005,1	3,9	1762,9	3,7	791,0	3,5	971,9	3,8
70—75	1394,0	2,9	629,4	2,8	764,6	3,0	1380,0	2,9	629,5	2,8	750,5	3,0
75—80	880,4	1,8	400,3	1,8	480,1	1,8	807,9	1,7	369,1	1,7	438,8	1,7
80—85	365,3	0,7	161,7	0,7	203,6	0,8	353,5	0,8	155,2	0,7	198,3	0,8
85—90	112,2	0,2	45,8	0,2	66,4	0,3	101,6	0,2	41,0	0,2	60,6	0,2
90 u. mehr	20,1	0,0	7,5	0,0	12,6	0,0	18,1	0,0	6,6	0,0	11,5	0,0
zusammen	48305,9	100	22658,1	100	25647,8	100	47695,9	100	22350,7	100	25345,2	100

Tabelle 3. *Die Arbeitslosen in der Bundesrepublik nach Ländern, und der Anteil der Vertriebenen an der Arbeitslosigkeit.*
Entnommen aus: „Arbeits- u. Sozialstat. Mitt.“, 1951, H. 8, S. 6; 1952, H. 1, S. 6; 1952, H. 8, S. 6; 1953, H. 1, S. 12.

Land		Stichtag: 31. Juli 1951		Stichtag: 31. Juli 1952		Stichtag: 31. Dezember 1951		Stichtag: 31. Dezember 1952	
		Arbeitslose 31. 7. 1951	Vertriebene v.H. aller Arbeitslosen	Arbeitslose 31. 7. 1952	Vertriebene v.H. aller Arbeitslosen	Arbeitslose 31. 12. 1951	Vertriebene v.H. aller Arbeitslosen	Arbeitslose 31. 12. 1952	Vertriebene v.H. aller Arbeitslosen
Schleswig-Holstein	m	112627	54,3	92288	51,7	129196	52,1	120871	45,5
	w	54614	51,5	42688	49,0	55397	51,4	44367	46,0
Hamburg	m	50534	3,1	50745	4,4	60441	3,9	62824	7,2
	w	41726	3,0	45955	4,7	45666	3,4	46237	7,9
Niedersachsen	m	225284	40,2	170646	40,6	270809	38,7	258716	39,3
	w	84487	40,1	76019	39,2	104071	40,6	90017	40,7
Nordrhein-Westfalen . . .	m	103956	13,8	104894	13,4	168858	15,0	179459	16,4
	w	71582	9,6	78777	10,4	81642	10,8	72294	11,9
Bremen	m	17009	9,9	13734	10,9	19558	10,9	19101	12,7
	w	9909	7,8	10597	9,8	10401	8,7	10063	10,9
Hessen	m	69972	28,9	58440	29,4	92023	28,7	106015	28,0
	w	32794	22,8	33629	21,7	36336	24,3	38236	24,5
				Baden-Württemberg				*Baden-Württemberg*	
Württemberg-Baden . . .	m	29630	38,4	m 30986	35,2	40414	40,8	m 82329	38,2
	w	20604	25,6	w 27830	26,4	23814	29,1	w 31201	28,6
Baden	m	5870	38,7			10655	33,7		
	w	3004	31,5			3824	26,5		
Württemberg-Hohenzollern	m	4494	47,6			10587	43,2		
	w	2529	31,6			3290	32,7		
Bayern	m	192830	39,5	162392	37,1	288395	34,5	313302	33,9
	w	109825	32,9	112465	30,6	126489	31,2	125464	30,7
Rheinland-Pfalz	m	34090	18,8	30833	17,1	56132	16,1	72285	13,1
	w	14687	12,1	12538	12,0	15555	13,1	14938	11,3
Bundesgebiet	m	846296	34,0	714958	31,9	1147068	31,5	1214902	30,4
	w	445761	27,7	440498	25,6	506485	27,9	472817	27,3

Tabelle 4. *Eheschließungen, Geborene und Gestorbene im Bundesgebiet 1938, 1946—1951.*
Entnommen aus: „Wirtschaft und Statistik", 4, H. 6, S. 234 (1952).

Jahr	Eheschließungen		Lebendgeborene				Gestorbene[1]			
					darunter unehelich				darunter im 1. Lebensjahr	
	Anzahl	auf 1000 Einwohner	Anzahl	auf 1000 Einwohner	Anzahl	auf 100 Lebendgeborene	Anzahl	auf 1000 Einwohner	Anzahl	auf 100 Lebendgeborene[2]
					Gesamtbevölkerung					
1938	367863	9,5	769306	19,8	49641	6,5	443166	11,4	45580	5,9
1946	380575	8,8	708659	16,4	116310	16,4	533974	12,3	63917	9,5
1947	454398	10,1	748975	16,6	88897	11,9	525482	11,6	62781	8,5
1948	493606	10,7	769111	16,6	78806	10,2	476738	10,3	52191	6,8
1949	476806	10,1	793095	16,9	73571	9,3	479931	10,2	46343	5,9
1950	506101	10,6	772850	16,2	74506	9,6	493416	10,3	42877	5,5
1951[3]	493293	10,3	757190	15,7	72054	9,5	506974	10,5	40378	5,3
					Heimatvertriebene					
1950	—	—	132793	17,1	16618	12,5	57406	7,4	4963	3,7[4]
1951[3]	—	—	145767	18,1	17091	11,7	62728	7,8	5662	4,0
			Eheschließungen, Geborene und Gestorbene in einigen außerdeutschen Ländern							
Kanada										
1938		7,9		20,6				9,6		6,3
1950		9,1		26,6				9,0		4,1
USA										
1938		10,2		17,6				10,6		5,1
1950		11,0		23,4				9,6		2,9
Japan										
1939		7,5		27,1				17,7		11,5
1950		8,6		28,4				11,0		6,0
Dänemark										
1938		8,9		18,1				10,3		5,9
1950		9,1		18,6				9,2		3,1
Frankreich										
1938		6,7		14,9				15,8		6,6
1950		7,9		20,4				12,6		4,7

[1] ohne Totgeborene, nachträglich beurkundete Kriegssterbefälle und gerichtliche Todeserklärungen. [2] unter Berücksichtigung der Geburtenentwicklung. [3] vorläufige Ergebnisse. [4] auf 100 Lebendgeborene des gleichen Jahres bezogen.

1950 und 1951 ersichtlich. Die Verhältniszahlen haben sich wenig geändert. Die Zahl der männlichen Personen überwog diejenige der weiblichen 1950 bis zum 20. Jahre, 1951 bis zum 25. Lebensjahre. Die aus dem Rahmen fallenden Zahlen für die Männer in der Altersklasse 25—45 und 55—65 sind auf die Kriegsverluste in den beiden Weltkriegen zurückzuführen.

3. Die Arbeitslosen im Bundesgebiet.

Die Arbeitslosigkeit ist ein wichtiger Faktor für die Beurteilung der wirtschaftlichen Situation eines Landes. Über die Zahl der Arbeitslosen in den einzelnen Ländern des Bundesgebietes gibt Tab. 3 Auskunft. Die Zahlen für 1952 sind im ganzen etwas kleiner als diejenigen für 1951. *Hohe bzw. verhältnismäßig hohe Zahlen* an Arbeitslosen finden wir in Schleswig-Holstein, Hamburg, Niedersachsen, Hessen und Bayern. Der Anteil der *Vertriebenen* an den Arbeitslosen war 1952 etwas geringer als 1951; ihr prozentualer Anteil ist sehr groß in Schleswig-Holstein mit rd. 50% im Sommer 1952 und 46% im Winter 1952. Es folgt Niedersachsen mit rd. 40% im Sommer und Winter 1952.

4. Eheschließungen, Geburten, allgemeine Sterblichkeit.

Nach Tab. 4 hatte die Zahl der *Eheschließungen* im Bundesgebiet 1950 ihre höchsten Werte. Die Relativzahlen sind in außerdeutschen Ländern im allgemeinen niedriger als bei uns, in USA ungefähr dieselben wie bei uns.

Die relative Zahl der *Geburten* (Tab. 4) ist mit 15,7 (1951) gegen 16,2 (1950) etwas kleiner geworden. Die Geburtenziffer bei den Heimatvertriebenen ist dagegen höher als der Durchschnitt im Bundesgebiet, desgl. der Anteil der *Unehelichen* auf 100 Lebendgeborene. Die deutschen Geburtenziffern sind vielfach niedriger als diejenigen in außerdeutschen Ländern (Tab. 5). Nicht immer wird es sich dabei lediglich um eine gewollte Geburteneinschränkung handeln; vielmehr ist dabei die Zusammensetzung der Gesamtbevölkerung (s. darüber S. 40 u. 45) zu berücksichtigen.

Tabelle 5. *Geburtenziffern (Lebendgeborene auf 1000 Personen).*
Entnommen aus: Demographic Yearbook United Nations, New York 1951.

	1930	1935	1940	1945	1950
Kanada	23,9	20,4	21,5	23,9	26,6
Costa Rica	46,4	43,6	43,2	44,2	46,5
Mexiko	49,4	42,3	44,3	44,9	45,7
Chile	39,8	33,3	33,4	33,3	32,4
Formosa	45,7	45,7	43,7	40,7 (1943)	—
Japan	32,4	31,7	29,4	23,2	28,4
Palästina	53,6	52,6	47,4	54,2	—
Dänemark	18,7	17,7	18,3	23,5	18,6
Frankreich	18,2	15,5	14,0	16,5	20,4
Bundesrepublik Deutschland	17,6	18,9	20,1	—	16,2
Berlin	9,9	14,0	16,8	11,0	10,5
Portugal	29,7	28,2	24,3	25,7	24,2

Tab. 6 verzeichnet die *Zahl der Lebendgeborenen auf 1000 Frauen* verschiedener Altersstufen und in verschiedenen Ländern. Das Maximum findet man in den USA in der Altersstufe 20—24 Jahre, in den übrigen Ländern bei 25—29 Jahren.

Die meisten Kinder werden von Frauen im Alter von 25—29 Jahren geboren. In den USA, wo die Heirat unter 15 Jahren gestattet ist, entfällt auf 1000 Mädchen unter 15 Jahren nahezu 1 Kind; dafür läßt in den USA die Gebärfreudigkeit bereits mit 25 Jahren nach, oder die größere Erfahrung in der Empfängnisverhütung macht sich bemerkbar.

Tabelle 6. *Zahl der Lebendgeborenen auf 1000 Frauen der einzelnen Altersklassen im In- und Auslande.*

Entnommen aus: Demographic Yearbook 1951, United Nations, New York 1951.

Länder	Jahre	unter 15	15—19	20—24	25—29	30—34	35—39	40—44	über 45	ges.
Kanada	1936	0,1	25,6	112,3	144,3	126,4	89,9	36,2	4,3	66,3
	1948	0,2	42,6	178,8	197,0	140,4	89,8	32,4	3,3	92,2
			+66,5%	*+59,0%*	*+36,5%*	*+11,1%*	*−0,0%*	*—10,5%*	*—23,2%*	*+391,%*
USA .	1936	0,5	45,0	116,2	105,0	71,4	45,7	16,0	1,8	52,5
	1948	0,9	79,8	193,2	160,6	100,5	53,4	15,2	1,2	81,1
		+80%	*+77,5%*	*+66,2%*	*+53,0%*	*+40,7%*	*+16,9%*	*— 5,0%*	*—33,3%*	*+54,5%*
Japan.	1948	0,0	17,3	180,4	256,3	211,4	147,9	58,3	5,0	107,2
Frankreich	1936	0,0	27,1	120,4	119,0	79,1	44,5	15,7	1,4	52,2
	1948	0,0	23,3	161,0	183,6	126,1	75,4	26,0	2,3	73,5
			—14,0%	*+33,7%*	*+54,3%*	*+59,5%*	*+69,5%*	*+65,5%*	*+64,5%*	*+40,8%*
Deutschland	1937	0,0	14,6	103,7	143,3	110,0	61,1	21,7	2,2	60,8
Niederlande	1938	—	10,5	83,1	150,1	141,8	96,1	41,4	3,8	66,6
	1949	0,0	12,7	97,0	187,8	172,0	120,2	49,5	4,4	81,3
			+11,6%	*+16,8%*	*+25,1%*	*+21,3%*	*+25,0%*	*+19,3%*	*+15,8%*	*+22,1%*
Norwegen	1936	—	7,8	62,3	101,7	90,5	62,6	30,0	4,5	45,5
	1948	—	15,7	99,8	142,7	126,8	87,4	37,0	3,9	69,7
			+88,5%	*+60,0%*	*+40,3%*	*+40,1%*	*+39,6%*	*+23,3%*	*—13,3%*	*+53,2%*
Portugal	1940	10,5		130,3	171,4	144,1	110,9	54,1	8,5	78,8
	1947	0,0	22,2	136,1	162,7	133,0	112,0	49,5	7,5	77,2
				+ 4,4%	*— 5,1%*	*— 7,6%*	*+ 1,0%*	*— 8,5%*	*—11,7%*	*−2,3%*
England	1939	0,0	15,9	93,5	114,2	82,0	46,9	15,4	1,5	47,7
	1948	0,0	21,4	136,9	145,2	99,2	56,2	17,4	1,3	61,6
			+34,6%	*+46,4%*	*+27,2%*	*+21,0%*	*+20,6%*	*+13,0%*	*—13,3%*	*+29,2%*

Die *Säuglingssterblichkeit* (Tab. 4) hat sich im gesamten Bundesgebiet von 1950 zu 1951 um ein klein wenig gebessert, und zwar von 5,5 auf 5,3 auf 100 Lebendgeborene. Im Gegensatz dazu hat sich die im übrigen sonst viel niedrigere Säuglingssterblichkeit bei den Heimatvertriebenen etwas verschlechtert [3,7 (1950) und 4,0 (1951)]. In außerdeutschen Ländern ist die Säuglingssterblichkeit vielfach geringer als bei uns. Sie betrug in den USA 1950 nur 2,9, in Kanada 4,1, in Dänemark 3,1, auch in Frankreich ist sie 1950 auf 4,7 gesunken.

Die *allgemeine Sterblichkeit* hat sich im Bundesgebiet in den letzten Jahren wenig verändert, sie beträgt etwas mehr als 1% *der Gesamtbevölkerung.* Die viel niedrigere Sterbeziffer der Heimatvertriebenen (7,0—8,0/1000) ist zum Teil auf die etwas andere Altersbesetzung dieser Bevölkerungsgruppe zurückzuführen; man darf aber auch nicht vergessen, daß in den Jahren 1944—47 viele der bereits Anbrüchigen vorzeitig verstorben sind, daß also die niedrigere Sterbeziffer dieser Bevölkerungsgruppe mit die Folge einer Auslese darstellt.

In manchen außerdeutschen Ländern hat die Sterblichkeit den Wert von 1% bereits unterschritten, in anderen scheint sie diesem Wert zuzustreben. Für den Augenblick kann man sagen, daß ungefähr 1% der Bevölkerung der einzelnen Länder jährlich durch den Tod hingerafft wird.

5. Änderungen der Bevölkerungszusammensetzung.

a) Bevölkerungszusammensetzung 1900–1950.

Bei Besprechung der einzelnen Krankheiten als Todesursache, insbesondere auch der Tuberkulose-Mortalität, wird von der WHO und auch in zunehmendem Maße von außerdeutschen Ländern darauf aufmerksam gemacht, daß sich die heutigen Sterbeziffern nicht ohne weiteres mit denjenigen früherer Jahrzehnte vergleichen lassen, weil sich die *Zusammensetzung der Bevölkerungen* z. T. wesentlich geändert hat. Wir sind dieser Frage auch für die Verhältnisse im ehemaligen Deutschen Reich und in der Bundesrepublik nachgegangen (s. Tab. II). Bei unseren Betrachtungen haben wir die Anteile der einzelnen Altersklassen an der Gesamtbevölkerung nicht wie Burgdörfer in Form einer Pyramide aufgezeichnet, sondern kurvenmäßig. Abb. 1 veranschaulicht die Verteilung der Bevölkerung in 10jährigen Altersklassen (männlich + weiblich) in Prozent der Gesamtbevölkerung von Preußen 1900, 1910 und 1925, der Bundesrepublik Deutschland 1950 und West-Berlin 1950. Bis etwa 1910 verteilt sich die Bevölkerung auf die einzelnen Altersklassen beinahe linear von „0—10“ bis „über 80 Jahre“ hin. In den späteren Jahren unseres Jahrhunderts fällt vom 1. Weltkrieg an der prozentuale Anteil der Jahrgänge bis 40 Jahre immer mehr ab, während derjenige der Jahrgänge „über 40 Jahre“ immer mehr zunimmt. Für Berlin ist die Sachlage ganz besonders auffällig, indem in bezug auf die jüngeren Jahrgänge gleichsam ein Vakuum entstanden ist; *54,8*% der Bevölkerung von *West-Berlin* sind z. Z. *über 40 Jahre* alt. Tab. 7 gibt Aufschluß über die entsprechenden Ergebnisse auch in außerdeutschen Ländern. Dieses Phänomen, welches man auch als „Überalterung“ der Bevölkerung bezeichnet, ist im übrigen nicht auf Deutschland beschränkt. Die

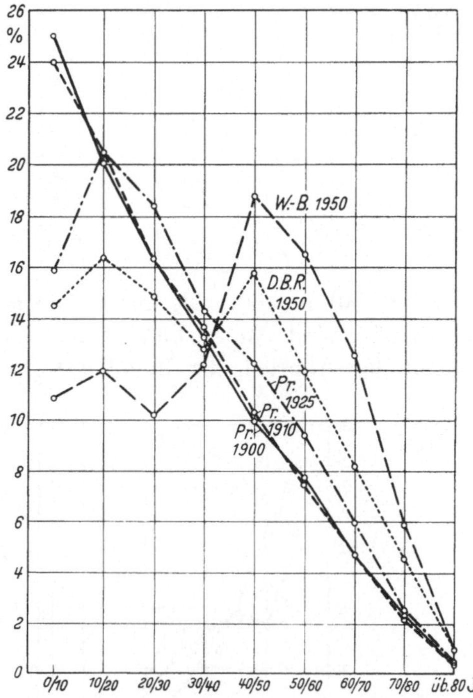

Abb. 1. Die Kurven stellen den prozentualen Anteil der einzelnen Altersklassen an der Gesamtbevölkerung für die Jahre 1900, 1910, 1925 und 1950 für Preußen, die Bundesrepublik Deutschland und West-Berlin dar. 1900 und 1910 stimmen überein. Nach dem 1. Weltkrieg setzt der starke Geburtenrückgang ein, der in der Kurve für 1925 zum Ausdruck kommt. Die heutige kritische bevölkerungspolitische Situation zeigt der Verlauf der Kurve für 1950. Wir erkennen den Geburtenausfall im 2. Weltkriege und das Zusammenfallen der Geburtenausfälle 1914—1918 mit den Kriegsverlusten 1939—45 (30/40 J.). — Die Kurve WB 50 für West-Berlin zeigt die kritischen Verhältnisse in bedrohlicher Weise.

Tabelle 7. *Verteilung der Bevölkerung (m + w) „0—40" und „über 40 Jahre" in Prozent der Gesamtbevölkerung.*

Land	Jahr	0—40 J.	über 40 J.
Deutsches Reich	1900	74,34	25,66
	1910	74,1	25,9
	1925	68,7	31,3
	1937	64,7	35,3
Bundesrepublik Deutschland . .	1950 Männer	60,9	39,1
	1950 Frauen	58,8	41,2
Berlin	1950	45,2	54,8
Belgien	1950	56,6	43,4
Frankreich	1950	56,8	43,2
Dänemark.	1949	62,7	37,3
Schweden	1948	59,8	40,2
Norwegen	1949	62,0	38,0
Finnland	1949	66,6	33,4
England	1950	57,5	42,5
Schweiz	1949	60,2	39,8
Kanada	1950	68,1	31,9
USA	1950	65,2	34,8
Portugal	1949	70,4	29,6
Argentinien	1947	73,1	26,9
Thailand	1947	81,9	18,1
Türkei	1945	77,8	22,2
Japan	1950	74,7	25,3

Tab. 7 zeigt, daß ungefähr alle Länder des sogenannten westlichen Kulturkreises davon betroffen sind. Andere Länder, wie Japan, Thailand und die Türkei, weisen aber nicht den Abbruch der Bevölkerungszahlen bis zum 40. Lebensjahre auf,

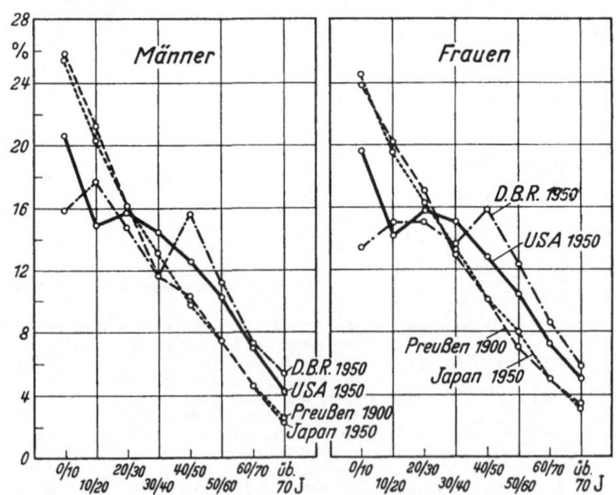

Abb. 2. Die prozentuale Aufgliederung der Bevölkerung zeigt völlige Übereinstimmung zwischen Preußen 1900 und Japan 1950. Die Kurven lassen die zunehmende Überalterung der Bevölkerung der Bundesrepublik Deutschland erkennen.

sondern haben immer noch annähernd dieselben Verhältnisse wie Preußen im Jahre 1900/10 (s. Abb. 2).

In Deutschland hat neben dem um 1910 einsetzenden Geburtenrückgang wesentlich der 1. Weltkrieg zur Änderung der Bevölkerungsstruktur beigetragen.

Nach Abb. 3 besteht bei uns im Jahre 1950 für die Geburtsjahrgänge 1914—18 gegenüber den übrigen Altersklassen eine erhebliche Lücke, hervorgerufen durch die Kriegsverluste im 2. Weltkrieg, besonders aber durch den großen Ausfall von Geburten im 1. Weltkrieg. Zum Vergleich ist die Kurve der Geburtsjahrgänge

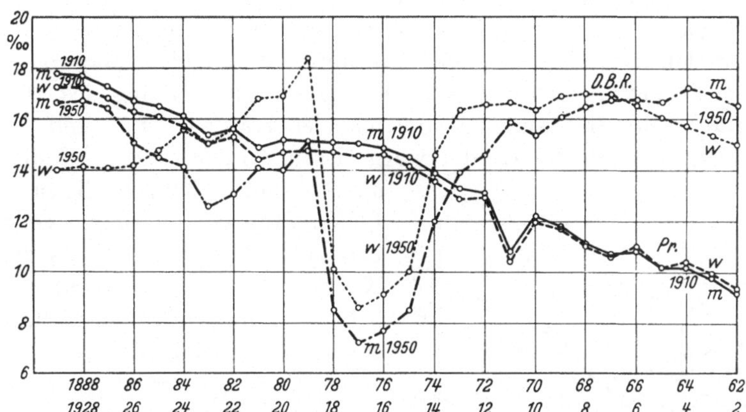

Abb. 3. Die Kurven für 1910 zeigen in Promille der Gesamtbevölkerung den Anteil der 1862—88 Geborenen, welche i. J. 1910 von der Volkszählung erfaßt worden sind; die Kurven für 1950 betreffen den Anteil der 1902—28 Geborenen auf Grund der Volkszählung von 1950. Die Kurven zeigen deutlich die verhängnisvollen bevölkerungspolitischen Auswirkungen der Kriege. Schon der Geburtenausfall 1870/71 macht sich bemerkbar, während die 1950er Kurven den erheblichen Geburtenausfall des 1. Weltkrieges anzeigen, zu welchem sich nun noch die Verluste der betr. Altersklassen während des 2. Weltkrieges addieren.

1862—88 der Abbildung beigefügt; in kleinerem Maße haben auch die Kriege 1864, 1866 und 1870 durch Geburtenausfall Lücken in der Zusammensetzung der Bevölkerung verursacht.

b) *Das Durchschnittssterbealter.*

(Berechnung s. S. 95)

Es ist bekannt, daß sich das Durchschnittssterbealter im Laufe der Jahrzehnte immer weiter erhöht hat. Tab. 8 gibt die Durchschnittssterbealter für die

Tabelle 8. *Mittleres Sterbealter (alle Todesursachen) für das Jahr 1950 für die Bundesrepublik Deutschland und für einige außerdeutsche Länder.*

	m	w	m (ohne Säuglinge)	w (ohne Säuglinge)	m (über 5 J.)	w (über 5 J.)
Bundesrepublik Deutschland	57,3	61,2	63,5	65,9	65,0	67,5 J.
USA	57,2	59,5	62,1	64,3	63,0	65,3 „
England	63,0	66,4	66,0	68,6	66,5	69,3 „
Frankreich	59,2	64,0	64,7	68,5	65,8	69,4 „
Portugal	42,1	46,7	51,3	56,3	56,9	62,8 „
Japan	43,0	43,2	51,4	50,6	57,3	56,2 „
Chile	30,3	30,6	44,1	44,4	50,2	51,8 „

Bundesrepublik Deutschland und einige außerdeutsche Länder an. Es ist merkwürdig, daß in den Ländern ungefähr des gesamten westlichen Kulturkreises das Durchschnittssterbealter der Personen über 5 Jahre etwa in ähnlicher Höhe liegt wie bei uns — im Gegensatz zu Chile, Japan usw. Die niedrigeren Werte zu Portugal sind bedingt durch die hohe Tuberkulose-Sterblichkeit.

Abb. 4 veranschaulicht die Entwicklung des Durchschnittssterbealters in Preußen und der Bundesrepublik Deutschland seit 1876.

Mit ,,m 1" und ,,w 1" sind die Durchschnittssterbealter für die Gesamtbevölkerung für alle Todesursachen bezeichnet, getrennt nach männlichen und weiblichen Personen. Es ist schon lange bekannt, daß solche Werte ganz erheblich durch die Säuglingsmortalität beeinflußt werden, und die Säuglingsmortalität hat bei uns erst seit den 20er Jahren dieses Jahrhunderts erheblich abgenommen. Die Kurven ,,m 2" und ,,w 2" veranschaulichen die Entwicklung des Durchschnittssterbealters *ohne* die Säuglinge, und bei den Kurven ,,m 3" und ,,w 3" und ,,m 4" sind noch dazu die Kinder weggelassen worden, und zwar die bis *5 Jahre* und diejenigen, die bis zum Lebensalter von *10 Jahren* verstorben sind. Man erkennt aus diesen Kurven, inwieweit die Kindersterblichkeit die Ziffern des Durchschnittssterbealters beeinflußt hat.

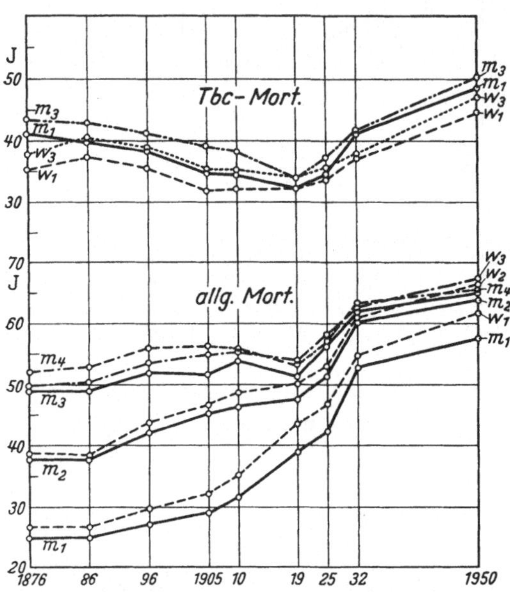

Abb. 4. Das mittlere Sterbealter ist von 1876 auf 1950 um rd. 25—28 Jahre angestiegen. Eliminiert man die Sterblichkeit der Säuglinge und die der Kinder unter 10 Jahren (Infektionskrankheiten!), so beträgt der Anstieg noch ca. 13 Jahre, für die an Tuberkulose Verstorbenen sogar nur ca. 7 Jahre. Der 1. Weltkrieg und seine Folgen prägen sich deutlich aus (1919). Alle Altersklassen (1), alle Altersklassen oberhalb 1 Jahr (2), alle Altersklassen oberhalb 5 Jahren (3), alle Altersklassen oberhalb 10 Jahren (4 m). m = männlich, w = weiblich.

Über die *Lebenserwartung der Neugeborenen in Niedersachsen* und in einigen deutschen Ländern s. Tbc.-Jb. 1950/51, S. 46. Nach BURGDÖRFER (Münch. med. Wschr. *1952*, Nr. 35, 1770—72) betrug die *Lebenserwartung für Neugeborene*

Zeit	männlich	weiblich
1871—1880	35,58	38,45 J.
1932—1934	59,86	62,81 ,,
1946—1947	57,72	63,44 ,,
1949—1951	64,56	68,48 ,,

Die Zahlen für 1949/51 sind der ,,Allgemeinen Sterbetafel für die Bundesrepublik Deutschland" [Wirtschaft u. Statistik, *5*, 1 (1953)] entnommen.

c) ,,Altersschwäche" als Todesursache.

Entsprechend der jetzigen Besetzung der höheren Altersklassen gegenüber den früheren Jahren müßte man erwarten, daß die Diagnose ,,Altersschwäche" als Sterbeursache heute häufiger als früher gestellt wird. Die Diagnose ,,Altersschwäche" betrifft nach internationalem Gebrauch nur die Altersklassen ,,von 60 Jahren an aufwärts". In Deutschland stand die Altersschwäche unter den Todesursachen 1913 noch an 1. Stelle, 1924 an 2. Stelle, heute immer noch an 4. Stelle. Über die Häufigkeit des Todes an Altersschwäche in verschiedenen Ländern gibt Tab. 9 Auskunft. Nach dem neuen internationalen Todesursachenverzeichnis im ,,Handbuch der internationalen statistischen Klassifizierung der Krankheiten, Gesundheitsschädigungen und Todesursachen" ist die Todesursache ,,Altersschwäche" mit den Todesfällen ,,aus unbekannter und nicht genau definierter Todesursache" zusammengefaßt. Die meisten Länder wie England, Südafrikanische Union, Kanada, Chile, USA, Japan, Finnland, Frankreich usw. benutzen jetzt diese neue Art der Registrierung; in der Bundesrepublik Deutschland werden die beiden Sammelbegriffe „Altersschwäche" und „ungenau bezeichnete und unbekannte Todesursachen" aber noch getrennt geführt. An und für sich bedeutet die Diagnose „Altersschwäche" pathologisch den „physiologischen Tod", welcher aber nach den Aussprüchen namhafter Pathologen kaum jemals durch die Obduktion bestätigt worden ist. Die Diagnose „Altersschwäche" ist demnach mehr oder minder eine Verlegenheitsdiagnose. Nach den deutschen Medizinalstatistikern wie BURGDÖRFER, FREUDENBERG, KRIEGER, ROESLE verbergen sich unter dieser Diagnose jenseits der 60er Lebensjahre vielfach andere Todesursachen. Es ist auffällig, daß die Kurven der Sterbeziffern für viele Krankheiten in früheren Jahren plötzlich bei der Altersgruppe 60—70 abbrechen, dann also, wenn die Diagnose „Altersschwäche" zulässig ist; die Ziffern fallen ab, während man ein weiteres Ansteigen im hohen Alter erwartet; das gilt insbesondere auch für die Tuberkulose-Sterblichkeitskurve, für Krebs usw. (s. dazu Abb. 18).

Tabelle 9. *„Altersschwäche" und „ungenau bezeichnete oder unbekannte Todesursachen" in Prozent der Gesamtverstorbenen (1950).*
(Berechnet nach „Rapp. épid. et démogr." Sept.-Okt. 1952, Vol. V — WHO, Genf.)

Land	Altersschwäche % 1	ungenau bezeichnete oder unbekannte Todesursachen % 2	Spalte 1 + Spalte 2
Kanada[1]	—	—	2,1
USA (1949)[1]	—	—	1,6
Bundesrepublik Deutschland	7,3	2,6	9,9
West-Berlin	2,8	2,2	5,0
Dänemark	3,2	0,6	3,8
Spanien	6,5	3,4	9,9
Holland[1]	—	—	0,5
England[1]	—	—	2,0
Schweiz	2,0	0,6	2,6

[1] Kanada, USA, Holland und England: „Altersschwäche" und „ungenau bezeichnete oder unbekannte Todesursachen" nicht getrennt aufgeführt.

Die Bundesrepublik Deutschland weist von allen oben aufgeführten Ländern die höchsten Werte für die Diagnose „Altersschwäche" auf.

Nach Tab. 9 übertreffen wir in der Bundesrepublik Deutschland in bezug auf die Häufigkeit der Diagnose „Altersschwäche" alle in der Tabelle aufgeführten Länder. Wir haben allen Grund, *die Statistik dieser Diagnose weitgehend zu bereinigen.* Da jetzt auch in den kleinen Dörfern der Bundesrepublik Ärzte vorhanden sind, wäre es an der Zeit, die *ärztliche Zwangsleichenschau* auch auf dem flachen Lande bei uns einzuführen, wie dies in außerdeutschen Ländern schon weitgehend der Fall ist. Weiteres über diese Frage s. im Aufsatz von ICKERT und KEUTZER „Das Krebs- und das Tuberkuloseproblem im Lichte der Statistik" in den Beitr. Klin. Tbk. **109**, 3, 241 (1953).

B. Die Tuberkulose-Fürsorgestellen, ihr ärztliches und fürsorgerisches Personal, Betrieb der Fürsorgestellen.

1. Zahl der Tuberkulose-Fürsorgestellen und ihr Personal.

Die Statistiken dieses Abschnittes wiesen im Jahre 1950 noch gewisse Mängel auf. Das Bestreben nach Gleichförmigkeit und Zuverlässigkeit in bezug auf die allgemein interessierenden Fragen dieses Abschnittes hat dazu geführt, daß wir im vorliegenden Jahrbuch brauchbare Vergleichszahlen verwenden konnten. In den Sitzungen der Tuberkulosereferenten der Länder und von West-Berlin im Nov. 1951 und Dez. 1952 sind die betreffenden Fragen so formuliert worden, daß in Zukunft Mißverständnisse weitestgehend vermieden werden, aber erst für die Jahre 1952 und 1953 kann auf Grund der neuen Fragebogen weitere Genauigkeit der Berichte erwartet werden. Tab. 10 gibt die Zahl der Fürsorgestellen, und zwar der Haupt- und Nebenstellen und des Personales der Fürsorgestellen in den einzelnen Ländern des Bundesgebietes und in West-Berlin wieder. Im Bundesgebiet werden z. Z. 473 Haupt-Fürsorgestellen gezählt. Da sich im Bundesgebiet (ohne West-Berlin) 467 Gesundheitsämter befinden und nach den bisherigen gesetzlichen Bestimmungen jedes Gesundheitsamt nur eine Hauptfürsorgestelle haben soll, ist es fraglich, ob die in Tab. 10 für die Hauptfürsorgestellen angegebenen Zahlen richtig sind.

Tabelle 10. *Personal der Fürsorgestellen 1951.*
Entnommen aus den Länderstatistiken.

Länder	Fürsorgestellen 1951		Fürsorgeärzte		1 Tbc.-Fürsorgearzt auf ..... Einwohner		Zahl der Fürsorgerinnen 1951		1 Fürsorgerin auf ..... Einwohner 1951
	Hauptstelle	Nebenstellen	1950	1951	1950	1951	Allgemeine	Tbc.-Fürsorg.	
Schleswig-Holstein	20	32	59	55	43200	45838	124	24	17034
Hamburg	14	—	15	16	108500	102473	15	61	21600
Niedersachsen	69	71	134	146	50262	46557	433	36	14493
Nordrhein-Westfal.	93	260	263	256	49801	51899	1211	87	10356
Bremen	3	—	7	11	79500	52108	72	11	6906
Hessen	45	19	59	72	73060	60684	179	30	20905
Bayern	127[1]	14[1]	66	65	138816	140400	559	36	15338
Rheinland-Pfalz	38	14	54	52	56012	59191	138	15	20118
Baden	18	1[2]	13	14	103908	98141	52	16	20206
Württemberg-Baden	29	14	39	40	100342	99070	85	28	38479
Württemberg-Hohenzollern	17	—	22	14	57076	86810	47	4	23775
Bundesgebiet	473	425	731	741	65247	65190	2915	348	14804
West-Berlin	12	—	34	33	61000	63100	8	103	18750

[1] Ergebnisse für 1952. — [2] Univ.-Kinderklinik.

Die *Zahl der Ärzte in den Tuberkulosefürsorgestellen* hat sich seit 1950 nach Tab. 10 nur wenig geändert. 1 Fürsorgearzt kam im Jahre 1950 im Bundesgebiet auf 65247 Einwohner, 1951 auf 65190. In Tab. 11 sind die Ärzte der Tuberkulosefürsorgestellen nach Lungenfachärzten und Nichtlungenfachärzten gegliedert.

Nach dieser Zusammenstellung liegt die Zahl der Nichtlungenfachärzte wesentlich höher als die Zahl der Fachärzte. Gemäß den Fortschritten der Diagnostik der Lungentuberkulose ist es wünschenswert, daß vorwiegend Lungenfachärzte mit der Betreuung der Lungentuberkulösen in den Fürsorgestellen beauftragt werden. Nichtlungenfachärzte müssen ihre ärztliche Tätigkeit häufig vielen anderen Teilgebieten im Gesundheitsamt widmen, auf welchen sie über ebenso viele diagnostische Kenntnisse verfügen müssen wie die betreffenden Fachärzte; häufig dürfte ihnen daher die Zeit fehlen, die Tuberkulose-Fachzeitschriften und neu erscheinende Bücher in der erforderlichen Weise durchzuarbeiten und ihre Kenntnisse fortlaufend zu ergänzen. Selbstverständlich eignet sich nicht jeder Lungenfacharzt für die Tätigkeit als Fürsorgearzt, weil neben der röntgenologischen und klinischen Diagnostik wesentlich die seuchenhygienische Beurteilung für die Tuberkulosefürsorge maßgebend ist. Deshalb lautete eine frühere Entschließung des DZK, daß für Tuberkulosefürsorgeärzte Kenntnisse in Diagnostik *und* Therapie Voraussetzung sind und außerdem in ebendemselben Maße sozialhygienische Kenntnisse. Anerkennung als Lungenfacharzt wurde in dieser Entschließung nicht unbedingt gefordert.

Tabelle 11. *Ärzte in den Tuberkulose-Fürsorgestellen 1951.*
Entnommen aus den Länderstatistiken 1951.

Länder	Gesamtzahl der Ärzte	davon Lungenfachärzte				Nichtlungenfachärzte			
		hauptamtlich als Tbc.-Fürsorgeärzte	hauptamtlich in freier Praxis	hauptamtlich in Heilstätten und Krank.-häusern	Ärzte des öffentl. Gesundheitsdienstes	hauptamtlich als Tbc.-Fürsorgeärzte	hauptamtlich in freier Praxis	hauptamtlich in Heilstätten und Krank.-häusern	Ärzte des öffentl. Gesundheitsdienstes
Schleswig-Holstein	55	7	—	6	4	6	—	10	22
Hamburg	16	14[1]	—	—	—	2	—	—	—
Niedersachsen	146	9	22	17	4	8	11	9	66
Nordrhein-Westfalen	256	18	4	12	20	40	12	8	142
Bremen	11	5	2	—	1	1	—	—	2
Hessen	72	10	13	15	3	9	—	3	19
Bayern	65	41	10	14	—	—	—	—	—
Rheinland-Pfalz	52	15	2	10	1	14	1	2	7
Baden	14	11	—	—	—	2	—	1	—
Württemberg-Baden	40	30	7	1	2	—	—	—	—
Württemberg-Hohenzollern	14	6	2	1	3	—	1	—	1
Bundesgebiet	741	166	62	76	38	82	25	33	259
Berlin	33	8	3[2]	—	—	15	5	—	2
Bundesgebiet + Berlin	774	174	65[3]	76	38	97	30	33	261

[1] dazu ein Facharzt für Orthopädie; [2] Gesamtzahl nebenamtlich, Sparten nicht angegeben
[3] einschl. 3 nebenamtlich Berlin (Gesamtzahl).

Die *Zahl der Fürsorgerinnen in der Tuberkulosefürsorge im* Bundesgebiet hat sich von 1950 zu 1951 von 3071 auf 3263 erhöht. In Tab. 10 sind die Fürsorgerinnen gegliedert in solche für allgemeine bzw. Familien-Fürsorge und in solche für die Tuberkulosefürsorge im besonderen, sog. Spezialfürsorgerinnen. 1950 kam 1 Fürsorgerin auf 15600 Einwohner im Bundesgebiet, 1951 1 Fürsorgerin auf 14804 Einwohner im Bundesgebiet. Hamburg ist im Begriff, in der Tuberkulosefürsorge die allgemeinen Fürsorgerinnen durch Spezialfürsorgerinnen zu ersetzen, daher in der Tabelle für Hamburg die hohe Zahl von 61 Fachfürsorgerinnen gegen 15 allgemeine Fürsorgerinnen — von 200 Familienfürsorgerinnen in Hamburg sind nur 15 zugleich in der Tuberkulosefürsorge eingesetzt.

Die *Maßzahlen für das Personal* in den Tuberkulosefürsorgestellen lauteten (gemäß Erlaß des ehemaligen Reichsministers des Innern):

in der Stadt 1 Fürsorgerin auf 6000 Einwohner,
auf dem Land 1 Fürsorgerin auf 10000 Einwohner,
1 techn. Assistentin auf 50000—75000 Einwohner,
1 weitere techn. Assistentin auf 75000—150000 Einwohner,
1 dritte techn. Assistentin für mehr als von 150000 Einwohner.

GRIESBACH rechnet in seinem Buch „Die Tuberkulosebekämpfung" 2. Aufl. S. 99 (1948)

1 Fachfürsorgerin auf 60000 Einwohner.

Einige Großstädte rechnen

1 Fachfürsorgerin auf 20000 Einwohner, andere auf 30000.

In anderen Großstädten sind die Fachfürsorgerinnen nur im Innendienst beschäftigt und machen nur den ersten Besuch bei der betreffenden Familie; die weiteren Besuche werden von der Familienfürsorgerin erledigt.

2. Gesamtzahl der Erstuntersuchungen im Verhältnis zum Personal der Fürsorgestellen.

Die „Erstuntersuchungen" betreffen die Gesamtzahl sämtlicher Besucher der Tuberkulosefürsorgestellen, welche 1951 zum ersten Male in der Tuberkulosefürsorgestelle untersucht wurden, und zwar tuberkulosekranke, tuberkuloseverdächtige, nichttuberkulöse und gesunde Personen. Die Zahlen der Tab. 12 geben einen Überblick über die Beanspruchung der Fürsorgestellen der Länder der Bundesrepublik Deutschland und von West-Berlin durch erstmalige Untersuchungen.

Tabelle 12. *Erstuntersuchungen aller Art [Gruppen I (a—d), II (a—d), III und IV] absolut und auf 10000 Einwohner und im Vergleich zum Personal der Fürsorgestellen 1951.*
Entnommen aus den Länderstatistiken 1951.

Länder	Erstuntersuchungen	Erstuntersuchungen auf 10000 Einwohner	1 Arzt auf ...... Erstuntersuchungen	1 Fürsorgerin auf .... Erstuntersuchungen
Schleswig-Holstein	85 703	340	1560	579
Hamburg	51074	312	3192	672
Niedersachsen	210641	309	1440	448
Nordrhein-Westfalen	225604	168	870	174
Bremen	13749	240	1250	166
Hessen	97546	223	1355	466
Bayern	180428	198	2775	303
Rheinland-Pfalz	57936	188	1112	378
Württemberg-Baden	123852	312	3090	1090
Baden	12166	88	869	179
Württemberg-Hohenzollern	29526	243	2105	579
Bundesgebiet	1088225	227	1462	333
West-Berlin	15714	72	477	142

Die Fragen dieser Tabelle sind von den einzelnen Ländern noch nicht gleichmäßig eindeutig beantwortet worden, was bei der Berechnung im Vergleich zur Einwohnerzahl usw. hervortritt; z. B. sind die Zahlen für Baden und West-Berlin sicher viel zu niedrig. Immerhin entsprechen diese Zahlen ungefähr denjenigen für das Jahr 1950 und betragen ein Vielfaches derjenigen des Jahres 1937/38 (s. Tbc.-Jb. 1950/51, S. 48).

3. Röntgenleistungen in den Tuberkulose-Fürsorgestellen.

Nach Tab. 13 sind auch im Jahre 1951 die Röntgenleistungen — gemessen an der Zahl der Durchleuchtungen auf 10000 Einwohner — in den einzelnen Ländern des Bundesgebietes noch sehr unterschiedlich, wenn auch der Gesamtdurchschnitt gegenüber 1950 unverändert ist. Wie bereits im Tbc.-Jb. 1950/51 dargestellt, kommt es zur Beurteilung der Leistungen einer Tuberkulose-Fürsorgestelle wesentlich auf das *Verhältnis der angefertigten Großaufnahmen zur Zahl der Durchleuchtungen* an. Als wünschenswerte Verhältniszahl nehmen wir jetzt *1 Großaufnahme auf 4 Durchleuchtungen* an. Nach Tab. 13 hat sich das Verhältnis der Großaufnahmen zu den Durchleuchtungen noch nicht wesentlich gebessert.

Tabelle 13. *Röntgen-Leistungen der Tuberkulose-Fürsorgestellen 1951.*
Entnommen aus den Länderstatistiken 1951.

Länder	Sprechstunden-durchleuchtungen (Erst- u. Kontroll-untersuchungen)		Durch-leucht. auf 10000 Einw.		Großaufnahmen		Durchleuch-tungen: Groß-aufnahmen		Reihen-durch-leuchtung. außerhalb d. Sprech-tage	Schicht-aufnahmen
	1950	1951	1950	1951	1950	1951	1950	1951		
Schleswig-Holstein	217560	223551	860	885	26210	26652	8:1	8:1	68794	655
Hamburg	136193	138169[1]	840	845	25270	27884	5:1	5:1	—	988
Niedersachsen	455207	437163	671	644	46248	49240	10:1	9:1	60178	901
Nordrhein-Westfalen	631011	657251	484	488	97245	123394	6:1	5:1	204381	2164
Bremen	51303	57102	910	996	3815	6682	13:1	9:1	13021	2488
Hessen	225712	208179	523	477	15178	16740	15:1	12:1	29907	—
Bayern	—	476869	—	521	30377	31975	—	15:1	121726	—
Rheinland-Pfalz	119804	131378	396	427	23535	—	5:1	—	61483	—
Baden	92000	97829	680	711	7850	9235	12:1	11:1	—	—
Württembg.-Baden	275416	285238	704	715	39945	60376	7:1	5:1	39974	—
Württembg.-Hohenzoll.	66832	74524	533	615	5502	6156	11:1	12:1	4431	—
Bundesgebiet	2271038[2]	2787253	660[2]	665	321175	358334[3]	—	—	603895[4]	—
West-Berlin	140683	148618	655	687	16760	16039	8:1	9:1	19893	—

[1] Sprechstundendurchleuchtungen und Reihendurchleuchtungen zusammengefaßt.
[2] ohne Bayern. [3] ohne Rheinland-Pfalz. [4] ohne Hamburg und Baden.

Zu begrüßen ist, daß die Fürsorgestellen beginnen, ihre Röntgendiagnostik durch *Schichtaufnahmen* zu ergänzen.

In 3 Fürsorgestellen Hamburgs ist man dazu übergegangen, für die Umgebungsuntersuchungen usw. die Durchleuchtungen durch Schirmbilder 70 × 70 mm, aufgenommen mit Hilfe einer Spiegel-Kamera, zu ersetzen. Es hat sich inzwischen herausgestellt, daß sich das von Prof. Hein auf der Tuberkulose-Tagung in Bad Kissingen 1950 propagierte *Schirmbildmittelformat* an Stelle der Großaufnahmen durchaus bewährt hat. Durch Verwendung des Schirmbildes 70 × 70 mm werden große Kosten für Röntgenmaterial gespart, welche zweckmäßigerweise für gezielte, Quer-, Schräg- und Schichtaufnahmen Verwendung finden können. Wir kennen Fälle, wo auf der Großaufnahme infraclaviculär oder auch anderswo nur eine wolkige Trübung festzustellen war; weil es sich in den betreffenden Fällen um Lehrer handelte, wurden Schichtaufnahmen angefertigt, welche eine Kaverne offenbar werden ließen. Prof. DE ABREU, Rio de Janeiro, fordert eine Schichtaufnahme in jedem Fall, wo eine Großaufnahme keinen wirklich eindeutigen Befund ergibt (s. darüber auch Rundschreiben des DZK vom 18. 10. 1952 betr. Auszug aus NAPT „Erfahrungen mit der Odelca-Spiegelkamera für Röntgenkleinbildaufnahmen").

4. Laboratoriumsuntersuchungen in den Tuberkulose-Fürsorgestellen.

Tab. 14 gibt ein Bild über die Zahl der verschiedenen Laboratoriumsuntersuchungen in den Fürsorgestellen 1951; die Zahlen sind für die einzelnen Länder recht unterschiedlich. Nach H. SCHMIDT könnten etwa 47,3% der Offentuberkulösen bereits wesentlich früher als solche erkannt werden, wenn *frühzeitig* eine *Sputumuntersuchung* durchgeführt worden wäre. Allein von den Ergebnissen der Sputumuntersuchungen hängt es ab, ob ein Fall von aktiver Tuberkulose in die Gruppen Ia, Ib oder Ic einzureihen ist. — Im Bundesgebiet kommen im Durchschnitt *auf 10000 Einwohner genau wie 1950 56 Sputumuntersuchungen.* Wie die Tabelle

Tabelle 14. *Laboratoriumsuntersuchungen in den Tuberkulosefürsorgestellen 1951.* Entnommen aus den Länderstatistiken 1951.

Länder	Sputum-untersuchungen	auf 10000 Einwohner	Kehlkopf-abstriche	Magensaft-untersuchungen	Tier-versuch	Sputumuntersuchungen bezogen auf:[1] Ia+Ib-Bestand	Ia–Ic-Bestand	Blut-senkungen	Blutbilder	Tuberkulinproben (i. d. Fürsorgestelle)
	1	2	3	4	5	6	7	8	9	10
Schleswig-Holstein	22674	90,0	711		44	2,78	0,74	52416	3093	24264
Hamburg	10498	64,1				1,51	0,40	12638	211	9005
Niedersachsen	47117	69,3	242	135	2352	2,19	0,80	74030	5691	31627
Nordrhein-Westfalen	63561	47,3	2653	306	981	1,62	0,54	176792	16715	316157
Bremen	3253	56,7	188	91	173	1,51	0,45	7109	4881	2524
Hessen	18109	41,4				1,86	0,66	25306	1484	67827
Bayern	54444	59,7				2,04	0,82	49879	2332	89922
Rheinland-Pfalz	15124	49,2				1,85	0,65	44403	3113	18501
Württembg.-Baden	25178[2]	63,4				2,18	0,73	42345	4740	52228
Baden	2035	14,8				0,68	0,26	8642	274	4465
Württembg.-Hohenzoll.	6020	49,6				2,61	0,81	8049	428	35642
Bundesgebiet	268013	56,0				1,90	0,93	501609	42962	652162
West-Berlin[3]	31767	46,8	3085	405	481	2,74	1,07	25927	3018	5707

[1] auf 1 Kranken kommen 1951 ... Sputumuntersuchungen.
[2] einschließlich Kehlkopfabstrichen und Magensaftuntersuchungen.
[3] Angaben nur von 11 Fürsorgestellen (ohne Tempelhof; 123000 Einwohner).

zeigt, werden die Sputumuntersuchungen mit der Färbemethode (Direktverfahren, Objektträgerausstrich) in einigen Ländern bereits durch Kultur oder Tierversuch oder durch beide Verfahren zugleich ergänzt (s. dazu die „Leitsätze betr. Notwendigkeit des Kulturverfahrens für den Nachweis von Tuberkelbakterien", Tbc.-Jb. 1950/51, S. 229). In den Spalten 6 und 7 der Tab. 14 ist berechnet worden, wie häufig bei den Personen mit „ansteckender" Tuberkulose (Ia + Ib-Fälle) und bei den Personen mit einer aktiven Lungentuberkulose überhaupt (Ia — Ic) im Jahre 1951 eine Auswurfuntersuchung erfolgt ist. Die entsprechenden Zahlen für 1950 lauteten: für die Ia + Ib-Gruppe 1,85, für die Ia — Ic-Gruppe 0,60. Die Sputumuntersuchungen sind 1951 bei den Tuberkulosekranken immerhin etwas häufiger vorgenommen worden als 1950. Die in Tab. 14, Spalte 1, verzeichnete Anzahl von Sputumuntersuchungen bezieht sich nur auf die Untersuchungen, welche in der Fürsorgestelle selbst vorgenommen oder von der Fürsorgestelle veranlaßt worden sind. Die Tab. 15 gibt einen Überblick über die Auswurfuntersuchungen in den *Medizinal-Untersuchungsämtern* des Bundesgebietes im Jahre 1951.

Tabelle 15. *Sputumuntersuchungen in den Medizinal-Untersuchungsämtern 1951.*

Länder	Auswurf	positiv	Kultur	positiv	Tierversuch	positiv
Bayern	49909	5785	6767	721	3069	345
Schleswig-Holstein	28676	3379	4033	264	2441	290
Hamburg	5061	658	1237	431	252	107
Rheinland-Pfalz	18387	2850	2339	46	542	50
Berlin	78337	14491	4749	731	771	92
Niedersachsen	99358	13080				
Nordrhein-Westfalen[1]	137925	22927	9176	1412	134	13
Summe	417653	63170 =15,2%	28301	3605 =12,7%	7209	897 =12,4%

[1] mit und ohne Anreicherung.

Für die Zukunft ergibt sich die Notwendigkeit, Sputumuntersuchungen viel mehr als bisher vorzunehmen. Bei etwa 30% der Offentuberkulösen, die während der Heilstättenkur negativ geworden waren, wurden früher nach 6—9 Monaten wieder Tuberkelbacillen nachgewiesen (BRAEUNING u. a.). Jetzt werden Offentuberkulöse in den Heilstätten bei der Behandlung mit den neuen Chemotherapeutika, vor allem mit Hilfe der Isoniazide, häufiger bacillennegativ als früher; Rückfälle in „offene" Tuberkulose findet man jetzt aber bis zu 50%. Es ist beobachtet worden, daß Patienten während der Behandlung mit Isoniaziden in der Heilstätte bacillenfrei und trotz der weiteren Isoniazid-Therapie nach einigen Monaten wieder bacillär wurden. Das Auftreten von Resistenzen der Tuberkelbakterien gegenüber den Chemotherapeutika ist leider eine nicht zu leugnende Tatsache; 3 Monate nach Streptomycin- und auch Isoniazid-Behandlung haben die Patienten zu $66^2/_3$ bzw. 80% resistente Tuberkelbakterien im Sputum. Wenn solche bacillennegativ gewordenen Patienten nach Hause entlassen werden, nehmen sie häufig als Kranke mit geschlossener Tuberkulose ihre Arbeit wieder auf. *Wenn nicht bei solchen ehemals Offentuberkulösen mindestens zweimonatlich das Sputum nachgeprüft wird, so hat man keine Gewähr, daß solche Patienten nicht etwa wieder zu Infektionsquellen geworden sind und zu Ansteckungen zu Hause oder an der Arbeitsstelle führen können.*

Auch die Zahlen der *Blutsenkungen* und *Blutbilder* sind noch uneinheitlich. Erfreulich ist, daß Zahlen für die *Tuberkulinproben* angegeben wurden, welche in den Fürsorgesprechstunden gemacht wurden; freilich ist nicht ersichtlich, ob die Tuberkulinproben nur bei Kindern oder auch bei Erwachsenen durchgeführt worden sind. Auch bei den Erwachsenen dient die Tuberkulinprobe u. U. zur Klärung der Differentialdiagnose gegenüber anderen Lungenerkrankungen wie BOECKsche Krankheit, Pilzerkrankungen der Lunge, Bronchektasen. Noch immer scheinen manche Ärzte zu glauben, daß bei Erwachsenen eine Tuberkulinprobe überflüssig sei, weil angeblich alle Erwachsenen tuberkulinpositiv reagieren. Wir haben auf diese Tatsachen in dem Merkblatt „Über die Notwendigkeit der Anstellung einer Tuberkulinprobe bei den im Gesundheitsdienst und in der Wohlfahrtspflege tätigen Personen" hingewiesen. In diesem Merkblatt ist auch eine Tabelle über die Häufigkeit einer positiven Tuberkulinprobe in den einzelnen Altersklassen aufgezeichnet (s. S. 185).

Anmerkung: Zum Vergleich mit den Zahlen der Leistungen in deutschen Tuberkulosefürsorgestellen fügen wir einige aus der schwedischen Tuberkulosefürsorge bei (Tab. 16). Schweden hatte 1951 7073062 Einwohner. Die Zahlen für 1951 sind folgende:

Erstuntersuchungen . . . . 150258, auf 10000 Einwohner 212,0,
Sputum- und Magensaftuntersuchungen . . . 45503, auf 10000 Einwohner 64,3,
Röntgenleistungen . . . . 567569, auf 10000 Einwohner 802,0,
(Durchleuchtungen und Großaufnahmen im Bundesgebiet auf 10000 Einwohner 651).

In Schweden wie in den anderen nordischen Ländern sind häufig die *routinemäßigen Durchleuchtungen in den Fürsorgestellen* durch das Mittelschirmbildformat 70×70 mm ersetzt; das gleiche Verfahren wird in der Hauptfürsorgestelle von Rio de Janeiro angewandt.

Tabelle 16. *Leistungen in der Tbc.-Fürsorge in Schweden.*
Entnommen aus: "Report on the activity in tuberculosis institutions and dispensaries in Sweden during the year 1951, Tab. 3".

Jahr	Neu-untersuchungen	Kontroll-untersuchungen	Sputum- und Magensaft-untersuchungen	Sputum bezogen auf 1000 Neu-untersuchungen	Tuberkulin-Proben	Röntgenleistungen	
						insgesamt	auf 10000 Einwohner
1948	128516	201547	33972	2,64	590148	458332	666
1949	134562	210272	36057	2,68	607264	473887	681
1950	136067	218911	40906	3,01	571769	503865	718
1951	150258	237477	45503	3,03	535181	567569	802

C. Die Tuberkulose-Morbidität 1951 im Bundesgebiet und in West-Berlin.

1. Die Anzeige- bzw. Meldepflicht betr. Krankheitsfälle von Tuberkulose; Gliederung der Tuberkulose-Morbiditäts-Statistik nach fürsorgerischen Gesichtspunkten.

In Deutschland war die *Anzeigepflicht* betr. Tuberkulose durch die Verordnung zur Bekämpfung übertragbarer Krankheiten vom 1. 12. 1938 für den gesamten Bereich des Deutschen Reiches neu geordnet worden. Anzeigepflichtig war damit jede Erkrankung, jeder Verdacht einer Erkrankung und jeder Sterbefall an

a) ansteckender Lungen- und Kehlkopftuberkulose, b) Hauttuberkulose, c) Tuberkulose anderer Organe. Im Jahre 1946 ist die Anzeigepflicht gemäß Verlangen der alliierten Militärregierungen *auf alle Formen aktiver Tuberkulose* ausgedehnt worden (mit Ausnahme von Württemberg-Hohenzollern) — s. darüber Tbc.-Jb. 1950/51, S. 51.

Nicht zu verwechseln mit den „anzeigepflichtigen" Tuberkulosefällen sind die von den Gesundheitsämtern an die vorgesetzten Behörden und Statistischen Landesämter weiterzugebenden *Meldungen von Tuberkulosefällen*; ein „angezeigter" Tuberkulosefall ist nur als „aktiv" usw. weiterzumelden, nachdem das Gesundheitsamt die Diagnose bestätigt oder selbst gestellt hat. Seit 20 Jahren wird in Deutschland die *Krankheitsstatistik für die Tuberkulose* nach folgenden Gruppen geführt:

a) Fürsorgefälle

Gruppe Fa oder Ia = ansteckende Lungentuberkulose mit Bacillennachweis,
Gruppe Fb oder Ib = ansteckende Lungentuberkulose ohne Bacillennachweis,
Gruppe Fc oder Ic = aktive, nicht ansteckende Lungentuberkulose,
Gruppe Fd oder Id = aktive Tuberkulose anderer Organe.

b) Überwachungsfälle

Gruppe Üa oder IIa = klinisch geheilte Lungentuberkulose,
Gruppe Üb oder IIb = klinisch geheilte Tuberkulose anderer Organe,
Gruppe Üc oder IIc = exponierte und exponiert gewesene Gesunde,
Gruppe Üd oder IId = unentschiedene Diagnosen.
Gruppe III = nicht-tuberkulöse Erkrankung der Atmungsorgane.
Gruppe IV = Gesunde.

Siehe dazu die Drucksachen des DZK „Erläuterungen zur Führung der Tuberkulosestatistik in den Gesundheitsämtern" (Tbc.-Jb. 1950/51, S. 223), „Gesichtspunkte zur Nomenklatur bei der Begutachtung der Tuberkulose als Berufskrankheit" (Tbc.-Jb. 1950/51, S. 235).

Das Bundesinnenministerium hat diese „Erläuterungen" und den „SCHRÖDERschen Diagnoseschlüssel" (Tbc.-Jb. 1950/51, S. 19), welcher die Qualitätsdiagnose der Tuberkulose betrifft, zur Verwendung für hollerithmäßige Auswertung im Jahre 1952 neu herausgegeben. Wortlaut s. S. 203.

Die *National Tuberculosis Association* in USA verwendet seit über 10 Jahren eine *Klassifizierung der Lungentuberkulose*, welche sich international durchzusetzen scheint; sie ist an die bekannten Einteilungen der Lungentuberkulose von TURBAN und BRAEUNING angelehnt und betrifft nur die Röntgendiagnostik der Lungentuberkulose; zum Verständnis der Vorträge über „Die Behandlung und Prognose der minimalen Herde bei der Lungentuberkulose" auf der Internationalen Tuberkulose-Konferenz in Rio de Janeiro wird diese Klassifikation im Anhang auf S. 182 aufgeführt.

2. Bestätigte Neuerkrankungen an aktiver Tuberkulose und Bestand der an aktiver Tuberkulose Erkrankten im Jahre 1951.

Als bestätigte Neuerkrankungen (auch als bestätigte Neumeldungen oder Neuzugänge bezeichnet) an aktiver Tuberkulose werden nur die Fälle in die Liste der Gesundheitsämter eingetragen, bei denen die Tuberkulose-Fürsorgestelle die Diagnose „aktive Tuberkulose" zu irgendeinem Zeitpunkt gestellt oder bestätigt hat. Wenn ein Krankheitsfall während der Beobachtung in der Tuberkulose-Fürsorgestelle wegen Änderung des Befundes in eine andere Krankheitsgruppe überwiesen werden muß, so wird er nicht mehr als „Neuzugang" bezeichnet, sondern als *Übergangsfall*; er erscheint in der neuen Krankheitsgruppe als „Zugang aus anderen Krankheitsgruppen" (s. S. 71).

Der *Bestand der an aktiver Tuberkulose Erkrankten* stellt sozusagen die Bilanz der Fürsorgestelle am *Ende des Berichtsjahres* dar, dieses bezieht sich also im vorliegenden Jahrbuch auf den 31. 12. 1951. Der Bestand errechnet sich aus folgenden Gruppen:

Bestand des Vorjahres
abzüglich: Abgang durch Tod,
Abgang durch Wegzug,
Übergang in andere Krankheitsgruppen,
aus der Beobachtung entwichen;
zuzüglich: bestätigte Neuerkrankungen,
Übergangsfälle aus anderen statistischen Gruppen,
Überweisungsfälle aus anderen Gesundheitsämtern.

Tab. 17 gibt die Zahlen der *bestätigten Neuerkrankungen* an aktiver Tuberkulose und die Tab. 18 den *Bestand an Personen mit aktiver Tuberkulose* im Bundesgebiet und West-Berlin 1951 wieder. Die Verhältniszahlen befinden sich in dem unteren Teil der Tabellen. Kursiv gedruckt sind zum Vergleich die entsprechenden Zahlen aus 1950; sie weichen teilweise um ein geringes von den entsprechenden Zahlen im Tbc.-Jb. 1950/51 ab, da in der Zwischenzeit durch Nachmeldungen Berichtigungen vorgenommen werden mußten.

Bestätigte Neuerkrankungen wurden danach im Bundesgebiet 117546 verzeichnet gegen 122928 (1950) und 147001 (1949) bzw. nach Verhältniszahlen 25,1/10000 gegen 26,5 (1950) und 33,0 (1949). Die Zahlen der bekanntgewordenen Neuerkrankungen sind also etwas im Abnehmen begriffen.

Der *Gesamtbestand* an Personen mit aktiver Tuberkulose im deutschen Bundesgebiet ist von 498173 (1950) auf *487409 (1951)* abgesunken bzw. von 104,0 auf 100,9/10000 Einwohner. Der Bestand an *bacillären* Lungentuberkulosen hat sich von 89575 auf 94688 im Bundesgebiet bzw. im Bundesgebiet mit West-Berlin von 97957 (1950) auf 103473 *erhöht*, und die **Gesamtzahl der „ansteckenden" Lungentuberkulosen** beträgt für das Bundesgebiet und West-Berlin **jetzt 154354 gegen 150636 (1950).** Aus diesen Bemerkungen geht bereits hervor, daß der Anstieg des Bestandes an ansteckenden Lungentuberkulösen nicht allein von der Zahl der Neuerkrankungen dieser Gruppen, sondern auch noch von anderen Faktoren abhängt. Wie wir bereits im Tbc.-Jb. 1950/51 zum Ausdruck gebracht haben, mehren sich von Jahr zu Jahr die *Übergänge* aus anderen Krankheitsgruppen in die Gruppe der ansteckenden Tuberkulosen; in dem Abschnitt B 4 haben wir bei der Besprechung der Wirkung der neuen Chemotherapeutika — insbesondere auch der Isoniazide — bereits darauf aufmerksam gemacht, daß Rückfälle von „geschlossenen" Tuberkulosen usw. in „offene" gerade beim Gebrauch der neuen Chemotherapeutika öfter als vermutet bekanntgeworden sind.

Im Tabellenanhang sind in Tab. III für die Bundesrepublik Deutschland die Relativzahlen für Neuerkrankungen und Bestand *vierteljahresweise* für 1951 und 1952 wiedergegeben (für 1952 nur als *vorläufige* Zahlen).

Tabelle 17. *Bestätigte Neuerkrankungen an aktiver Tuberkulose im Bundesgebiet und West-Berlin 1951.*
Angaben des Stat. Bundesamtes.

Länder	Tuberkulose						
	der Atmungsorgane					anderer Organe	insgesamt
	Ia-Fälle	Ib-Fälle	Ia + Ib-Fälle	Ic-Fälle	Ia—Ic-Fälle	Id-Fälle	Ia—Id-Fälle
Schleswig-Holstein .	1433	814	2247	6606	8853	1126	9979
Hamburg	918	445	1363	4602	5965	504	6469
Niedersachsen . . .	3962	2004	5966	12896	18862	2522	21384
Nordrhein-Westfal. .	7482	2055	9537	18004	27541	4627	32168
Bremen	245	156	401	1299	1700	326	2026
Hessen	1747	537	2284	4060	6344	1664	8008
Bayern[1]	3878	1594	5472	9902	15374	2182	17556
Rheinland-Pfalz . .	1507	767	2274	3560	5834	1371	7205
Baden-Württemberg[2]	2122	810	2932	7895	10827	1924	12751
Bundesgebiet[3] . . .	23294	9182	32476	68824	101300	16246	117546
dagegen 1950[4] . .	23227	10105	33332	73204	106536	16392	122928
West-Berlin	1643	1615	3258	4623	7881	625	8506
dagegen 1950[4] . .	1644	1725	3369	5667	9036	675	9711
Bundesgebiet und Berlin	24937	10797	35734	74447	109181	16871	126052
dagegen 1950[4] . .	24871	11830	36701	78871	115572	17067	132639
	Verhältniszahlen auf 10000 der Bevölkerung 1951 und *1950*[5]						
Schleswig-Holstein .	5,7 *6,0*	3,2 *3,3*	8,9 *9,3*	26,1 *26,9*	35,0 *36,2*	4,6 *4,5*	39,6 *40,7*
Hamburg	5,6 *5,5*	2,7 *4,0*	8,3 *9,5*	28,1 *31,6*	36,4 *41,1*	3,1 *3,1*	39,5 *44,2*
Niedersachsen . . .	5,9 *6,1*	3,0 *2,8*	8,9 *8,9*	19,1 *18,9*	28,0 *27,8*	3,7 *4,0*	31,7 *31,8*
Nordrhein-Westfalen	5,6 *5,5*	1,5 *1,9*	7,1 *7,4*	13,4 *14,6*	20,5 *22,0*	3,4 *3,5*	23,9 *25,5*
Bremen	4,3 5,0	2,7 *2,6*	7,0 *7,6*	22,6 *33,3*	29,6 *40,9*	5,7 *6,4*	35,3 *47,3*
Hessen	4,0 *4,4*	1,2 *1,5*	5,2 *5,9*	9,3 *11,0*	14,5 *16,9*	3,8 *3,9*	18,3 *20,8*
Bayern[1]	4,2 *4,1*	1,7 *1,8*	5,9 *5,9*	10,8 *12,0*	16,7 *17,9*	2,4 *2,4*	19,1 *20,3*
Rheinland-Pfalz . .	4,9 *4,8*	2,5 *2,6*	7,4 *7,4*	11,6 *11,8*	19,0 *19,2*	4,4 *4,7*	23,4 *23,9*
Baden-Württemberg[2]	3,2	1,2	4,4	12,1	16,5	3,0	19,5
Bundesgebiet[3+4] . .	5,0 *5,0*	2,0 *2,2*	7,0 *7,2*	14,7 *15,8*	21,7 *23,0*	3,4 *3,5*	25,1 *26,5*
West-Berlin	7,6 *7,7*	7,4 *8,1*	15,0 *15,8*	21,3 *26,5*	36,3 *42,3*	2,9 *3,2*	39,2 *45,4*
Bundesgebiet und Berlin[3+4]	4,9 *5,2*	2,1 *2,5*	7,0 *7,7*	14,7 *16,5*	21,7 *24,2*	3,3 *3,5*	25,0 *27,7*

[1] Ohne Lindau. [2] Ohne Reg.-Bez. Südwürttemberg-Hohenzollern. [3] Ohne Reg.-Bez. Südwürttemberg-Hohenzollern und Lindau. [4] Die Angaben für 1950 weichen teilweise von den Zahlen im Tuberkulose-Jahrbuch 1950/51 ab, da unterdessen durch Nachmeldungen Berichtigungen vorgenommen worden sind. [5] Zahlen J. 1950 kursiv.

Tab. IV und V betreffen die Zahlen der Neuerkrankungen für pulmonale und extrapulmonale Tuberkulosen in den einzelnen Ländern, die extrapulmonalen Tuberkulosen sind nach den einzelnen Formen aufgeteilt, in Tab. V auch die Relativzahlen, während in Tab. IV noch eine Unterteilung nach Kindern und Erwachsenen vorgenommen worden ist.

In Tab. VI—IX berichten die Länder Bayern, Hessen, Niedersachsen und Nordrhein-Westfalen über die *Bestandszahlen in ihren Regierungsbezirken.*

Wenn auch bereits ein Überblick der Tabellen 17 und 18 ersehen läßt, daß die Tuberkulose durchaus nicht gleichmäßig die einzelnen Länder des Bundesgebietes erfaßt, so zeigen die Übersichten über die Regierungsbezirke, daß auch in den

Tabelle 18. *Bestand der an aktiver Tuberkulose Erkrankten im Bundesgebiet Ende 1951.* Angaben des Stat. Bundesamtes.

Länder	Tuberkulose						
	der Atmungsorgane					anderer Organe	insgesamt
	Ia-Fälle	Ib-Fälle	Ia+Ib Fälle	Ic-Fälle	Ia—Ic-Fälle	Id-Fälle	Ia—Id-Fälle
Schleswig-Holstein	5095	3352	8447	23108	31555	4112	35667
Hamburg	4277	2638	6915	19167	26082	2800	28882
Niedersachs.	16049	6690	22739	39492	62231	10331	72562
Nordrhein-Westfalen	28391	13493	41884	83753	125637	24655	150292
Bremen	1468	989	2457	5800	8257	1123	9380
Hessen	7785	1962	9747	17767	27514	6117	33631
Bayern	15519	8328	23847	34233	58080	8171	66251
Rheinland-Pfalz	4952	3247	8199	15184	23383	5708	29091
Baden-Württembg.	11152	5936	17088	34585	51673	9980	61653
Bundesgebiet	94688	46635	141323	273089	414412	72997	487409
dagegen 1950	89575	47683	137258	286397	423655	74518	498173
West-Berlin	8785	4246	13031	20306	33337	3693	37030
dagegen 1950	8382	4996	13378	21296	34674	4512	39186
Bundesgebiet und Berlin	103473	50881	154354	293395	447749	76690	524439
dagegen 1950	97957	52679	150636	307693	458329	79030	537359
	Verhältniszahlen auf 10000 der Bevölkerung 1951 und *1950*[1]						
Schleswig-Holstein	20,5 *19,4*	13,4 *13,2*	33,9 *32,6*	92,8 *97,6*	126,7 *130,2*	16,5 *16,5*	143,2 *146,7*
Hamburg	25,8 *24,9*	15,9 *14,7*	41,7 *39,6*	115,6 *117,1*	157,3 *156,7*	16,9 *18,3*	174,2 *175,0*
Niedersachs.	23,6 *21,9*	9,8 *10,4*	33,5 *32,3*	58,1 *61,5*	91,5 *93,8*	15,2 *15,7*	106,7 *109,5*
Nordrhein-Westfalen	20,9 *20,3*	9,9 *10,5*	30,8 *30,8*	61,6 *68,5*	92,4 *99,3*	18,1 *19,2*	110,5 *118,5*
Bremen	25,3 *23,8*	17,0 *16,1*	42,3 *39,9*	99,8 *110,5*	142,1 *150,4*	19,3 *22,6*	161,4 *173,0*
Hessen	17,7 *18,4*	4,5 *5,0*	22,2 *23,4*	40,4 *41,9*	62,6 *65,3*	13,9 *14,0*	76,5 *79,3*
Bayern	16,9 *15,9*	9,1 *9,6*	25,9 *25,5*	37,3 *40,2*	63,2 *65,7*	8,9 *9,3*	72,1 *75,0*
Rheinland-Pfalz	15,9 *15,5*	10,4 *11,1*	26,3 *26,6*	48,8 *52,7*	75,1 *79,3*	18,3 *21,0*	93,4 *100,3*
Baden-Württembg.	16,9	9,0	25,9	52,5	78,4	15,1	93,5
Bundesgebiet	19,6 *18,8*	9,7 *9,9*	29,3 *28,7*	56,5 *59,8*	85,8 *88,4*	15,1 *15,6*	100,9 *104,0*
West-Berlin	40,4 *38,9*	19,6 *23,2*	60,0 *62,1*	93,5 *98,8*	153,5 *160,9*	17,0 *20,9*	170,5 *181,8*
Bundesgebiet und Berlin	20,4 *19,7*	10,1 *10,6*	30,5 *30,3*	58,2 *60,6*	88,6 *90,9*	15,2 *15,8*	103,8 *106,7*

[1] s. Fußnote [4] der Tab. 17.

einzelnen Teilen fast jedes einzelnen Landes die Tuberkulose verschieden häufig auftritt. Den Ursachen dieses Phänomens muß natürlich noch weiter nachgegangen werden, denn die Häufigkeit der Tuberkulose in den einzelnen Gebieten ist ein Maßstab dafür, welche Geldmittel zu einer Bekämpfung anzusetzen sind.

In Abb. 5 haben wir in Säulen für die Länder der Bundesrepublik Deutschland die Zahlen für die bestätigten Neuerkrankungen und des Bestandes (alle Tuberkuloseformen) für die Jahre 1947, 1950 und 1951 zusammengestellt (s. auch Tbc.-Jb. 1950/51, S. 54/56). Auch für das Jahr 1951 ist ein deutliches *Gefälle* der Ziffern sowohl für den Bestand als auch für die Neuerkrankungen *von Norden*

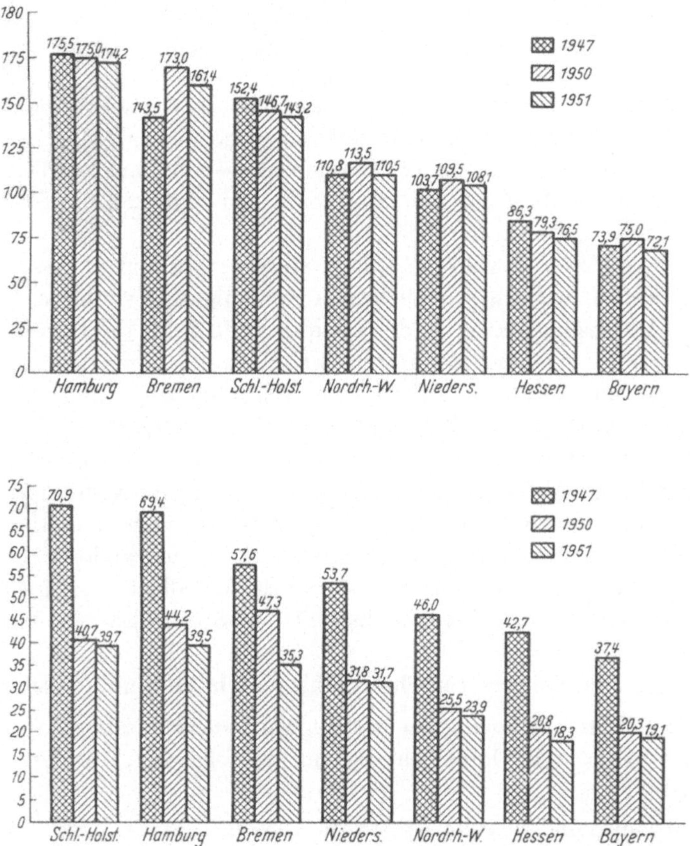

Abb. 5. Auch für 1951 zeigen die Relativzahlen des Bestandes (oben) und der Neuerkrankungen (unten) an Tuberkulose das bekannte Nord-Süd-Gefälle für die Länder des Bundesgebietes.

nach Süden wahrnehmbar — entsprechend werden wohl die erforderlichen Geldmittel zur Tuberkulosebekämpfung bemessen sein müssen. Verschiedene Zuschriften haben uns zu belehren versucht, daß dieses merkwürdige Nord-Südgefälle wohl mehr auf den Zufall und die Intensität der Erfassung zurückzuführen ist. Wie man aus den nächsten Kapiteln ersehen wird, haben wir verschiedenartige Kontrolluntersuchungen angestellt, welche bestätigen, daß im großen und ganzen die Morbiditäts-Ziffern doch ungefähr der Wirklichkeit entsprechen müssen.

Eine Zusamenfassung der Morbiditätsziffern im Deutschen Reich 1937/38 und im Bundesgebiet 1948, 1950 und 1951 zeigt Tab. 19. Die Ziffern von 1948 und 1950 sind bereits im Tbc.-Jb. 1950/51 angegeben. Für das Jahr 1937/38 haben wir neue

Tabelle 19. *Tuberkulose-Morbidität im Deutschen Reich und im Bundesgebiet auf 10 000 Einwohner. 1937/38, 1948, 1950 und 1951 auf 10 000 Einwohner.* Angaben des Stat. Bundesamtes Wiesbaden, 1948—1951. Angaben des Reichstuberkuloseausschusses, 1937/38.

Jahr	Neuerkrankungen				Bestand			
	Ia+Ib	Ic	Id	Ia—Id	Ia+Ib	Ic	Id	Ia—Id
1937/38	7,09	4,62	1,75	13,46	21,50	19,94	6,09	47,53
1948	9,04	30,34	5,75	45,13	25,18	67,31	14,45	106,94
1950	7,18	15,76	3,53	26,47	28,65	59,77	15,55	103,97
1951	6,93	14,69	3,47	25,09	29,24	56,51	15,10	100,85

Werte erhalten, welche vielleicht etwas genauer sind als die im Vorjahr angegebenen; eine Gewähr kann indessen auch jetzt nicht gegeben werden; vor allem ist zu berücksichtigen, daß 1937/38 für die geschlossenen Lungentuberkulosen noch keine Anzeigepflicht bestand und ihre Zahl nur auf den Feststellungen der Tuberkulose-Fürsorgestellen beruht.

Für West-Berlin weichen sowohl die Zahlen an Neuerkrankungen als auch die des Bestandes (Tab. 17 und 18) erheblich von denjenigen der übrigen Länder ab. Wir sind der Auffassung, daß einer der Hauptgründe dafür die Bevölkerungszusammensetzung von West-Berlin ist. Berlin hat sehr wenig jugendliche Personen (die nur *selten* an ansteckender Tuberkulose erkrankt sind) und viel ältere Personen (bei denen ansteckende Tuberkulose häufiger auftritt); s. dazu auch die Angaben über die Zusammensetzung der Bevölkerung von West-Berlin auf S. 114 und die zugehörige Abb. 1, ferner die Altersgliederung der Neuerkrankungen in Berlin in Tab. 7. Es müssen danach also in Berlin relativ mehr Fälle besonders an ansteckender Tuberkulose zu verzeichnen sein als in den anderen Ländern. Diese Tatsache ist auch eine Erklärung z. B. dafür, daß die allgemeine Mortalitätsziffer in Berlin höher liegt und ebenfalls das mittlere Sterbealter.

3. Gliederung der Tuberkulose-Morbiditätszahlen nach Alter und Geschlecht.

Eine eingehende Untergliederung der bestätigten *Neuerkrankungen* an aktiver Tuberkulose nach Alter und Geschlecht ist nur in folgenden Ländern vorgenommen worden:

Niedersachsen, absolute und relative Zahlen für 1950 u. 1951 Tab. 22
Berlin, absolute Zahlen für 1951 . . . . Tab. X (S. 123)
Bremen, ,, ,, ,, 1951 . . . . Tab. XI (S. 124)
Hamburg, ,, ,, ,, 1951 . . . . Tab. XII (S. 125)
Hessen, ,, ,, ,, 1951 . . . . Tab. XIII (S. 125)
Nordrhein-Westfalen, absolute Zahlen für 1951 . . . . . . Tab. XIV (S. 126)
Schleswig-Holstein, absolute u. relative Zahlen für 1951 Tab. XV u. XVI (S. 127)

Die Länder Bayern, Baden und Württemberg-Baden haben die Neuerkrankungen nur gegliedert in Kinder bis 15 Jahre und Erwachsene, männlich und weiblich, s. darüber die Tab. XVII (S. 128). Die *Bestandszahlen* konnten altersgegliedert für 1951 nur für Schleswig-Holstein erlangt werden (Tab. 20 und 21). Vergleicht man all diese Ziffern für 1951 mit denjenigen von 1950 (s. Tab. 20 und Tbc.-Jb. 1950/51), weiterhin auch die Kurven der Abb. 6 miteinander, so muß man feststellen, daß von 1950 zu 1951 keine wesentliche Änderung im Gefüge der Ziffern der *Neuerkrankungen* an Tuberkulose zu verzeichnen ist;

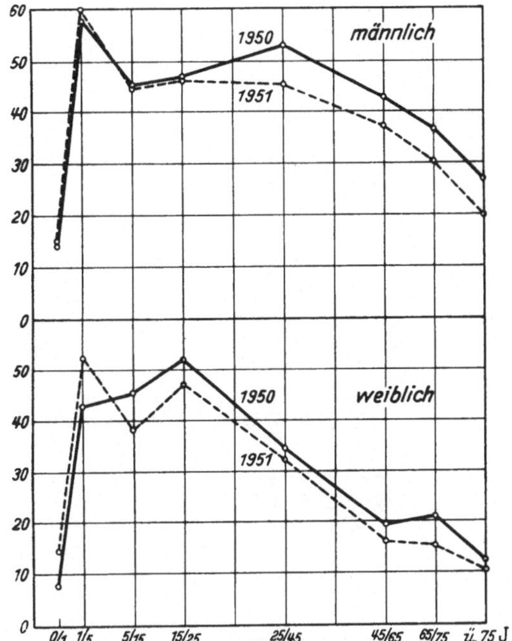

Abb. 6. Tuberkulose-Neuerkrankungen 1950—51 auf 10000 Einwohner in Schleswig-Holstein (Ia—Ic-Fälle).

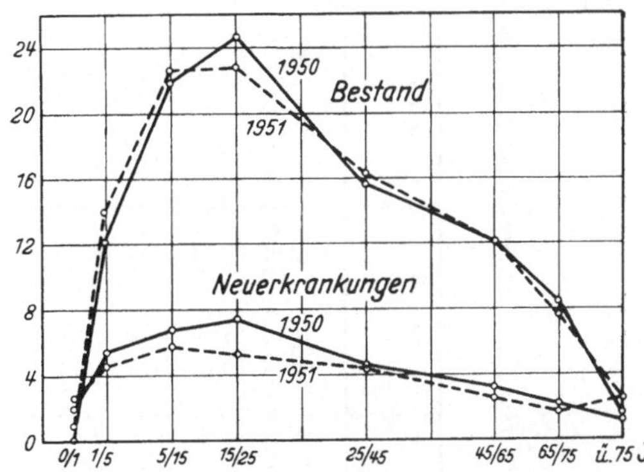

Abb. 7. Bestand und Neuerkrankungen an extrapulmonaler Tbc. (m) auf 10000 Einwohner in Schleswig-Holstein 1950/51.

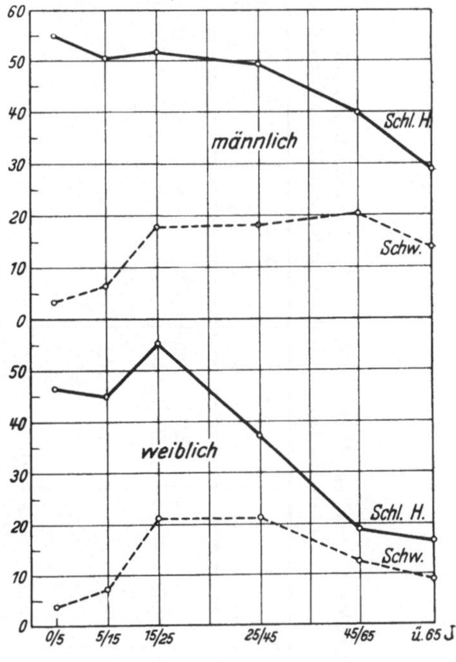

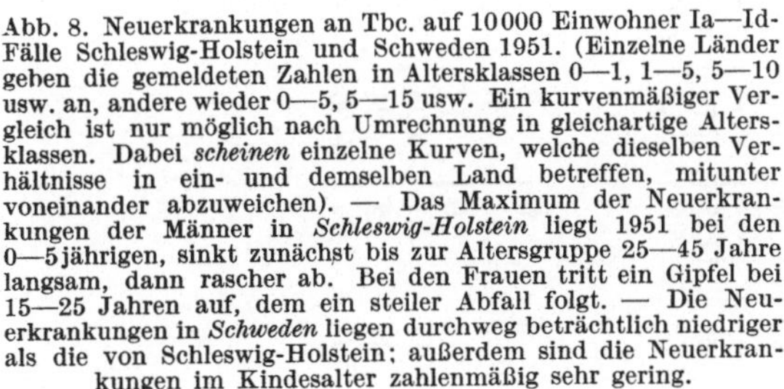
Abb. 8. Neuerkrankungen an Tbc. auf 10000 Einwohner Ia—Id-Fälle Schleswig-Holstein und Schweden 1951. (Einzelne Länder geben die gemeldeten Zahlen in Altersklassen 0—1, 1—5, 5—10 usw. an, andere wieder 0—5, 5—15 usw. Ein kurvenmäßiger Vergleich ist nur möglich nach Umrechnung in gleichartige Altersklassen. Dabei *scheinen* einzelne Kurven, welche dieselben Verhältnisse in ein- und demselben Land betreffen, mitunter voneinander abzuweichen). — Das Maximum der Neuerkrankungen der Männer in *Schleswig-Holstein* liegt 1951 bei den 0—5jährigen, sinkt zunächst bis zur Altersgruppe 25—45 Jahre langsam, dann rascher ab. Bei den Frauen tritt ein Gipfel bei 15—25 Jahren auf, dem ein steiler Abfall folgt. — Die Neuerkrankungen in *Schweden* liegen durchweg beträchtlich niedriger als die von Schleswig-Holstein; außerdem sind die Neuerkrankungen im Kindesalter zahlenmäßig sehr gering.

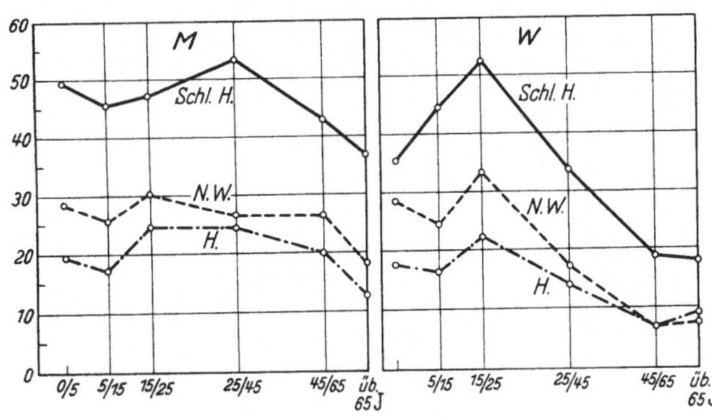

Abb. 9. Neuerkrankungen Ia—Id auf 10000 Einwohner in Schleswig-Holstein, Nordrhein-Westfalen und Hessen 1950. Die Kurven der Neuerkrankungen an pulmonaler Tuberkulose zeigen bei den 3 Ländern Schleswig-Holstein, Nordrhein-Westfalen und Hessen annähernd denselben Charakter. Das Nord-Süd-Gefälle ist deutlich zu erkennen.

Tabelle 20. *Bestand der an aktiver Tuberkulose Erkrankten (Fürsorgefälle) am 31. Dezember 1950 nach Kranken- und Altersgruppen in Schleswig-Holstein.*
a: absolute Zahlen. r: Relativzahlen auf 10000 Einwohner.

Krankengruppen	absolut	auf 10000 Einw.		0—1		1—5		5—15		15—25		25—45		45—65		65—75		über 75	
				m	w	m	w	m	w	m	w	m	w	m	w	m	w	m	w
Ia	5034	*19,4*	a	1	—	3	2	35	55	551	456	1247	708	1160	336	264	123	61	32
			r	*0,5*	—	*0,39*	*0,28*	*1,40*	*2,3*	*30,7*	*25,0*	*42,1*	*17,9*	*42,6*	*10,0*	*33,7*	*13,0*	*16,6*	*7,2*
Ib	3412	*13,2*	a	—	—	3	—	39	29	346	294	760	495	641	366	245	115	59	20
			r	—	—	*0,39*	—	*1,56*	*1,2*	*19,3*	*16,2*	*25,8*	*12,5*	*23,4*	*10,9*	*31,2*	*12,1*	*16,1*	*4,5*
Ic	25316	*97,6*	a	47	46	1257	1051	3955	3442	1847	1942	3085	3015	2547	1743	691	424	140	84
			r	*23,5*	*24,2*	*164,8*	*145,5*	*158,2*	*143,9*	*103,1*	*106,3*	*104,2*	*76,2*	*92,8*	*52,1*	*88,1*	*44,7*	*38,1*	*18,8*
Ia—Ic	33762	*130,2*	a	48	46	1263	1053	4029	3526	2744	2692	5092	4218	4348	2445	1200	662	260	136
			r	*24,0*	*24,2*	*165,6*	*145,8*	*161,2*	*147,4*	*153,1*	*147,5*	*172,1*	*106,6*	*158,8*	*73,0*	*153,0*	*69,8*	*70,8*	*30,5*
Id	4278	*16,4*	a	—	1	93	73	547	539	443	499	463	587	332	473	67	137	5	19
			r	—	*0,5*	*12,2*	*10,1*	*21,9*	*22,6*	*24,7*	*27,3*	*15,7*	*14,8*	*12,1*	*14,1*	*8,5*	*14,4*	*1,4*	*4,2*
Ia—Id	38040	*146,6*	a	48	47	1356	1126	4576	4065	3187	3191	5555	4805	4680	2918	1267	799	265	155
			r	*24,0*	*24,7*	*177,9*	*155,9*	*183,1*	*170,0*	*177,8*	*174,8*	*187,8*	*121,4*	*170,9*	*87,1*	*161,5*	*84,2*	*72,2*	*34,7*
Sterbeziffern 1950																			
Ia—Ic	767	*3,00*	a	3	3	4	6	7	4	33	41	133	87	187	77	94	51	23	14
			r	*1,50*	*1,57*	*0,52*	*0,83*	*0,28*	*0,17*	*1,84*	*2,24*	*4,50*	*2,19*	*6,82*	*2,30*	*12,00*	*5,37*	*6,27*	*3,13*
Id	148	*0,55*	a	3	6	15	16	17	9	8	15	13	11	13	8	2	8	1	3
			r	*1,50*	*3,15*	*1,97*	*2,21*	*0,68*	*0,38*	*0,45*	*0,82*	*0,44*	*0,28*	*0,47*	*0,24*	*0,26*	*0,84*	*0,27*	*0,67*
Ia—Id	915	*3,55*	a	6	9	19	22	24	13	41	56	146	98	200	85	96	59	24	17
			r	*3,00*	*4,72*	*2,49*	*3,04*	*0,96*	*0,55*	*2,29*	*3,06*	*4,94*	*2,47*	*7,29*	*2,54*	*12,26*	*6,21*	*6,54*	*3,80*

Tabelle 21. *Bestand der an aktiver Tuberkulose Erkrankten (Fürsorgefälle) am 31. Dezember 1951 nach Kranken- und Altersgruppen in Schleswig-Holstein.*
Entnommen aus: Sonderdienst des Stat. Landesamtes Schleswig-Holstein 3—11—4/51 vom 21. 4. 1952, S. 22.
a: absolute Zahlen b: Relativzahlen auf 10000 Einwohner.

Kranken-gruppen	absolut	auf 10000 Ewh.		0—1		1—5		5—15		15—25		25—45		45—65		65—75		über 75	
				m	w	m	w	m	w	m	w	m	w	m	w	m	w	m	w
I a	5095	*20,5*	a	2	—	5	3	36	66	583	464	1270	684	1205	336	225	120	63	33
			r	*1,1*	—	*0,7*	*0,4*	*1,5*	*3,0*	*33,4*	*26,4*	*46,8*	*18,4*	*44,4*	*10,1*	*28,9*	*12,6*	*16,5*	*7,1*
I b	3352	*13,4*	a	—	—	5	1	26	37	357	277	755	502	655	331	227	97	57	25
			r	—	—	*0,7*	*0,1*	*1,1*	*1,7*	*20,4*	*15,8*	*27,7*	*13,5*	*24,2*	*9,9*	*29,1*	*10,2*	*14,9*	*5,4*
I c	23108	*92,8*	a	49	41	1143	912	3010	2605	1867	1979	3050	3052	2507	1683	619	384	114	93
			r	*26,4*	*23,4*	*158,6*	*134,2*	*129,6*	*117,3*	*107,1*	*112,8*	*112,4*	*82,2*	*92,2*	*50,8*	*79,6*	*40,5*	*29,9*	*19,8*
I a—I c	31555	*126,7*	a	51	41	1153	916	3072	2708	2807	2720	5075	4238	4367	2350	1071	601	234	151
			r	*27,5*	*23,4*	*160,0*	*134,7*	*132,2*	*122,0*	*160,9*	*155,0*	*186,9*	*114,1*	*160,8*	*70,8*	*137,6*	*63,3*	*61,3*	*32,3*
I d	4112	*16,5*	a	2	2	101	73	528	525	398	465	443	583	329	435	60	132	10	26
			r	*1,0*	*1,4*	*14,0*	*10,7*	*22,7*	*23,9*	*22,8*	*26,5*	*16,3*	*15,7*	*12,2*	*13,1*	*7,7*	*13,7*	*2,6*	*5,5*
I a—I d	35667	*143,2*	a	53	43	1254	989	3600	3233	3205	3185	5518	4821	4696	2785	1131	733	244	177
			r	*28,5*	*24,8*	*174,0*	*145,4*	*154,9*	*145,9*	*183,7*	*181,5*	*203,2*	*129,8*	*173,0*	*83,9*	*145,3*	*77,0*	*63,9*	*37,8*
									Sterbeziffern 1951										
I a—I c	826	*3,31*	a	4	3	4	3	5	9	48	36	150	102	205	74	99	30	31	23
			r	*2,2*	*1,7*	*0,5*	*0,4*	*0,2*	*0,4*	*2,8*	*2,2*	*5,5*	*2,8*	*7,6*	*2,2*	*12,7*	*3,2*	*8,2*	*5,0*
I d	117	*0,47*	a	2	2	9	13	15	15	5	5	11	10	9	10	4	3	3	1
			r	*1,1*	*1,1*	*1,2*	*1,9*	*0,6*	*0,7*	*0,3*	*0,2*	*0,4*	*0,3*	*0,2*	*0,3*	*0,5*	*0,3*	*0,7*	*0,2*
I a—I d	943	*3,78*	a	6	5	13	16	20	24	53	41	161	112	214	84	103	33	34	24
			r	*3,3*	*2,8*	*1,7*	*2,3*	*0,9*	*1,1*	*3,1*	*2,4*	*5,9*	*3,1*	*7,8*	*2,5*	*13,2*	*3,5*	*8,9*	*5,2*

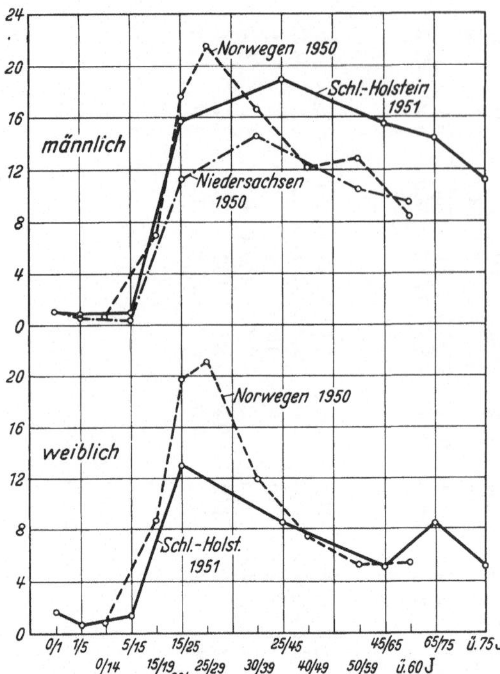

Abb. 10. Neuerkrankungen Ia + Ib auf 10000 Einwohner 1950/51. Die verschiedenartige Altersgliederung der einzelnen Länder läßt einen genauen Vergleich nicht zu. Die Darstellung war für uns aber insofern von Wichtigkeit, als sie erkennen läßt, daß die Neuerkrankungen an *bacillären Fällen* in *Norwegen* bei den Altersklassen von 20—30 Jahren noch wesentlich höher sind als in Schleswig-Holstein, das in der Bundesrepublik Deutschland die höchsten Werte aufweist.

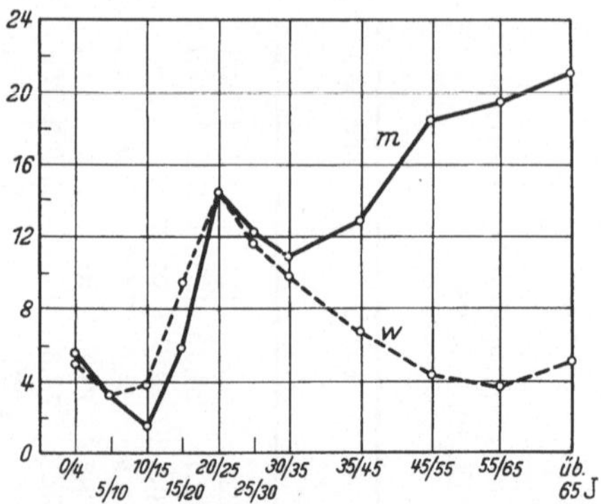

Abb. 11. Neuerkrankungen (Schirmbilduntersuchungen) Ia—Ic-Fälle auf 10000 Einwohner. New York City 1950. Die Neuerkrankungen an pulmonaler Tuberkulose in New York City weichen wesentlich von den bei uns bekannten Verhältnissen ab. Bei den Männern folgt einem Gipfel für 20—25 Jahre zunächst ein Absinken bis zur Altersklasse 30—35 Jahre, dann ein steter Anstieg bis zu den höchsten Altersklassen. Die Neuerkrankungen der Frauen entsprechen angenähert den Verhältnissen bei uns.

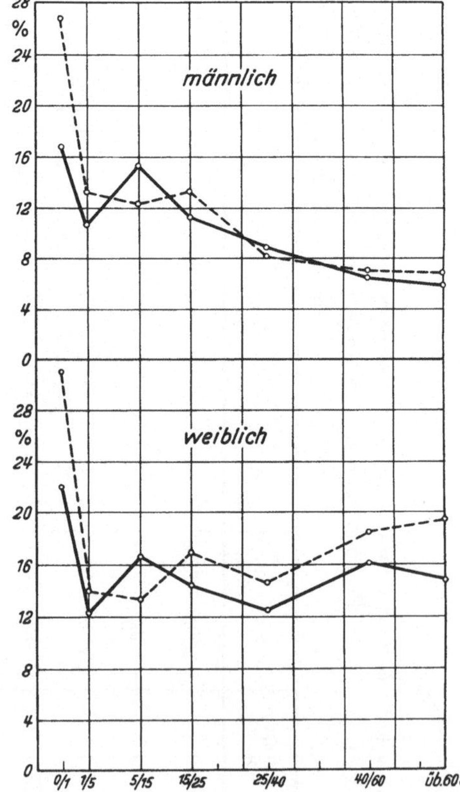

Abb. 12. In Abb. 12 haben wir für Niedersachsen (1950 u. 51) die Neuerkrankungen an extrapulmonaler Tuberkulose in Prozent aller Neuerkrankungen dargestellt. Bei den Männern sinkt die Kurve zunächst steil, ab Altersgruppe 1—5 Jahre langsam bis auf etwa 7% ab, bei den Frauen dagegen erfolgt von 1—5 Jahren an ein langsamer Anstieg bis zu fast 20% bei den höchsten Altersklassen. Gestrichelt 1950.

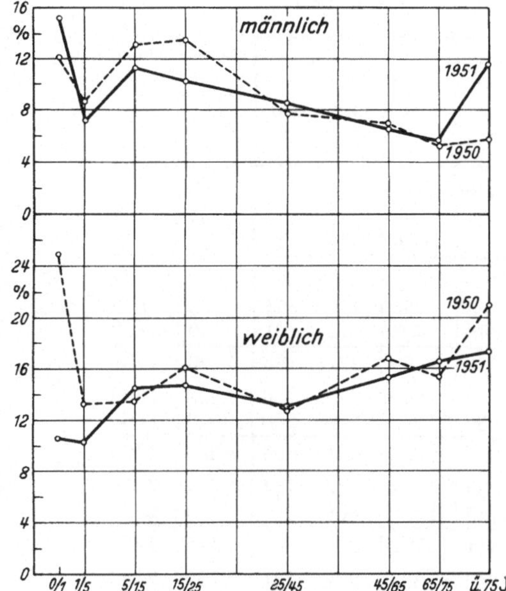

Abb. 13 zeigt für Schleswig-Holstein (1950 u. 51) ähnliche Verhältnisse, wie sie bei Abb. 12 für Niedersachsen beschrieben worden sind.

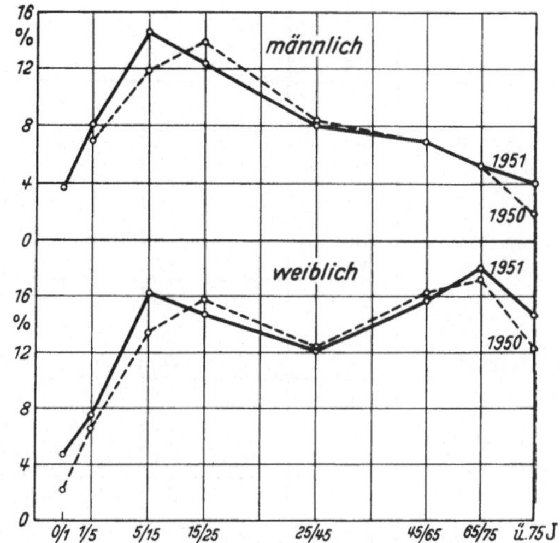

Abb. 14 läßt erkennen, daß der Anteil der Frauen mit extrapulmonaler Tuberkulose am Bestand an aktiver Tuberkulose (besonders in den höheren Altersklassen) weit höher ist als der der Männer.

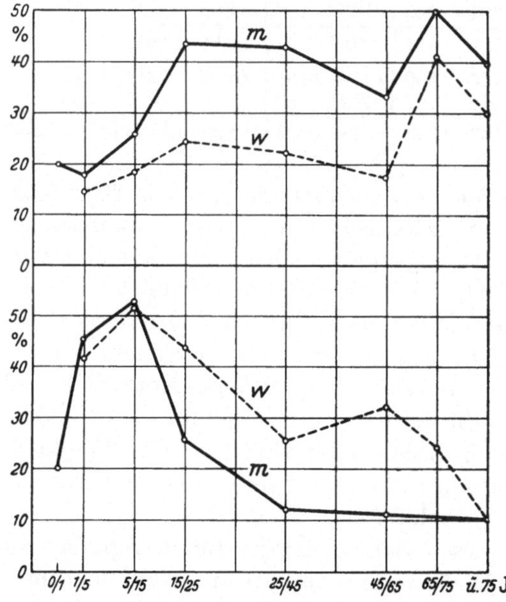

Abb. 15. Bei den Neuerkrankungen der Männer an extrapulmonaler Tuberkulose ist die Tuberkulose der *Knochen und Gelenke* (oben) mit durchweg 40—50% in den einzelnen Altersklassen beteiligt, während die Frauen nur bei 65—75 Jahren den Wert von 40% erreichen. Dagegen liegt bei der Tuberkulose der *Drüsen* (unten) der Anteil der Frauen wesentlich höher als der der Männer.

Tabelle 22. *Tuberkulose-Neuerkrankungen auf Grund der Wochenmeldungen 1950 und 1951.* (Entnommen aus: „Die Tuberkulose in Niedersachsen 1951").

Altersgruppe	Geschlecht	Ia-Fälle		Ib-Fälle		Ic-Fälle		Id-Fälle		Ia bis Id-Fälle insges.	
		1950	1951	1950	1951	1950	1951	1950	1951	1950	1951
1	2	3		4		5		6		7	
		Absolute Zahlen									
0 bis unter 1 Jahr	männl.	6	1	7	—	58	68	26	14	97	83
	weibl.	3	5	2	3	48	48	24	16	77	72
	zus.	9	6	9	3	106	116	50	30	174	155
1 bis unter 5 Jahren	männl.	12	8	8	11	703	765	110	94	833	878
	weibl.	4	12	7	7	668	703	111	101	790	823
	zus.	16	20	15	18	1371	1468	221	195	1623	1701
5 bis unter 15 Jahren	männl.	27	21	30	34	1915	1299	283	246	2255	1600
	weibl.	45	52	32	39	1686	1212	270	260	2033	1563
	zus.	72	73	62	73	3601	2511	553	506	4288	3163
15 bis unter 25 Jahren	männl.	577	474	236	208	1159	1302	299	254	2271	2238
	weibl.	409	364	213	204	1185	1289	368	313	2175	2170
	zus.	986	838	449	412	2344	2591	667	567	4446	4408
25 bis unter 40 Jahren	männl.	848	712	344	306	1346	1333	224	231	2762	2582
	weibl.	484	493	260	273	1314	1560	356	332	2414	2658
	zus.	1332	1205	604	579	2660	2893	580	563	5176	5240
40 bis unter 60 Jahren	männl.	869	883	343	388	1425	1516	202	198	2839	2985
	weibl.	272	293	165	177	772	932	275	266	1484	1668
	zus.	1141	1176	508	565	2197	2448	477	464	4323	4653
über 60 Jahre	männl.	386	401	186	218	359	531	68	74	999	1224
	weibl.	201	243	105	136	252	338	135	123	693	840
	zus.	587	644	291	354	611	869	203	197	1692	2064
Insgesamt	männl.	2725	2500	1154	1165	6965	6814	1212	1111	12056	11590
	weibl.	1418	1462	784	839	5925	6082	1539	1411	9666	9794
	zus.	4143	3962	1938	2004	12890	12896	2751	2522	21722	21384

das gilt im übrigen auch für die *Bestands*zahlen (s. Tab. 20 und 21; Abb. 7). Die Abb. 7 zeigt das Verhältnis der Zahlen für die Neuerkrankungen zu den Bestandszahlen für die einzelnen Altersgruppen; auch hierin hat sich von 1950 zu 1951 nichts wesentlich geändert. Die Abb. 9 veranschaulicht den Unterschied der Ziffern für die *pulmonale* Tuberkulose in den 3 Ländern Schleswig-Holstein, Nordrhein-Westfalen und Hessen. Die Kurven für Schleswig-Holstein liegen viel höher als die anderen Kurven; das entspricht dem „Nord-Südgefälle" auf Abb. 5. Bei den Frauen (Abb. 8) fällt der bekannte Gipfel für die 15—25Jährigen auf, bei den Männern von Schleswig-Holstein der Gipfel bei den 25—45Jährigen.

Nach den Kurven der Abb. 12—15 gilt im großen und ganzen das alles auch für die *extrapulmonalen* Tuberkulosen.

Vergleicht man mit diesen Zahlen für die Bundesrepublik Deutschland die betreffenden Werte für die Neuerkrankungen in außerdeutschen Ländern, z. B. in Schweden (Abb. 8), in Norwegen (Abb. 10) und in New York City (Abb. 11), so entsprechen in Schweden die niedrigen Zahlen für die Neuerkrankungen an Tuberkulose (Tab. 23) den Tuberkulose-Mortalitätsziffern von 2,2 für 1950

Tabelle 22 (Fortsetzung).

Altersgruppe	Geschlecht	Ia-Fälle 1950	Ia-Fälle 1951	Ib-Fälle 1950	Ib-Fälle 1951	Ic-Fälle 1950	Ic-Fälle 1951	Id-Fälle 1950	Id-Fälle 1951	Ia bis Id-Fälle insges. 1950	Ia bis Id-Fälle insges. 1951
1	2	3		4		5		6		7	
		Auf 10000 der Bevölkerung									
0 bis unter 1 Jahr	männl.	1,1	0,2	1,2	—	10,2	11,9	4,6	2,5	17,0	14,5
	weibl.	0,6	0,9	0,4	0,6	9,0	9,0	4,5	3,0	14,4	13,5
	zus.	0,8	0,5	0,8	0,3	9,6	10,5	4,5	2,7	15,7	13,9
1 bis unter 5 Jahren	männl.	0,6	0,4	0,4	0,5	34,8	37,8	5,4	4,6	41,2	43,4
	weibl.	0,2	0,6	0,4	0,4	34,8	36,6	5,8	5,3	41,2	42,9
	zus.	0,4	0,5	0,4	0,5	34,8	37,3	5,6	4,9	41,2	43,2
5 bis unter 15 Jahren	männl.	0,4	0,3	0,5	0,5	30,9	21,0	4,6	4,0	36,4	25,8
	weibl.	0,8	0,9	0,5	0,7	28,4	20,4	4,6	4,4	34,3	26,3
	zus.	0,6	0,6	0,5	0,6	29,7	20,7	4,6	4,2	35,3	26,1
15 bis unter 25 Jahren	männl.	11,3	9,3	4,6	4,1	22,7	25,5	5,9	5,0	44,5	43,9
	weibl.	8,1	7,2	4,2	4,1	23,6	25,6	7,3	6,2	43,3	43,2
	zus.	9,7	8,3	4,4	4,1	23,1	25,6	6,6	5,6	43,9	43,5
25 bis unter 40 Jahren	männl.	14,6	12,3	5,9	5,3	23,2	22,9	3,9	4,0	47,5	44,4
	weibl.	6,3	6,4	3,4	3,5	17,0	20,2	4,6	4,3	31,3	34,4
	zus.	9,8	8,9	4,5	4,3	19,6	21,4	4,3	4,2	38,3	38,7
40 bis unter 60 Jahren	männl.	10,5	10,7	4,1	4,7	17,2	18,3	2,4	2,4	34,3	36,1
	weibl.	2,8	3,0	1,7	1,8	7,9	9,6	2,8	2,7	15,2	17,1
	zus.	6,3	6,5	2,8	3,1	12,2	13,6	2,6	2,6	24,0	25,8
über 60 Jahre	männl.	9,5	9,9	4,6	5,4	8,9	13,1	1,7	1,8	24,7	30,3
	weibl.	4,0	4,8	2,1	2,7	5,0	6,7	2,7	2,4	13,7	16,6
	zus.	6,4	7,1	3,2	3,9	6,7	9,5	2,2	2,2	18,6	22,7
Insgesamt	männl.	8,5	7,8	3,6	3,6	21,7	21,3	3,8	3,5	37,6	36,2
	weibl.	3,9	4,1	2,2	2,3	16,5	16,9	4,3	3,9	26,9	27,2
	zus.	6,1	5,9	2,9	3,0	19,0	19,1	4,0	3,7	32,0	31,7

und 1951 — die Bundesrepublik Deutschland hatte 1950 eine Tuberkulose-Mortalität von 3,94. In Norwegen (Tuberkulose-Mortalität 1950 = 2,7) liegen die Ziffern für die Neuerkrankungen 1950 höher als in Schleswig-Holstein und Niedersachsen. Die Ziffern für die Neuerkrankungen in New York City (1950) sind auf Grund von Schirmbilduntersuchungen gewonnen, betreffen also nur die pulmonale Tuberkulose; auffallenderweise zeigt die Kurve für das männliche Geschlecht

Tabelle 23. *Neumeldungen von Tuberkulose in Schweden (nach Alter und Geschlecht).* (Entnommen aus: Der schwedische Tuberkulosebericht 1951, S. 5.)

Alter	männlich Zahl	männlich auf 10000 Einw.	weiblich Zahl	weiblich auf 10000 Einw.
0—5 Jahre	107	3,5	111	3,9
5—15 „	346	6,3	359	6,8
15—25 „	778	16,7	911	21,0
25—45 „	1977	18,1	2235	21,0
45—65 „	1242	15,3	1050	12,3
65 u. mehr J.	472	13,8	335	8,5
Zusammen	4922	13,9	5001	14,0

einen Anstieg bis ins hohe Alter an, während die Kurve für das weibliche Geschlecht sich nach dem Gipfel von 20/25 Jahre nach abwärts bewegt.

4. Mittleres Erkrankungsalter bei Tuberkulose.

(nach den bestätigten Neuerkrankungen an Tuberkulose 1950/51).

Aus den Zahlen von Hamburg, Schleswig-Holstein, West-Berlin, Hessen, Nordrhein-Westfalen konnten die *Durchschnittserkrankungsalter für die einzelnen Gruppen Ia—Id* errechnet werden (Tab. 24)[1]. Bei den Ia-Fällen betrug 1950 das mittlere Erkrankungsalter bei den Männern 42,8, bei den Frauen 37,4 Jahre, 1951 bei den Männern 42,6, bei den Frauen 38,3 Jahre, also *größenmäßig dieselben Werte*. Dasselbe gilt für die Ib-, Ic- und Id-Fälle für die Jahre 1950 und 1951. Auch die Ziffern für die in der Tab. 24 aufgeführten Länder bewegen sich größenmäßig etwa in derselben Höhe. Das erscheint uns deswegen sehr wichtig, weil die

Tabelle 24. *Mittleres Erkrankungsalter nach den bestätigten Neuerkrankungen an Tuberkulose für 1950 und 1951.*

Land	Ia		Ib		Ic		Id	
	m	w	m	w	m	w	m	w
Hamburg . . .	44,6	39,8	39,1	32,4	24,7	21,6	29,1	33,0
Schleswig-Holstein . . .	41,2	37,3	42,2	39,7	26,3	25,1	27,3	29,2
West-Berlin . .	44,3	40,6	38,5	35,0	26,9	25,8	25,6	29,9
Hessen.	42,2	37,8	41,3	36,6	28,7	25,5	31,0	32,1
Nordrhein-Westfalen . .	40,8	36,2	38,9	33,5	27,5	23,3	28,0	30,7
Mittelwerte *1950*	42,8	37,4	40,4	35,2	26,8	23,8	27,4	30,1
1951	42,6	38,3	40,0	35,4	26,8	24,3	28,2	31,0

Die Mittelwerte beziehen sich auf rd. 26,340 Mill. Einwohner (1950), bzw. rd. 24,129 Mill. Einwohner (1951).

Richtigkeit der Zahlen für die Neuerkrankungen von mancher Seite angezweifelt wird, z. B. die hohe Zahl der Neuerkrankungen (und des Bestandes) in den nördlich gelegenen Ländern. Die grundsätzliche Übereinstimmung der Ziffern in Tab. 24 weist aber darauf hin, daß die auf Tab. 17 verzeichneten Zahlen durchaus nicht aus der Luft gegriffen sind, sondern Glaubwürdigkeit verdienen.

Aus der Tab. 24 geht hervor, daß das Durchschnittserkrankungsalter an *geschlossener Lungentuberkulose* bei den Frauen rd. *24 Jahre* beträgt (bei den Männern = 27 Jahre), während die „offene“ Tuberkulose bei den Frauen um 38 Jahre, bei den Männern um 42 Jahre im Durchschnitt in Erscheinung tritt. Das mittlere Erkrankungsalter für die *extrapulmonalen* Tuberkulosen erscheint hoch. Wir sind gewöhnt, das Haupterkrankungsalter an extrapulmonaler Tuberkulose in das Kindesalter zu verlegen. Aber die Gruppe der Id-Fälle birgt so verschiedenartige Untergruppen, daß man eigentlich für jede Untergruppe das Durchschnittserkrankungsalter einzeln ausrechnen müßte. Im Gegensatz zu dem Erkrankungsalter bei der pulmonalen Tuberkulose liegt bei der *extrapulmonalen* Tuberkulose das mittlere Erkrankungsalter der *Frauen höher* als das der Männer. Der Grund dafür ist die Zunahme der extrapulmonalen Tuberkulose bei den

[1] Über die Methodik der Berechnung des „mittleren Tuberkulose-Erkrankungsalters“ s. die „Berechnung des mittleren Tuberkulose-Sterbealters“ auf S. 95.

Frauen im höheren Alter. Die Tatsache, daß die Frauen der höheren Altersklassen in stärkerem Maße von der extrapulmonalen Tuberkulose erfaßt werden als die Männer, bedarf noch der Klärung.

Der große Unterschied zwischen dem mittleren Erkrankungsalter der ansteckenden und der geschlossenen Tuberkulosen ist u. E. darauf zurückzuführen, daß nur wenige Jugendliche eine ansteckende Lungentuberkulose, dagegen sehr viele eine geschlossene Tuberkulose aufweisen. Errechnet man das mittlere Erkrankungsalter für die Altersklassen ab 20 Jahre, dann beträgt der Unterschied nur noch wenige Jahre. Die vorgesehene 5jährige Altersgliederung von Bestand und Neuerkrankungen wird diese Frage klären.

5. Übergangsfälle aus anderen statistischen Gruppen I—III[1].
(Transitive Fälle.)

Bereits im Tbc.-Jb. 1950/51 (S. 69) haben wir berichtet, daß der Anteil der Übergangsfälle an der Gesamtzahl der Zugänge seit 1938 immer größer wird. Tab. 25 zeigt, daß in Bayern z. B. die „Zugänge aus anderen Gruppen“ zur Gruppe Ia von 15,41 % (1938) bis auf 46,97 % (1951) angestiegen sind. Dieses Phänomen der Zunahme der Übergangsfälle nach Ia ist in allen Ländern der Bundesrepublik Deutschland festzustellen.

Zugänge aus anderen Gruppen können einerseits Verschlechterungen, andererseits Verbesserungen im Krankheitsgeschehen der Tuberkulose darstellen. Dem-

Tabelle 25. *Zugänge aus anderen Gruppen zur Gruppe Ia in Prozent der Gesamtzugänge in Bayern*
(Entnommen aus: Die Tuberkulose in Bayern 1951, H. 178, S. 46, Tab. 19.)

	1938	1947	1948	1949	1950	1951
Gesamtzugänge zu Ia . .	2848	9446	7708	7103	7034	7313
davon Zugänge aus anderen Gruppen	439	2640	3151	3285	3224	3435
In % der Gesamtzugänge	15,41	27,95	40,88	46,24	45,88	46,97

entsprechend hat Bayern die „Übergangsfälle“ in seinen Berichten „Die Tuberkulose in Bayern“ in „Verschlechterungen“ und „Verbesserungen“ unterteilt.

Auch für das Jahr 1951 haben die Länder *Bremen*, *Niedersachsen* und *Schleswig-Holstein* die Diagnosenübergänge nach dem Schema von BLITTERSDORF geführt (s. Tab. 26). Die Angaben betreffen eine Einwohnerzahl von 9,88 Mill., für welche 38865 Übergangsfälle in den Tuberkulose-Fürsorgestellen festgestellt worden sind. Von insgesamt 38865 transitiven Fällen kamen

4053 = 10,4% (9,5) nach Ia
2551 = 6,6% (8,5) „ Ib
6604 = 17,0% (18,0) „ Ia + Ib,

(in Klammern sind die Prozentzahlen des Vorjahres beigefügt).

1. Transitive Fälle aus der Gruppe der aktiven Tuberkulosen.

Von 4119 Umschreibungen aus Ib kamen 1198 = 29,1% (25,3) nach Ia.

Von 18964 Umschreibungen aus Ic kamen 2076 = 11,0% (9,5) nach Ia und 867 = 4,6% (7,6) nach Ib oder 2943 = 15,6% (17,1) nach Ia + Ib.

[1] Die Gruppen I, II und III s. S. 57.

Von 2114 Umschreibungen aus Id kamen 34 = 1,6% (2,7) nach Ia und 12 = 0,6% (1,0) nach Ib oder 46 = 2,2% (3,7) nach Ia + Ib.

Auf rd. 9,9 Mill. Einwohner kamen 1951 rd. 56000 Ic-Fälle Bestand, davon sind 2943 = 5,3% (7,6) im Laufe des Jahres „ansteckend" (Ia + Ib) geworden. Die Verschlechterungen aus Ic machen für das Bundesgebiet also rd. 14300 Fälle = 10% (18,0) des Bestandes an „ansteckenden" Tuberkulosen aus.

Tabelle 26. *Diagnosenübergänge (nach dem Schema von Blittersdorf) im Jahre 1951.*

nach \ von	Ia	Ib	Ic	Id	IIa	IIb	IIc	IId	III	Summe
Ia	\	1198	2076	34	526	3	96	80	40	4053
Ib	1301	\	867	12	282	6	49	25	9	2551
Ic	2264	1928	\	130	2084	33	954	443	252	8088
Id	11	8	114	\	130	181	61	50	21	576
IIa	333	899	15111	55	\	28	447	856	664	18393
IIb	2	—	12	1788	20	\	8	27	5	1862
IIc	3	17	365	33	664	24	\	232	153	1491
IId	12	11	145	24	181	2	73	\	45	493
III	25	58	274	38	453	5	79	426	\	1358
Summe . . .	3951	4119	18964	2114	4340	282	1767	2139	1189	38865

Gesamtzahl der Diagnosenübergänge in den Ländern: Bremen, Niedersachsen und Schleswig-Holstein für eine Einwohnerzahl von 9,88 Mill.

Auf 9,9 Mill. Einwohner entfielen 1951 rd. 9600 Ib-Fälle Bestand; von diesen sind 1198 Ia-Fälle geworden = 12,5%. Danach besteht für jeden Ib-Fall eine Wahrscheinlichkeit von 12,5%, Ia-Fall zu werden. Außerdem sind 1928 b-Fälle nach Ic gekommen = 20% aller Ib-Fälle. Für einen Ib-Fall verhalten sich also die *Wahrscheinlichkeiten* dafür, zunächst Ib-Fall zu bleiben, nach Ic zu kommen oder aber ein Ia-Fall zu werden wie 67,5 : 20 : 12,5.

2. IIa-Fälle.

Der Bestand von rd. 103000 IIa-Fällen enthält 16343 Zugänge aus Ia—Ic = 15,9%. Das sind Verbesserungen.

Von 4340 Umschreibungen aus IIa kamen 526 = 12,1% (10,9) nach Ia, 808 = 18,6% (17,4) nach Ia + Ib, 2084 = 48,0% (56,0) nach Ic, 2892 = 66,6% (75,4) nach Ia — Ic.

Auf 9,9 Mill. Einwohner kamen 1951 rd. 103000 IIa-Fälle Bestand (s. „Tuberkulose in Niedersachsen 1951", Tab. 23); von diesen sind 2892 Ia — Ic-Fälle geworden; die Wahrscheinlichkeit eines Rückfalles beträgt für die IIa-Fälle also 2,8% (3,0) und die Wahrscheinlichkeit, eine ansteckende Tuberkulose zu bekommen, = 0,78% (0,69%).

3. Exponierte und exponiert gewesene Gesunde (IIc-Fälle).

Von 1767 Umschreibungen aus IIc kamen 145 = 8,2% (8,0) nach Ia + Ib, 1099 = 62,3% (54,0) nach Ia — Ic.

Auf 9,9 Mill. Einwohner kamen 1951 rd. 152000 gesunde Exponierte. Von diesen erkrankten 1099 (Ia — Ic); also betrug für Exponierte 1951 die Wahrscheinlichkeit, an aktiver Lungentuberkulose zu erkranken, 0,72% (0,65) gegenüber 0,21% (0,24) für alle Einwohner des Bundesgebietes.

4. Unentschiedene Diagnosen und nichttuberkulöse Erkrankungen der Atmungsorgane (IId und III).

Von 2139 Umschreibungen aus IId kamen 105 = 4,9% (3,5) nach Ia + Ib, 548 = 25,7% (23,4) nach Ia — Ic.

Von 1189 Umschreibungen aus III kamen 40 = 3,4% (3,8) nach Ia, 9 = 0,76% (2,7) nach Ib, 49 = 4,2% (6,5) nach Ia + Ib, 301 = 25,4% (27,5) nach Ia — Ic.

Von der Gesamtzahl von 38865 transitiven Fällen sind 9642 = 24,8% Verschlechterungen, davon stammen 5325 (= 55,2% der Verschlechterungen) aus den Gruppen IIa—III = 13,7% aller transitiven Fälle.

Wie im Vorjahre haben wir mit Hilfe der Tab. 26 für das Jahr 1951 die *Risiken* oder *Wahrscheinlichkeiten*, an einer aktiven Lungentuberkulose der Gruppen Ia, Ib und Ic zu erkranken, berechnet; die Ziffern vom Vorjahre sind in Klammern beigefügt:

1. Die Wahrscheinlichkeit, an Lungentuberkulose zu erkranken, betrug für jeden Einwohner 0,21% (0,24).
2. Die Wahrscheinlichkeit, an ansteckender Lungentuberkulose zu erkranken, betrug für jeden Einwohner 0,068% (0,064).
3. Die Wahrscheinlichkeit, an ansteckender Lungentuberkulose zu erkranken, betrug für jeden geschlossenen Lungentuberkulösen 5,3% (7,6).
4. Die Wahrscheinlichkeit, an einem Rückfall von Lungentuberkulose zu erkranken, betrug für jeden „geheilten" Lungentuberkulösen 2,8% (3,0).
5. Die Wahrscheinlichkeit, an einer ansteckenden Lungentuberkulose zu erkranken, betrug für jeden „geheilten" Lungentuberkulösen 0,78% (0,69).
6. Die Wahrscheinlichkeit, an einer aktiven Lungentuberkulose zu erkranken, betrug für jeden „gesunden" Exponierten 0,72% (0,65).

Sowohl die Wahrscheinlichkeitszahlen als auch die oben verzeichneten Ziffern der Übergangsfälle stimmen größenmäßig mit den Ziffern des Vorjahres etwa überein. Allerdings sehen wir auch hier, daß die Zugänge aus anderen Gruppen zu den bacillären Lungentuberkulosen sich vergrößert haben.

Diese größenmäßige Übereinstimmung der Zahlen, die dieses Jahr teilweise aus wesentlich anderem Material[1] stammen, zeigt an, daß man im großen und ganzen dem von den Tuberkulose-Fürsorgestellen gelieferten Zahlenmaterial in hinreichender Weise Vertrauen schenken kann.

6. Das Verhältnis der Neuerkrankungszahlen zu den Bestandszahlen.

In der Tab. 27 sind die Anteile der Neuerkrankungen am Bestand bei den Ia-, Ib-, Ia + Ib-, Ic- und bei den Ia — Id-Fällen in Prozenten angegeben, außerdem die Anteile der Ib-Fälle an der Zahl der Ia + Ib-Fälle sowohl in bezug auf Neuerkrankungen als auch auf den Bestand.

a) Die Ib-Fälle.

Bei den *Ib-Fällen* handelt es sich an und für sich um Lungentuberkulosen, bei denen der röntgenologische oder der klinische Befund für Ansteckungsfähigkeit spricht, aber Tuberkelbakterien im Auswurf, Kehlkopfabstrich oder Magensaft noch nicht nachgewiesen worden sind; diese *diagnostische „Verlegenheitsgruppe"* welche im übrigen *nur in Deutschland* geführt wird, soll naturgemäß möglichst klein gehalten, und die Fälle dieser Gruppe sollen immer wieder überprüft werden, ob sie nicht besser nach Ia oder nach Ic gehören. Nach E. Schröder sollen die Ib-Fälle möglichst nicht mehr als 10% der gesamten Gruppe Ia + Ib ausmachen. Jedenfalls hängt die Größe der Ib-Gruppe in erster Linie von der Intensität der Suche nach Tuberkelbakterien in den Ausscheidungen des Kranken ab. Nach Tab. 27, Sp. 16—21, betrug 1951 die Verhältniszahl Ib : Ia + Ib für das Bundesgebiet bei den Neuzugängen 28,3%, beim Bestand sogar 33%. Die höchsten Ziffern betreffend Neuzugänge finden wir bei Bremen mit 38,9%, bei Schleswig-Holstein mit 36,2%, besonders aber bei West-Berlin mit 49,6%. Beim Bestand dagegen finden wir als höchste Ziffer 40,3% bei Bremen, als niedrigsten Wert 20,1% bei Hessen. Man könnte aus den hohen Zahlen für Schleswig-Holstein in Spalte 18 und 21 evtl. schließen, daß dort in verhältnismäßig wenig Fällen Auswurf auf Tuberkelbakterien untersucht worden ist. Aus Tab. 14 (S. 54) ergibt sich aber, daß Schleswig-Holstein mit 90,0 auf 10000 Einwohner die höchste Zahl von Sputumuntersuchungen aufweist (56,0 im Durchschnitt für das Bundesgebiet); auch bezogen auf den Bestand der Ia + Ib-Fälle liegt die Ziffer mit 2,78 am höchsten und über dem Durchschnitt von 1,90 im Bundesgebiet. Das Verhältnis der Ib-Fälle zur Gesamtzahl der Ia + Ib-Fälle hängt demnach sicher noch von anderen Faktoren als von der Intensität der Arbeit der Fürsorgestellen ab. Auf Grund des vorliegenden Materials kann diese Frage aber zunächst nicht weiter geklärt werden.

b) Neuerkrankungen im Verhältnis zum Bestand.

In der Tab. 27 sind in den Spalten 3, 6, 9, 12 und 15 die betreffenden Verhältniszahlen für diese Fragestellung eingetragen. Im Durchschnitt betragen die Neuerkrankungen für 1951 rd. 24% des Bestandes der betreffenden Gruppen.

---

[1] Nach Tbc.-Jb. 1950/51 S. 70 bezog sich für 1949/50 das Zahlenmaterial auf Niedersachsen (ohne Reg.-Bez. Hannover, Lüneburg und Aurich), Nordrhein-Westfalen (Angaben von 60 Kreisen) und Schleswig-Holstein (Angaben von 17 Fürsorgestellen).

Bei den einzelnen Gruppen Ia bis Id bestehen für die einzelnen Länder zum Teil größere Unterschiede, welche aber im Augenblick nicht aufzuklären sind. Immerhin sind die Unterschiede am geringsten bei den Zahlen der Spalte 15 bei der Betrachtung der gesamten Fälle Ia bis Id. Diese merkwürdige Übereinstimmung zeigt wieder, daß im großen und ganzen in den Fürsorgestellen des Bundesgebietes ziemlich gleichartig gearbeitet wird. Das Nord-Südgefälle gilt sowohl für die Neuerkrankungen als auch für den Bestand. Danach *muß* das Verhältnis Neuerkrankungen : Bestand ziemlich konstant für alle Länder sein.

In Tab. 28 sind die Verhältniszahlen der Neuerkrankungen zum Bestand (Ia—Id) für die Jahre 1947—1951 für die einzelnen Länder berechnet. Betrugen die Neuerkrankungen 1947 36,1—51,8 % des Gesamtbestandes, so ist diese Verhältniszahl bis 1951 auf 20,7—29,4 % abgesunken.

In Tab. 29 haben wir diese Verhältniszahlen für die Gruppe der *Ia + Ib-Fälle* für die Jahre 1948—1951 (Land Hessen) besonders berechnet. Auch hier finden

Tabelle 27. *Verhältnis der Neuerkrankungszahlen zu den Bestandszahlen 1951.*
(Errechnet nach Angaben des Stat. Bundesamtes Wiesbaden.)

Länder	Ia			Ib			Ia + Ib			Ic			Ia—Id			Neuzugänge			Bestand		
	Neuzugänge	Bestand	Neuzugänge in % von 2	Neuzugänge	Bestand	Neuzugänge in % von 5	Neuzugänge	Bestand	Neuzugänge in % von 8	Neuzugänge	Bestand	Neuzugänge in % von 11	Neuzugänge	Bestand	Neuzugänge in % von 14	Ib	Ia + Ib	Ib-Fälle in % von Ia + Ib	Ib	Ia + Ib	Ib-Fälle in % von Ia + Ib
	1	2	3	4	5	6	7	8	9	10	11	12	13	14	15	16	17	18	19	20	21
Schleswig-Holst.	1433	5095	28,1	814	3352	24,2	2247	8447	26,6	6606	23108	28,5	9979	35667	27,9	814	2247	36,2	3352	8447	39,7
Hamburg . . .	918	4277	21,5	445	2638	16,9	1363	6915	19,7	4602	19167	24,0	6469	28882	22,4	445	1363	32,6	2638	6915	38,1
Niedersachsen .	3962	16049	24,7	2004	6690	30,1	5966	22739	26,2	12896	39492	32,7	21384	72562	29,5	2004	5966	33,6	6690	22739	29,4
Bremen	245	1468	16,7	156	989	15,8	401	2457	16,3	1299	5800	22,4	2026	9380	21,6	156	401	38,9	989	2457	40,3
Nordrhein-Westf.	7482	28391	26,4	2055	13493	15,2	9537	41884	22,8	18004	83753	21,5	32168	150292	21,4	2055	9537	21,5	13493	41884	32,2
Hessen.	1747	7785	22,4	537	1962	27,4	2284	9747	23,4	4060	17767	22,9	8008	33631	23,8	537	2284	23,5	1962	9747	20,1
Rheinland-Pfalz.	1507	4952	30,4	767	3247	23,6	2274	8199	27,7	3560	15184	23,4	7205	29091	24,8	767	2274	33,7	3247	8199	39,6
Baden-Württbg.	2122	11152	19,0	810	5936	13,6	2932	17088	17,2	7895	34585	22,8	12751	61653	20,7	810	2932	27,6	5936	17088	34,7
Bayern	3878	15519	25,0	1594	8328	19,1	5472	23847	22,9	9902	34233	28,9	17556	66251	25,5	1594	5472	29,1	8328	23847	34,9
Bundesgebiet . .	23294	94688	24,6	9182	46635	19,7	32476	141323	23,0	68824	273089	25,2	117546	487409	24,1	9182	32476	28,3	46635	141323	33,0
West-Berlin . .	1643	8785	18,7	1615	4246	38,0	3258	13031	25,0	4623	20306	22,8	8506	37030	23,0	1615	3258	49,6	4246	13031	32,6

Tabelle 28. *Verhältnis Neuerkrankungen zum Bestand (Ia—Id) m + w (Neuerkrankungen = . . . % des Bestandes) 1947—1951.*

Land	1947	1948	1949	1950	1951
Schleswig-Holstein .	36,1	44,5	30,5	28,0	27,9
Hamburg	39,6	29,8	31,6	25,1	22,4
Niedersachsen . . .	51,8	43,8	32,1	29,2	29,4
Bremen	40,2	35,8	32,1	27,2	21,6
Nordrhein-Westfal. .	41,5	36,5	26,6	21,4	21,4
Hessen	49,2	38,9	29,3	26,2	23,8
Rheinland-Pfalz . .			30,1	23,6	24,8
Bayern	50,6	42,9	29,6	27,3	25,5
Baden			54,2	39,2	20,7
Württ.-Baden . . .		36,4	28,4	25,1	
Berlin			30,1	24,7	23,0

wir ein Absinken des Anteils der Neuerkrankungen am Bestand von 36,4% (1948) auf 23,4% im Jahre 1951 — der Bestand an ansteckenden Lungentuberkulosen hält sich nahezu auf gleicher Höhe, obwohl die Neuerkrankungen abgenommen haben.

Tabelle 29. *Anteil der Neuerkrankungen der Gruppe Ia + Ib in Prozenten des Bestandes derselben Gruppe. Hessen 1948—1951* (männlich und weiblich).

	1948	1949	1950	1951
Neuerkrankungen .	3101	2711	2543	2284
Bestand.	8512	9352	10068	9747
	36,4%	29,0%	25,3%	23,4%

In Tab. 30 sind die Verhältniszahlen für Schleswig-Holstein 1950—1951 nach *Altersgruppen* aufgegliedert. Es fällt auf, daß im Jahre 1951 die Verhältniszahlen für die Jahrgänge *0—1, 1—5* und *5—15* etwas größer sind als 1950. Mangels gleichartiger Gliederungen in anderen Ländern können wir vorläufig über diese Steigerung in der Gruppe der Kindertuberkulosen nichts aussagen. KLEINSCHMIDT, Göttingen, hat darauf aufmerksam gemacht, daß er und andere Kinderkliniker seit 1951 ein Anwachsen der kindlichen Tuberkulosen beobachten, welches er auf die zunehmende Zahl der Bacillenstreuer zurückführt, die sich vornehmlich aus den wieder ansteckend gewordenen gebesserten bzw. „geheilten" Tuberkulösen rekrutieren.

Tabelle 30. *Neuerkrankungen Ia—Id (m + w) als Anteil des Bestandes in Prozent Schleswig-Holstein 1950 und 1951.*

		0—1	1—5	5—15	15—25	25—45	45—65	65—75	75 u. mehr
1950	Neuerkr. .	53	843	2542	2112	3252	2035	577	172
	Bestand . .	95	2482	8641	6378	10360	7598	2066	420
	%	55,7	34,0	29,4	33,2	31,4	26,8	27,9	41,0
1951	Neuerkr. .	61	862	2175	1876	2725	1716	422	142
	Bestand . .	96	2243	6833	6390	10339	7481	1864	421
	%	63,5	38,3	31,9	29,4	26,3	22,9	22,6	33,8

Es wäre interessant, für die Gruppen der Ia- oder der Ia + Ib-Fälle die „Stammfälle" für die letzten Jahre zu wissen, um zu erfahren, ob sich tatsächlich die Zahl der *ansteckenden Chronisch*-Tuberkulösen vermehrt. Leider fehlen uns für dieses Jahr noch die Unterlagen. Vielleicht ist es möglich, im nächsten Jahrbuch darüber Genaueres auszusagen.

7. Röntgenschirmbilduntersuchungen im Bundesgebiet.

Im Berichtsjahr sind neue Röntgenschirmbild-Gesetze nicht erlassen worden. Es ist auch nicht bekannt geworden, daß irgendwo anders, als bereits im Tuberkulose-Jahrbuch 1950/51 angegeben, neue Schirmbildaktionen angesetzt worden sind.

Die *Kosten für eine Schirmbildaufnahme* liegen je nach Gerät und Filmformat zwischen 0,50 bis 1,— DM.

Die *Kosten zur Feststellung eines Falles von Lungentuberkulose* durch die Schirmbildaktion stellen sich in Niedersachsen auf rd. 100,— DM. Das erscheint hoch. Die Kostenersparnis durch die rechtzeitige Entdeckung der Lungentuberkulose durch das Schirmbildverfahren hat Prof. ALEXANDER in seinem Artikel „Erfahrungen mit den Röntgenschirmbilduntersuchungen", Dtsch. med. Wschr. **1952: 38, 1141**, beleuchtet.

Die *Ergebnisse* der Röntgenschirmbilduntersuchungen im Bundesgebiet im Jahre 1951 sind in Tab. 31 zusammengestellt, und zwar für die Länder, welche alle Fragen des Formulars beantworten konnten. Der Bericht betrifft 2238648 Schirmbildaufnahmen, von welchen 2214630 = 98,8% ausgewertet wurden. Im Durchschnitt wurden *4,8%* als *verdächtig* befunden. Unter den ausgewerteten Aufnahmen wurden 11455 (= 0,52%) Fälle mit aktiver und 25908 (= 1,17%) Fälle mit inaktiver Tuberkulose festgestellt. Den Gesundheitsämtern waren davon unbekannt 4964 (= 0,24%) Fälle mit aktiver und 16300 (= 0,78%) Fälle mit inaktiver Tuberkulose. Von den Ländern Schleswig-Holstein, Hamburg und Hessen konnten die Ergebnisse

Tabelle 31. *Schirmbilduntersuchungen 1951.* (Aus den Länderangaben von 1951.)

Länder	Aufnahmen	ausgewertet		verdächtig		Nachuntersuchungen	Ermittelte Fälle				Heilstättenbedürftige[2]		dem Gesundheitsamt unbekannt			
							aktiv		inaktiv				aktiv		inaktiv	
	1	2	%	3	%	4	5	%[1]	6	%[1]	7	%	8	%[1]	9	%[1]
Niedersachsen	1421965	1397947	98,4	74927	5,4	88212	8047	0,58	16343	1,18	1999	24,90	3500	0,25	11402	0,82
Bremen	56504	56504	100,0	4281	7,6	1235	151	0,27	582	1,03	54	35,80	151	0,27	582	1,05
Rheinland-Pfalz	78593	78593	100,0	1625[4]	2,1	1459[5]	144	0,18	564	0,72	84	60,40	108	0,14		
Nordwürttemberg	380118	380118	100,0	14781	3,9	14781	1009	0,26	3600	0,97	294	29,40	905	0,24	2898	0,76
Nordbaden	120766	120766	100,0	3226	2,7	3120	360	0,30	1440	1,2	129	35,70			1230	
West-Berlin	180702	180702	100,0	6823	3,7	6823	1744	0,97	3379	1,87			300	0,17	1418	0,78
Summe	2238648	2214630	98,8	105663	4,8	115630	11455	0,52	25908	1,17	2560	26,40	4964[3]	0,24	16300[3]	0,78

[1] In v.H. der ausgewerteten Aufnahmen. [2] In v.H. der ermittelten aktiven Fälle. [3] Ohne Nord-Baden. [4] Ia—Ic-Fälle. [5] Ia—Ib-Fälle.

nicht in der Vollständigkeit der Tab. 31 übermittelt werden, da die Nachuntersuchungen nicht von besonderen Schirmbildtrupps, sondern in den Tuberkulose-Fürsorgestellen der Gesundheitsämter durchgeführt werden und keine vollständigen Aufstellungen für die Gesamtheit der Schirmbilduntersuchungen erlangt werden konnten. Die Ergebnisse für die 3 Länder sind in Tab. 32 zusammengefaßt.

Tabelle 32. *Schirmbilduntersuchungen 1951.*
(Aus den Länderangaben 1951.)

Länder	Aufnahmen	ausgewertet		verdächtig		Nachuntersuchungen
	1	2		3		4
			%		%[1]	
Schleswig-Holstein	584696	576111	98,5	36893	6,4	137848 (etwa)
Hamburg	23260	23260	100,00	7641	32,9	1923
Hessen	229300	229300	100,00	10639	4,6	[2]
Summe	837256	828671	98,9	55173	6,7	139771

[1] In v.H. der ausgewerteten Aufnahmen (Sp. 2).

[2] Die Zahlen können nicht angegeben werden, weil die Nachuntersuchungen in den Tbc.-Fürsorgestellen der Gesundheitsämter durchgeführt werden und darüber keine vollständigen Aufstellungen in der Schirmbildstelle vorhanden sind.

Prof. ALEXANDER hat in der Dtsch. med. Wschr. **1952**, H. 38, S. 1141, die bei der Schirmbildaktion in Niedersachsen gefundenen aktiven und inaktiven Lungentuberkulosen nach den einzelnen Altersklassen aufgeschlüsselt. Auf Grund dieser Zahlen haben wir die Prozentzahlen berechnet und sie in Tab. 33 der entsprechenden Altersverteilung der bestätigten Neuerkrankungen für das Land Niedersachsen (1951) gegenübergestellt. Siehe auch Abb. 11 (S. 66) für New York City.

Tabelle 33. *Die altersmäßige Zusammensetzung der durch die Schirmbildaktion entdeckten Tuberkulösen im Vergleich zu den bestätigten Neuerkrankungen in v. H. aller Fälle.*

Altersgruppe	Schirmbild aktiv		bestätigte Neuerkrankungen Ia—Ic		Schirmbild inaktiv	
	m	w	m	w	m	w
5—15 Jahre	5,9	6,9	14,0	17,1	6,6	7,2
15—25 „	18,1	27,5	20,6	24,5	9,0	8,8
25—40 „	29,0	32,2	24,4	30,6	22,2	25,2
40—60 „	29,4	22,9	29,0	18,4	42,1	41,7
über 60 „	17,6	10,5	12,0	9,4	20,1	17,1
	100,0	100,0	100,0	100,0	100,0	100,0

Auf den Vortrag von Obermed.-Rat Dr. SCHRAG, Stuttgart, über „Das Schirmbild in der Tuberkulosebekämpfung" auf der Tuberkulose-Tagung in Kissingen (1952) dürfen wir aufmerksam machen [Beitr. Klin.Tbk. **108**, 1/2, 108 (1953)].

Aus Sonderberichten, welche zum Teil veröffentlicht sind, entnehmen wir folgendes: Im *Reg.-Bezirk Detmold* wurden 1951 von 14 Kreisen 12 erfaßt, darunter viele Schulkinder.

Ergebnisse einer Schirmbildaktion des Kreises Detmold aus 12 Reg.-Bezirken
von Januar 1950 bis 31. Dezember 1952.

Bevölkerungszahl	859333	
Schirmbildaufnahmen.	352892	= 41% Beteiligung
davon aktiv-verdächtig	5738	= 1,62% der Schirmbildaufnahmen
durch Nachuntersuchung bestätigte Tbc. . .	605	= 10,5% der aktiv-Verdächtigen
oder		0,17% der Schirmbildaufnahmen,

d. h. 17 auf 10000 Ausgewertete.

Aus der *Tuberkulose-Fürsorgestelle Ludwigsburg* berichtet Med.-Rat Dr. Breu über die Ergebnisse der Schirmbilduntersuchungen 1949/50 folgendes:

Bei der Volksröntgenuntersuchung 1949/50 im Kreise Ludwigsburg wurden folgende Tuberkulösen entdeckt:

a) ansteckende Lungentuberkulose . . . . 74 = 0,05%,
b) aktiv geschlossene Lungentuberkulose . . . . 240 = 0,16%,
c) inaktive Tuberkulose, überwachungsbedürftig . . . . 622 = 0,45%.

Aus einem gutartigen geschlossenen Prozeß entwickelte sich bis Dezember 1952 bei
52 Patienten eine offene Lungentuberkulose,
1 Patienten eine Miliartuberkulose.

Von diesen 53 Fällen waren ursprünglich
a) 27 aktiv-geschlossen, davon 12 vorwiegend produktiv,
7 infiltrativ,
8 gemischtförmig,
b) 26 inaktiv.

Rückblickend hatten von den 26 Inaktiven 6 doch weiche Herde gehabt, zum mindesten waren sie unscharf abgesetzt. Die übrigen 20 erschienen auch jetzt noch einwandfrei inaktiv.

Bei den nachgewiesenen 27 Aktiven handelte es sich um eine schubweise Verschlechterung des Prozesses.

Bei 47 der neuentdeckten 52 Offentuberkulösen konnten einwandfrei Tuberkelbakterien nachgewiesen werden. Von den 5 restlichen hatten 3 tomographisch eine Kaverne.

Nach Abschluß der Statistiken haben wir noch folgende Ergebnisse der Röntgenreihenuntersuchungen für 1951 des Landes Baden-Württemberg aus den Regierungsbezirken Nord- und Südbaden sowie Nordwürttemberg erhalten.

1. Zahl der Schirmbildaufnahmen: 525884.
2. Zahl der ausgewerteten Aufnahmen: 525884.
3. Von den begutachteten als verdächtig befunden: 18736.
4. Zahl der „Nachuntersuchungen“: 18630.
5. Ermittelte Tbc.-Fälle:
   a) aktive (Ia—Ic): 1464,
   b) inaktive: 5397.
6. Heilstättenbedürftige: 453.
7. Von den unter Ziff. 5 ermittelten Kranken waren der Fürsorgestelle *nicht* bekannt: 5269.

Anhang: **Bericht über die Ergebnisse der Schirmbildaktion in außerdeutschen Ländern.**
(Internationale Tuberkulose-Tagung in Rio de Janeiro im August 1952.)

In **Uruguay** (Prof. Gomez) liegen Erfahrungen über die Schirmbildphotographie, welche man im übrigen außerhalb Deutschlands häufig als *Abreugraphie* bezeichnet, seit 1939 vor, zunächst mit stationären und dann mit 6 transportablen Apparaten. *August 1948 bis 31. März 1951* fand die *erste Durchmusterung* der Bevölkerung mittels der Abreugraphie statt, und zwar mit Schirmbildern von 25×33 mm. Die *2. Aktion* nahm dann am *1. April 1951* ihren Anfang, und es wurden nunmehr in der Hauptsache Bildformate von 70×70 mm und 10×13 Zoll (etwa 25×33 cm) verwandt. Mit der Schirmbildphotographie wurde eine Tuberkulinprobe verbunden. Diese muß einfach gestaltet sein, damit sie von Laien angestellt und auch abgelesen werden kann.

Länder mit hoher Tuberkulose-Mortalität bergen eine große Zahl von verdächtigen Fällen, und zwar viele akute und schnell progressive Formen. Die hohe Tuberkulose-Sterblichkeit hängt augenscheinlich mit den ökonomisch-sozialen Umständen zusammen. Wenn in einem Lande mit geringer Tuberkulose-Mortalität, z. B. in Kriegszeiten, die Umweltbedingungen sich verschlechtern, treten tuberkulöse Schübe epidemisch auf. — Für die Schirmbildorganisation ist ein zentraler Kataster notwendig, um eine gleichwertige Deutung der Schirmbilder zu erreichen. — Die Schirmbildaufnahmen für den Röntgenkataster sollen nicht in der Tuberkulose-Fürsorgestelle vorgenommen werden; diese sind sowieso überall schon durch den laufenden Betrieb überlastet. — Die schematisierte Arbeit der Schirmbildtrupps bzw. der „Dispensaires mobiles" ist jetzt in allen Ländern die gleiche. Gewöhnlich werden zu Anfang gezielte Kataster in Fabriken, beim Personal verschiedener Institutionen, beim Heer, beim Krankenpflegepersonal, in Irrenanstalten usw. erhoben. — Die Person, die für den Röntgenapparat usw. verantwortlich ist, soll auch die Apparatur selber prüfen und aufbauen und auch kleinere Reparaturen sofort selbst ausführen können; am besten kann das ein *Röntgentechniker.*

Bei der 1. Schirmbilddurchmusterung in *Uruguay* (1948—1951) wurden nacheinander 19 Departements mit 6 mobilen Dispensaires durchgekämmt. An jedem Tage der Woche wurde 8 Stunden gearbeitet, Feiertage mit eingerechnet. 6 Personen waren beim Schirmbildtrupp aktiv tätig, und 3 Personen waren in Reserve, so daß ein Schirmbildtrupp also 9 Personen umfaßte. Der Aufsichtsführende und sein Stellvertreter sind Nichtärzte. Die Trupps arbeiten 20 Tage ohne Unterbrechung und haben dann 10 Tage Ruhe. — Wenn der Schirmbildtrupp in eine Schule kommt, so wird bei den Kindern vorher eine Tuberkulinprobe (Pirquet) angesetzt und nach 48—72 Stunden abgelesen, bei negativem Ausfall werden bei den Kindern bis zu 12 Jahren 10 cg BCG, bei Personen über 12 Jahre 20 cg BCG *oral* gegeben; hierzu wird von den Eltern eine *Genehmigung nicht* eingeholt. — Bei Kindern bis 4 Jahre wird eine Schirmbildaufnahme nur angefertigt, wenn sie tuberkulinpositiv sind. Bei den meisten Personen wird die Aufnahme *in normaler Bekleidung* vorgenommen — nur sehr dicke Bekleidung sowie Metallgegenstände werden abgelegt. Auf die Photographie kommt eine Nummer, welche der Nummer des Personenregisters der betreffenden Person entspricht. — Bei der 1. Schirmbildaktion in Uruguay sind *40%* der geschätzten Bevölkerung geröntgt worden, in manchen Städten *bis zu 90%*. Jede Person muß sich wegen der BCG-Schutzimpfung zweimal vorstellen. — Bei *1,1%* der Geschirmbildeten wurde eine *aktive Tuberkulose* entdeckt; *mehr als* $^1/_3$ von diesen waren den Fürsorgestellen schon *bekannt.* — Ein Schirmbild kostet 0,40 Dollar einschl. BCG-Material. Durch die Schirmbildaktion neu entdeckte Fälle von Tuberkulose kosteten 55,— Dollar.

Am 1. April 1951 begannen die Dispensaires mobiles eine 2. Tournée. Bis Februar 1952 waren von 19 Departements 7 schon bearbeitet worden. Bei der *2. Tournée* wurde nur bei *0,5%* der photographierten Personen eine *aktive* Tuberkulose entdeckt und *52%* von diesen waren den Fürsorgestellen schon bekannt. 54% der entdeckten Lungenveränderungen waren von gutartigem Typ und 9% vorgeschritten. In Uruguay sind außer den systematischen Volksuntersuchungen auch noch gezielte Kataster erhoben worden. Für *Studenten* z. B. ist die Schirmbilduntersuchung *obligatorisch.* Im Durchschnitt lag nach der Schirmbilduntersuchung bei *1,60%* der Untersuchten eine Tuberkulose vor, bei *Medizinstudenten* aber *2,90%* gegen 0,42% bei den Volkswirtschaftlern und 0,55% bei den Architekten, bei den Studenten der Geburtshilfe sogar 3,10%. In der Zusammenfassung betont Gomez, daß systematische Schirmbilduntersuchungen **alle 2$^1/_2$ Jahre** vorgenommen werden sollten. 57,3% waren symptomenlose Fälle und 42,7% symptomatisch akute Fälle. Die Letalität der ersteren betrug 4,7%, diejenige der letzteren 11,7%.

Brasilien (s. M. de Abreu „Neue Orientierung in dem Kampf gegen die Tuberkulose"). M. de Abreu hatte mit der Schirmbildphotographie die technischen Voraussetzungen zum *Volksröntgenkataster* geschaffen, den Redeker bereits 1923/24 gefordert hatte, welcher aber mit Durchleuchtungen allein nicht fertigzustellen war. Mittels der Schirmbildphotographie werden viele unbekannte und unerkannte Tuberkulosen entdeckt; man darf aber dabei nicht verwechseln die „nicht bemerkten" Tuberkulosen im klassischen Sinne des Wortes und die „nicht diagnostizierten" Tuberkulosen. Die akuten und subakuten Formen geben mehr oder weniger Symptome. In Brasilien ist die Abreugraphie auf die *Freiwilligkeit* der Bevölkerung aufgebaut. De Abreu hat in Rio de Janeiro in *3 großen Bahnhofshallen* Schirmbildstellen errichten lassen, wo jedermann sich kostenlos photographieren lassen kann. Diese 3 Schirmbildstellen machen täglich 900 Schirmbilder, welche zentral ausgewertet werden; die als krank bzw. als krankheitsverdächtig Befundenen werden sofort der zuständigen Tuberkulose-Fürsorgestelle überwiesen. Eine Schirmbildstelle nimmt einen Raum ein von 3×3 m und wird von 1 Techniker und 4 Schwestern bedient.

Das Ergebnis dieser Schirmbildaktion in Rio de Janeiro hängt eng mit der Bevölkerungsdichte des betreffenden Stadtteiles zusammen; deshalb sind diese Schirmbildstellen dort errichtet, wo sehr viele Menschen vorüberkommen. Außer dieser freiwilligen Aktion gibt es in Rio de Janeiro und überall in Brasilien auch *obligatorische* Schirmbildaktionen. In Rio de Janeiro ist die *Gesundheitskarte* (carnet de santé, health card) für verschiedene Berufe vorgeschrieben; bei jedem Stellenwechsel ist eine neue Untersuchung, *auch Schirmbilduntersuchung,* erforderlich. Es bedeutet dies an und für sich eine Auslese für die Schirmbildphotographie. Aber da für die meisten Berufe eine solche Untersuchung verlangt wird, so werden tatsächlich jährlich sehr viele Personen von der Schirmbildaktion erfaßt. Benutzt wird der *35 × 35-mm-Film,* welcher ebenso genau, aber billiger ist als der 70 × 70-mm-Film. Die Schirmbilder werden *mit 100 mA 0,2 sec* bei Kindern, bei Erwachsenen *mit 200 mA 0,05* sec angefertigt.

1937—1942 ergab sich bei der *mittels Schirmbildaktion beobachteten Bevölkerung* eine *Tuberkulose-Morbidität* von *1,7%,* hinzu kamen 1,8% mit inaktiver Tuberkulose. Für die Erwachsenen allein betrug die Morbidität 2,2%, dazu 2,4% inaktive Tuberkulosen. Unter jungen Personen wie Schülern, Studenten usw. fanden sich 1,5% aktive Tuberkulose, unter den über 50jährigen 3,5%.

Nebenbei wurden auch andere Krankheitszustände mittels der Schirmbildaktion entdeckt, z. B. unter 150 Schirmbildern waren:

anomal		16,17%, und zwar
kardio-vasculäre	6,68%	
pulmonale	9,15%	
andere Affektionen	0,34%.	

Unter den pulmonalen Tuberkulosen fanden sich

augenscheinlich fortschreitend	6,47%
Restherde	2,55%
atypische	0,13%.

In der Fürsorgestelle wird dann die *Schichtaufnahme* und *Untersuchung des Bronchialschleimes* bei allen denen vorgenommen, deren Schirmbild Schatten aufweist.

De Abreu bedient sich bei der Klassifikation folgender Nomenklatur:

a) Veränderungen des Parenchyms augenscheinlich tuberkulöser Art, kleine und mittlere unbedeutende Schatten,

b) unsichere und sichere Zeichen von Primärtuberkulose beim Kinde, Verkalkungen im Hilus, Hilusverdichtungen, Vergrößerungen der Bronchialknoten,

c) Kavernen,

d) Veränderungen außerhalb des Parenchyms, Verdichtungen der Pleura, Pleuraschwarten, Exsudat, Pneumothorax, Thorakoplastik,

e) verschiedene Affektionen, Emphysem, Sklerose, Thymus, atypische Schatten.

Hinzu kommen die sonstigen Veränderungen.

Die *jährliche Wiederholung der Untersuchung* der gesamten Bevölkerung mittels Schirmbild stellt den äußersten Wunsch dar.

Die Schirmbildaktion umfaßte 1945 3%, 1946 10%, 1947 15% und 1949 20% der Bevölkerung.

Brasilien: Tuberkulose-Sterblichkeit

	1945	1949	
0—9 Jahre	8,0	8,4	auf 10000
10—19 „	20,7	11,1	„ „
20—29 „	52,2	33,1	„ „
30—39 „	49,3	33,1	„ „
40—49 „	45,8	35,5	„ „
50—59 ,	46,0	36,1	„ „

In **Cuba** zeigten 1947—50 20% der Schirmbilduntersuchungen einen kleinen oder mäßig vorgeschrittenen Herd. Bei 36% davon wurden Tuberkelbacillen im Bronchialsaft gefunden; bei 37%, welche bronchoskopisch untersucht wurden und Tuberkelbacillen hatten ohne eine Veränderung auf dem Schirmbild, fand man eine oberflächliche tuberkulöse Läsion in den Bronchien (CASTILLO).

In **Spanien** wird bei der Schirmbildaktion bei stationären Apparaten das Format von 70 mm benutzt, bei den transportablen dasjenige von 35 mm. In den *Städten* fanden sich *1,8*%, auf dem *Lande 0,5*% aktive Tuberkulosen. Mit der Schirmbildaktion wird die BCG-Schutzimpfung verbunden (URGOITI).

In den **USA** sind nach ANDERSON mit mehr als 900 Schirmbildeinheiten Jahr für Jahr 13—15 Mill. Personen untersucht worden. Der *National Health Service* unterhält jetzt 2 Schirmbildteams mit je 18 transportablen Apparaten mit Zubehör und Personal. Abgesehen davon unterstützt der National Health Service die Städte in ihrem eigenen Schirmbildprogramm. Benutzt werden Filme von 70 mm; Ergänzungsfilme von 14×17 Zoll (etwa 35×43 cm) werden angefügt bei Personen, deren kleines Schirmbild eine Lungenerkrankung vermuten läßt. Die auf Tuberkulose verdächtigen Personen werden für die weitere Diagnostik *privaten Ärzten* oder *Fürsorgestellen* nach Wahl überwiesen. — Da bei *Kindern* in den USA die Tuberkulose *selten* geworden ist, wird bei ihnen der Schirmbildphotographie eine *Tuberkulintestung vorausgeschickt.* Sonst wird die Schirmbildaktion nur bei der Bevölkerung *von 15 Jahren an* durchgeführt. Die (freiwillige) Teilnahme an der Schirmbildaktion wechselt zwischen 55—93% der Erwachsenen. Bei der 1. Untersuchung mit 70-mm-Film waren 36,3‰ auf Lungenveränderungen verdächtig. Nach dem 2. Film mit 14×17 Zoll reduzierte sich diese Zahl auf 17,0‰. Mit dem Format 14×17 Zoll ergaben sich *10,8*‰ als *tuberkuloseverdächtig*, in *1,3*‰ wurden *Geschwülste* und *2,9*‰ *kardio-vasculäre Veränderungen* gefunden. Bei den weiteren Untersuchungen wurden bei 6‰ eine inaktive und bei 1‰ eine aktive Tuberkulose festgestellt. Von den letzteren hatten 30% eine minimale und 21% eine fortgeschrittene Tuberkulose. 85% aller diagnostizierten Tuberkulosefälle waren den lokalen Gesundheitseinrichtungen unbekannt. Bei 398 Personen, bei welchen Lungengeschwülste vermutet wurden, wurde 75mal Krebs diagnostiziert, in einer anderen Untersuchungsreihe 152mal bei 3500 Personen.

Über 12 Mill. Schirmbilduntersuchungen in **Frankreich** berichten COURCOUX, BARIÉTY und COURY. Vorgezogen wird in Frankreich das Format 70 × 70 mm. Der subjektive Koeffizient bei der Beurteilung der Schirmbilder beträgt 10—12% bei einem Ergebnis von 1—1,5% an wirklichen Veränderungen. Nach den endgültigen Untersuchungen in Frankreich kann man schätzen, daß bei den Erwachsenen *4*‰ *aktive Tuberkulosen* entdeckt werden. Von diesen weisen 1/4 Tuberkelbacillen auf, während 3/4 eine Kur oder eine Behandlung notwendig haben. Außerdem werden 6—7‰ inaktive Tuberkulosen entdeckt. 1/3 der Tuberkulösen hätten auf gewöhnliche Weise entdeckt werden können; sie stellen *vernachlässigte Fälle* dar (tbc. négligée). Die Prognose bei den durch die Schirmbildaktion entdeckten Tuberkulosen ist besser als bei den routinemäßig in den Fürsorgestellen und von den Ärzten gefundenen. Von den ersteren wurden nach mehreren französischen Statistiken *66—90*% wieder *arbeitsfähig* gegenüber *50—60*% der letzteren. Bei den Kindern ist die systematische Schirmbilduntersuchung *unterhalb von 12 Jahren* unfruchtbar; sie wird deshalb den Kindern mit *positiver Tuberkulinreaktion* vorbehalten. — Über das Ergebnis von wiederholten Untersuchungen geben die Berichterstatter eine interessante Kurve, welche in einem Rundschreiben des DZK wiedergegeben wird. Es scheint danach, daß eine *Wiederholung* der Massenschirmbilduntersuchung alle *18—24 Monate* genügt, um die latenten Formen zu entdecken, welche in der Zwischenzeit erschienen sind. Sowohl das medizinische Ergebnis als auch der Preis für die Schirmbildaktion sind dann befriedigend. Das *niedrigste Ergebnis* mit der systematisch wiederholten Schirmbildaktion wird *nach 2 oder 3 aufeinanderfolgenden Wiederholungen* erreicht. Die erhaltene Zahl entspricht dann im großen und ganzen dem Kontingent von *neuen Tuberkulosen,* welche sich von Anfang an als latent erweisen und 5—10% der Gesamtzahl der in einem Jahr entstandenen Tuberkulosen nicht überschreiten. — Im Augenblick stellen die durch das Schirmbildverfahren entdeckten Tuberkulosen 15—20% der allgemeinen Tuberkulose-Morbidität dar.

In **England** (WILLIAMS) wurde die Schirmbildphotographie *1942/43* als Kriegsmaßnahme für die *zivile und militärische* Bevölkerung eingeführt. Anfangs waren einige Kliniker skeptisch gegenüber einer Methode, welche den aufs höchste komplizierten intellektuellen Prozeß, durch welchen der Arzt gewöhnlich die Diagnose bei seinem Patienten stellt, durch eine „maschinelle" Diagnostik ersetzt. Bis Ende 1951 wurden über 8 Mill. Schirmbilder angefertigt; 57 Schirmbildeinheiten arbeiten jetzt in England und Wales. Nahe 28000 Fälle von bis dahin unbekannter aktiver Lungentuberkulose wurden gefunden bzw. 15% aller gemeldeten Tuberkulosefälle; nebenbei wurden über *1000 Fälle* von *malignen Brustkrankheiten* aufgedeckt und dieselbe Zahl an gutartigen Tumoren, nahezu 8000 Fälle von Bronchektasen, 2000 Fälle von angeborenen kardio-vasculären Veränderungen. Die Schirmbildphotographie bildet jetzt einen Teil der ärztlichen Untersuchung aller *Rekruten* für den englischen Militärdienst; der Anfall an Tuberkulose in dieser Altersgruppe ist *2 bis* $2^1/_2$*mal höher* als derjenige in der Durchschnittsbevölkerung. Die Schirmbildaktion hat jetzt einen Dauerplatz in der Präventivmedizin in England erhalten. Mit den vorhandenen Schirmbildeinheiten werden jetzt in England und Wales *jährlich 7%* der Bevölkerung oder ungefähr 3 Mill. Menschen überwacht. Fehldiagnosen liegen zwischen 2 und 5% der Untersuchungen. Besondere *Fachgruppen* der Bevölkerung, wie Schwestern, Studenten usw. sollten *alle 3—6 Monate* mit dem Schirmbild untersucht werden. Die Schirmbildaktion ist auf *freiwilliger* Beteiligung der Bevölkerung aufgebaut. Eine Zwangsuntersuchung lehnt WILLIAMS ab. In Irrenanstalten und dergl. zeigte sich ein Unterschied im Anfall an Tuberkulosefällen bei den Patienten mit erst kurzem und den Patienten mit schon langem Aufenthalt in der Anstalt; bei den ersteren betrug die Zahl der entdeckten Tuberkulosen 1,2% (bis 2 Jahre Klinikaufenthalt) gegen 3,8% (bei einem Aufenthalt von mehr als 10 Jahren).

In **Indien** kennt man nach BENJAMIN die Tuberkulose seit über 2000 Jahren; aber sie war wohl auf bestimmte Bezirke beschränkt. Seit 50 Jahren vermehrt sich aber die Zahl der Tuberkulosefälle, und während der letzten 25 Jahre hat sie sich auf die verschiedenen Bezirke Indiens ausgedehnt. Jetzt wird die Bevölkerung mit Tuberkulin getestet, und zwar in Verbindung mit der BCG-Vaccination (1949—1952: 7,8 Mill. Personen intracutan). Indien hat jetzt ungefähr 357 Mill. Einwohner. In den größeren Städten wiesen mehr als *50%* der Bevölkerung bis zu *10 Jahren* eine *positive* Tuberkulinreaktion auf. Schirmbildaktionen finden in Indien seit 1945 statt, und zwar zunächst besonders in großen Städten, allmählich werden sie auf die Landbevölkerung ausgedehnt. Die Tuberkulose-Morbidität beträgt in der Stadt Madras jetzt 2,63%, die Mortalität 46,2 auf 10000, in Madanapalle Town über 25,3 auf 10000; man kann rechnen, daß bei der Stadtbevölkerung die Tuberkulose-Mortalität etwa 20,0 auf 10000 und bei der Landbevölkerung 10,0 auf 10000 beträgt.

In **Italien** gibt es nach SAGONA zur Zeit 20 Schirmbildstellen, 9 im Norden, 5 im zentralen und 4 im südlichen Teil und 2 auf den Inseln. 1949 wurden bei *0,4—0,69%* der Untersuchten aktive Tuberkulosen durch die Schirmbildaktion entdeckt, inaktive Tuberkulosen bei 1,43—3,93%, im Jahre 1950 aber 0,337—1,744% aktive und 1,379—4,694% inaktive. 1949 258000 Schirmbildphotographien mit im Durchschnitt 0,58% aktiven Tuberkulosen, 1950 291000 Schirmbilder mit dem Durchschnitt von 0,58% aktiven Tuberkulosen. Nichttuberkulöse Affektionen verteilen sich (i. J. 1950) wie folgt:

Herzkrankheiten	72,12%
Neoplasmen oder Geschwülste	0,2 %
Cysten	0,71%
Bronchektasen	5,97%
Pneumokoniosen	9,75%
Nichtspezifische entzündliche Prozesse	11,27%

Bei 53264 Personen wurde das Schirmbild und die Tuberkulinreaktion ausgewertet mit folgendem Ergebnis:

Positiv für Tuberkulose nach Tuberkulinreaktion und Schirmbild (aktive Form)	1,13%
desgl., aber inaktive Tuberkulose	6,07%
positiv für Tuberkulin und negativ durch Schirmbild	7,04%
positiv nach dem Schirmbild, negativ gegen Tuberkulin	2,28%
negativ für alle beide	83,48%

In **Mexiko** beschränkt sich nach M. JIMÉNEZ die Schirmbildaktion im großen und ganzen auf die *besiedelten Bezirke*. Schirmbilder werden nur von den Tuberkulinpositiven angefertigt; für die Tuberkulinnegativen besteht die freiwillige Impfung mit BCG, und zwar früher oral, seit 1950 intradermal. Ein Schirmbild kostet 2 mex. Dollar = etwa 1,— DM. Eine BCG-Impfung kostet 0,17 mex. Dollar = 0,09 DM. Bei den mit Schirmbild Photographierten wurden *1,23% aktive* Lungenprozesse entdeckt, und zwar davon in 55% minimale Formen, 35% mäßig vorgeschrittene und 10% sehr vorgeschrittene Prozesse.

In **Holland** begann nach A. GRIEP die Schirmbildaktion für die gesamte Bevölkerung zunächst im Distrikt von Delft im *Januar 1949*. Die Schirmbildaktionen erhalten keinen staatlichen Zuschuß; sie arbeiten aber eng mit den Fürsorgestellen zusammen. Ein lokales Komitee wird in jeder Stadt gegründet, wo die Tuberkulose-Fürsorgestelle eine Schirmbildaktion durchführen will. Das lokale Komitee sammelt viele Helfer, welche auch die einzelnen in Betracht kommenden Personen aufsuchen. In manchen Bezirken wird zu gleicher Zeit die Bevölkerung mit Tuberkulin getestet; in manchen Gemeinden werden die Tuberkulinnegativen anschließend mit BCG geimpft. Personen mit verdächtigen Herdschatten auf dem Schirmbild werden den Fürsorgestellen zur weiteren Untersuchung zugeführt. Dort wird die Untersuchung u. U. durch Tomographie, Bronchographie, Magensaftuntersuchung usw. ergänzt. Da die Aktion freiwillig ist, so kommt *auf die 1. Aufforderung* nicht die gesamte Bevölkerung zur Untersuchung, sondern *erst auf mehrfache Aufforderung*. Unter 48000 Personen, die der *ersten* Aufforderung folgten, fanden sich 30 Fälle = *0,06*% aktive Tuberkulose, unter 2113 Personen, die auf die 2. Aufforderung erschienen, 111 = *5*% der untersuchten Personen. 1939—1952 wurden von rd. 4 Mill. Personen von ausgesuchten Gruppen Schirmbilduntersuchungen gemacht mit *1,9*‰ aktiver und 2,2‰ zweifelhafter Tuberkulose. Von 1,46 Mill. der Gesamtbevölkerung 1949—1952 wurden *1,33*‰ aktive und 2,7‰ zweifelhafte Tuberkulosen gefunden. Die aktiven Tuberkulosen verteilen sich auf folgende Altersgruppen:

Alter	männlich	weiblich	Alter	männlich	weiblich
0— 9	2,20‰	0,72‰	35—44	1,11‰	1,51‰
10—14	0,52‰	1,41‰	45—54	3,11‰	1,62‰
15—19	0,93‰	0,76‰	55—59	3,64‰	1,52‰
20—24	1,55‰	1,54‰	60—64	5,47‰	3,67‰
25—29	2,31‰	1,91‰	65 u. mehr	5,91‰	3,72‰
30—34	2,79‰	1,52‰			

Nach dieser Aufstellung hält es GRIEP für einen Fehler, die Schirmbildaktionen auf bestimmte Altersgruppen zu beschränken. Nach GRIEP haben von den bisher *unbekannten* Tuberkulösen diejenigen, bei denen *ab und zu* im Sputum oder im Magensaft Tuberkelbacillen gefunden werden (die wir also als fakultativ offen bezeichnen), sozialhygienisch eine besondere Bedeutung zu der Zeit, wo sie eine Erkältung haben. Diese Personen sind nicht wirklich krank, und ihr oft sehr alter tuberkulöser Prozeß ist durch nichts zu beeinflussen. Bis heute ist es unmöglich, eine Tuberkulose vollständig zu heilen. Diese Überlegungen besagen, daß wir in bezug auf unsere antituberkulösen Maßnahmen von seiten der Schirmbildaktion nicht alles zu erwarten haben. — In einigen Distrikten ist dieselbe Bevölkerung 2 Jahre nach der 1. Schirmbilduntersuchung von neuem untersucht worden, und das *Ergebnis* in bezug auf aktive Tuberkulosen war *kleiner* als das erste Mal. Abgesehen von alledem ist die Schirmbildaktion sehr wesentlich für die Entdeckung anderer Brustkrankheiten, besonders Lungenkrebs. — Das beste *Intervall* zwischen 2 Schirmbilduntersuchungen beträgt nach GRIEP *2—3 Jahre*. — In Holland haben z. Z. nur *25*% der 20 Jahre alten Personen eine positive Tuberkulinreaktion.

In **Paraguay** sank die Morbidität von 2,81% (1941) auf 1% (1946) herab, stieg aber während des Bürgerkrieges 1947 auf 4,52%, um bis 1951 auf 0,98% wieder zurückzugehen. Die Schirmbildaktion ist in Paraguay anscheinend mit der BCG-Schutzimpfung gekoppelt. (A. R. GINES, E. GOULD und M. M. DE TALAVERA.)

In **Peru** sind bestimmte *Gruppen der Bevölkerung* wie Lehrer, Schüler, Soldaten, Beamte, Lebensmittelhändler usw. verpflichtet, sich bei gewissen Gelegenheiten der tuberkulin-radiologischen Prüfung zu unterziehen. Mit der Massenschirmbildphotographie ist die Tuberkulinreaktion und die BCG-Schutzimpfung gekoppelt. Das Schirmbildformat ist *70×70 mm*. Die BCG-Schutzimpfung wird intradermal ausgeführt. *1,035 Mill.* Schirmbilder sind bis jetzt angefertigt. Die Morbidität betrug im Durchschnitt *3,1*% (GIRONDA).

Nach G. WEGELIUS sind *seit 1947* in **Schweden** etwa *90*% der über 7 Jahre alten Personen mit dem Schirmbildverfahren untersucht worden, und zwar freiwillig. Die Kosten werden von den öffentlichen Stellen getragen. Die Morbiditätsziffer wird unter den zur Schirmbildphotographie *Nichterschienenen* auf das *3fache* der Erschienenen geschätzt. — Benutzt werden jetzt Apparate mit *Spiegeloptik*. Ein solcher Apparat wiegt nur 400 kg gegen 1600 kg der Apparate ohne Spiegeloptik. Diese kleinen Apparate können in weniger als $^1/_2$ Stunde durch 2 Personen aufgebaut werden. Vorher waren die Ausgaben für den Transport der

Röntgenapparate durch Omnibusse sehr hoch. Jetzt sind diese Kosten für Apparate mit Spiegeloptik viel niedriger. Weder Ventilröhren noch Kabel oder Kondensator sind notwendig. Die laufenden Kosten dieser neuen Apparate betragen weniger als $^1/_4$ der Kosten der Vierventil- oder Kondensator-Apparate mit Drehanode. Technische Störungen, die früher vorkamen und welche sich bei der Schirmbildaktion als störend erwiesen, sind geringer durch die neue Apparate-Type (Fa. G. Schoenander Ltd.). Die Spiegeloptik ist auf die Veranlassung von NELSON mit einem Photometer (Phototimer) kombiniert. Mit 15 der neuen Apparate sind jetzt $1^1/_2$ Mill. Schirmbilder aufgenommen worden. Die Zahl der Fehlresultate hat sich von 4 auf $^1/_2$% verringert. Man zieht jetzt in Schweden den Film von 70×70 mm demjenigen von 35 mm vor; der erstere erlaubt eine genauere Diagnose, außerdem ist die Betrachtung der Mittelgröße weniger ermüdend als die Betrachtung der projizierten kleinen und der großen Filme. Der Ermüdungsfaktor spielt bei der Filmbetrachtung eine große Rolle. Das Institut von NELSON hat festgestellt, daß die Filmbeurteiler imstande sind, täglich 1500 Schirmbilder auszuwerten, und zwar 800 ohne Symptome von Überanstrengung. Die Zahl für das Lesen von kleinen Filmen ist wesentlich niedriger. Die Ausgaben für die Beurteilung der Filme sind demnach geringer bei Benutzung des Mittelformates. Im ganzen ist die Benutzung des Mittelformates nicht teurer als diejenige des 35 mm-Filmes. Viele Länder benutzen den letzteren noch zur Ersparung von Kosten. Hinzu kommt allerdings in Schweden die Zentralisation der Filmentwicklung, des Laboratoriums, der Ablesung der Filme usw. — *1 Zentralstelle auf 7 Mill. Einwohner.* Die Schirmbildauswerter werden erst eine geraume Zeit in ihrer Tätigkeit ausgebildet, ehe sie selbständig arbeiten. Manchmal sind seitliche Aufnahmen notwendig; diese erhöhen die Gesamtkosten nur um 2%. Die Berichte über die Schirmbilder werden den zuständigen Fürsorgestellen zugesandt, welche die weitere Untersuchung der Betreffenden übernehmen. Für die Beurteilung der Schirmbilder werden u. U. die Röntgenaufnahmen für die verdächtigen Fälle herangezogen, welche schon früher von der betreffenden Person angefertigt worden sind. Eine wichtige Frage betrifft den Termin für eine neue Massenschirmbilduntersuchung. In Schweden wurde die 2. Schirmbildaktion nach *5—6 Jahren* durchgeführt, und die Morbidität von etwa 400000 Reexaminierten war bei der 2. Aktion um ein Drittel gesunken.

In **Venezuela**, einem Lande von großer Ausdehnung und weitgehend verstreuter Bevölkerung mit ungenügenden Verkehrswegen ist es unmöglich, die Schirmbildaktion und den Kampf gegen die Tuberkulose so durchzuführen wie in anderen Ländern. Die Tuberkulose-Fürsorgestelle ist auch hier das Zentrum im Kampf gegen die Tuberkulose. Die Schirmbildphotographie wurde 1942 mit dem *35 mm*-Format begonnen. Augenblicklich sind 19 Apparate

Tabelle 34. *Ergebnisse von Schirmbildaktionen.*

Land	Schirmbild-format	Zahl der erfaßten Personen	Endeckte akt. Tbc-Fälle in %	Tuberkulose-Mortalität auf 10000
Peru	70×70	1034000	3,1—8,8	1948 = 7,5
Cuba	70×70	192931	3,57	
Spanien	70×70		1,8 Stadt 0,5 Land	1948 = 11,4
Mexiko		241850	1,73	
Brasilien	35×35	300000	1,7	1951 = 18,6
Uruguay	24×24	355581	1,1	1949 = 7,0
Paraguay		200000	0,98	1948 = 27,3
Italien		550000	0,58	1948 = 6,9
Frankreich	70×70		0,4	1951 = 5,9
England		8000000	0,35	1950 = 3,6
Niederlande		1460000	0,133	1951 = 1,5
USA	70×70	5900000	0,1	1951 = 2,0
Schweden	70×70			1951 = 2,2
Venezuela	70×70			

2 Länder haben noch die Kosten für 1 Schirmbildaufnahme angegeben und zwar:

Uruguay mit 0,40 Dollar = etwa 1,70 DM und
Mexiko mit 2,00 mex. Dollar = etwa 1,00 DM.

mit *70 mm*-Filmen in Tätigkeit. Je nach der Größe und Dichte der Bevölkerungszentren wird die Schirmbildaktion etwas verschieden durchgeführt. Sie ist mit der *intradermalen* BCG-Schutzimpfung gekoppelt. Bei den Untersuchungen wird zugleich auf Lepra geachtet. (ITURBE.)

In Tab. 34 geben wir eine (allerdings noch lückenhafte) Übersicht über die in den einzelnen Ländern verwandten Schirmbildformate und über die Prozentzahl der gefundenen Fälle von aktiver Lungentuberkulose.

D. Die Tuberkulose-Mortalität.

1. Tuberkulose-Sterbefälle und Tuberkulose-Sterbeziffern.

In Deutschland sind nach den gesetzlichen Vorschriften die Todesfälle durch Tuberkulose und die Todesfälle mit Verdacht auf Tuberkulose von den behandelnden Ärzten dem zuständigen Gesundheitsamt zu melden; das sind die *sanitätspolizeilich* gemeldeten Todesfälle. Weiterhin werden alle Todesfälle, darunter auch die Tuberkulose-Todesfälle, von den *Standesämtern* registriert. Siehe darüber Tbc.-Jb. 1950/51, S. 80.

Tabelle 35. *Von den standesamtlichen Meldungen „Tod an Lungentuberkulose" waren der Fürsorgestelle bekannt:*
(Aus den Länderstatistiken 1950 und 1951.)

Länder	1949 %	1950 %	1951 %
Schleswig-Holstein	—	94	95
Hamburg[1]	—	98	—
Niedersachsen	—	—	78
Bremen	—	—	94
Nordrhein-Westfalen	93	95	93
Hessen	89	89	83
Bayern	89	87	87
Württemberg-Baden[1]	94	95	—
Rheinland-Pfalz	87	96	96
Baden	82	89	69
Württemberg-Hohenzollern	—	—	70
Berlin	—	—	99

[1] Nur sanitätspolizeiliche Zahlen.

Die *sanitätspolizeilich* gemeldeten Tuberkulose-Todesfälle gehen also von den Ärzten und Krankenanstalten den Gesundheitsämtern direkt zu, über die *standesamtlich* gemeldeten aber werden den Gesundheitsämtern die betreffenden Zählkarten zugestellt. Aus der Differenz der sanitätspolizeilich und standesamtlich gemeldeten Sterbefälle ergibt sich, wieviel an Tuberkulose verstorbene Personen dem Gesundheitsamt bzw. der Tuberkulose-Fürsorgestelle vor dem Tode der Betreffenden nicht bekannt waren. Tab. 35 zeigt die Entwicklung der entsprechenden Verhältnisse seit 1949. 1950 waren den Fürsorgestellen rd. 93% der an Lungentuberkulose Verstorbenen bekannt, 1951 aber nur noch 86,4%; augenscheinlich hat die Erfüllung der oben erwähnten Anzeigepflicht im Berichtsjahr etwas nachgelassen, und die größere Differenz im Jahre 1951 läßt darauf schließen, daß *1951 den Gesundheitsämtern eine größere Anzahl von Tuberkulosekranken nicht bekannt war als 1950.* Wir erinnern an die Ergebnisse der Röntgenschirmbilduntersuchungen, nach welchen im Bundesgebiet im Jahre 1951 bei rd. 0,28% der Gesamtzahl der Untersuchten eine bis dahin noch nicht bekannte aktive Lungentuberkulose entdeckt wurde.

Die absoluten und relativen Zahlen der Tuberkulose-Sterbefälle für die Länder des ehemaligen Deutschen Reiches, für die Länder des Bundesgebietes und für

West-Berlin bis zum Jahre 1950 s. Tbc.-Jb. 1950/51, S. 146ff. Die *Zahl der Tuberkulose-Todesfälle* im Deutschen Reich betrug:

1910 bei 64,0 Mill. Einwohnern 104322 = 16,3/10000 Einwohner
1920 „ 60,9 „ „ 92902 = 15,4/10000 „
1930 „ 64,6 „ „ 50646 = 7,9/10000 „
1940 „ 69,3 „ „ 41277 = 6,0/10000 „

im Bundesgebiet:

1950 bei 47,6 Mill. Einwohnern 18806 = 3,94/10000 Einwohner
1951 „ 48,0 „ „ 17849 = 3,71/10000 „

Von 100 Todesfällen entfielen auf die Tuberkulose

1910 9,8
1920 10,2
1930 7,1
1950 3,9
1951 . . . . 3,5.

Die allgemeine Mortalität steigt im deutschen Bundesgebiet seit 1948 allmählich wieder etwas an — z. B. 1950 bis 1951 von 10,2 auf 10,6/1000, während die Tuberkulose-Mortalität weiterhin abfällt.

Tabelle 36. *Tuberkulose-Sterbeziffern in den Ländern des Bundesgebietes 1946—1951 auf 10000 der Bevölkerung.*
(Angaben des Stat. Bundesamtes.)

p = pulmonal, e = extrapulmonal.

Land	1946			1947			1948			1949			1950			1951[1]		
	p	e	zus.	p	e	zus.	p	e	zus.	p	e	zus.	p	e	zus.	p	e	zus.
Schleswig-Holstein .	8,5	2,2	10,7	6,5	1,6	8,1	5,7	1,3	7,0	4,2	0,9	5,1	3,1	0,7	3,8	3,2	0,6	3,8
Hamburg . .	7,2	1,2	8,4	7,1	0,9	8,0	6,2	0,7	6,9	4,6	0,6	5,2	3,6	0,3	3,9	3,3	0,3	3,6
Niedersachs..	6,3	1,4	7,7	5,9	1,6	7,5	5,6	1,2	6,8	4,3	1,0	5,3	3,1	0,8	3,9	3,0	0,6	3,6
Bremen . . .	8,5	1,5	10,0	6,6	1,2	7,8	6,3	1,3	7,6	5,1	0,6	5,7	3,5	0,8	4,3	3,2	0,6	3,8
Nordrhein-Westfalen .	7,3	1,9	9,2	6,2	1,7	7,9	5,9	1,0	6,9	4,5	0,8	5,3	3,7	0,7	4,4	3,4	0,6	4,0
Hessen . . .	6,0	1,3	7,3	5,7	1,2	6,9	4,9	1,0	5,9	3,6	0,8	4,4	2,8	0,6	3,4	2,7	0,5	3,2
Bayern . . .	6,6	1,0	7,6	5,8	0,9	6,7	5,5	0,8	6,3	3,9	0,7	4,6	3,4	0,6	4,0	3,3	0,5	3,8
Rheinl.-Pfalz	—	—	—	—	—	—	6,4	1,4	7,8	4,2	1,0	5,2	3,1	0,8	3,9	3,1	0,7	3,8
Baden . . .	8,1	1,7	9,8	6,2	1,8	8,0	5,7	1,2	6,9	3,9	0,9	4,8	2,7	0,8	3,5	2,7	0,8	3,5
Württembg.-Baden . .	6,3	1,3	7,6	5,6	1,1	6,7	5,4	1,0	6,4	3,9	0,7	4,6	3,0	0,6	3,6	2,8	0,6	3,4
Württembg.-Hohenzoll.[2]	7,3	1,6	8,9	5,6	1,7	7,3	4,8	1,2	6,0	3,1	0,9	4,0	2,6	0,8	3,4	1,9	0,7	2,6
Bundesgebiet	6,8	1,5	8,3	6,0	1,4	7,4	5,6	1,0	6,6	4,2	0,8	5,0	3,3	0,6	3,9	3,1	0,6	3,7
Berlin . . .	20,8	1,9	22,7	18,1	1,8	19,9	13,8	1,3	15,1	8,6	1,0	9,6	4,7	0,6	5,3	4,5	0,5	5,0

[1] 1951 vorläufige Ergebnisse. [2] Einschl. Lindau.

In Tab. 36 sind die *Tuberkulose-Sterbeziffern* für die Jahre *1946—1951* für die Länder der Bundesrepublik Deutschland aufgezeichnet, und zwar pulmonal und extrapulmonal. In Tab. 37 sind die extrapulmonalen Tuberkulosen für die einzelnen Länder getrennt aufgeführt. Während die Sterbeziffern bei den extrapulmonalen Tuberkulosen wenig Unterschiede aufweisen, sehen wir bei den pulmonalen Tuberkulosen (Tab. 36, 1951) Unterschiede für die einzelnen Länder zwischen 1,9 auf 10000 (Württemberg-Hohenzollern) und 3,4 auf 10000 (Nordrhein-Westfalen). Bei den extrapulmonalen Tuberkulosen ist bemerkenswert, daß die Todesfälle an tuberkulöser Meningitis immer noch 47% (Männer) bzw. 40% (Frauen) der gesamten Todesfälle an extrapulmonaler Tuberkulose ausmachen (s. auch Tab. 37).

Tabelle 37. *Standesamtlich gemeldete Todesfälle an extrapulmonaler Tuberkulose 1951.* Entnommen aus den Länderstatistiken.
Kursivzahlen: auf 100000 Lebende.

Länder	Knochen		Drüsen		Haut		Meningitis		sonstige		Gesamt	
	m	w	m	w	m	w	m	w	m	w	m	w
Schleswig-Holstein	12 *1,02*	7 *0,52*	3 *0,26*	2 *0,15*	1 *0,09*	2 *0,15*	24 *2,05*	38 *2,84*	18 *1,54*	10 *0,75*	58 *4,96*	59 *4,41*
Niedersachsen . .	48 *1,50*	48 *1,34*	12 *0,38*	14 *0,39*	2 *0,06*	9 *0,25*	122 *3,81*	98 *2,73*	25 *0,77*	36 *1,01*	209 *6,52*	205 *5,72*
Nordrhein-Westf. .	64 *1,01*	59 *0,84*	20 *0,32*	25 *0,36*	16 *0,25*	6 *0,08*	187 *2,93*	157 *2,23*	101 *1,58*	128 *1,81*	388 *6,09*	375 *5,32*
Bremen	3 *1,12*	4 *1,32*	2 *0,77*	1 *0,33*	—	—	9 *3,36*	5 *1,65*	2 *0,75*	5 *1,65*	16 *6,00*	15 *4,95*
Hessen	14 *0,68*	20 *0,86*	3 *0,15*	3 *0,13*	2 *0,09*	1 *0,04*	42 *2,08*	37 *1,59*	21 *1,03*	22 *0,95*	82 *4,03*	83 *3,57*
Bayern	31 *0,72*	49 *1,00*	8 *0,19*	14 *0,29*	5 *0,12*	11 *0,22*	86 *2,03*	80 *1,64*	105 *2,48*	115 *2,35*	235 *5,54*	269 *5,50*
Baden.	5 *0,81*	16 *2,18*	3 *0,49*	2 *0,27*	—	2 *0,27*	14 *2,26*	18 *2,45*	27 *4,36*	26 *3,53*	49 *7,92*	64 *8,70*
Summe	177	203	51	61	26	31	484	433	299	342	1037	1070
Anteil der einzeln. Arten a. d. gesamt. extrapulmon. Tbc.	17%	19%	5%	6%	3%	3%	47%	40%	28%	32%	100%	100%

2. Andere Todesursachen bei Tuberkulosekranken.

Nicht alle Tuberkulosekranken sterben an ihrer Tuberkulose. Sie können an interkurrenten Krankheiten, z. B. Infektionskrankheiten oder auch, wenn sie älter werden, an Krebs, Herz- und Kreislaufkrankheiten usw. aus dem Leben scheiden. Wir haben öfter darauf hingewiesen, daß in den USA z. B. von 100 Todesfällen der Männer von 15—30 Jahren 47 durch Unfälle, 4,2 durch Selbstmord und 6,9 durch Mord sich ereignet hatten, d. h. für 58,1 der in dieser Altersgruppe Verstorbenen war ein unnatürlicher Tod die Todesursache. Unter diesen 58,1 befanden sich höchstwahrscheinlich eine ganze Reihe Tuberkulosekranker, welche unvermutet unnatürlich ums Leben gekommen, jedenfalls nicht an ihrer Tuberkulose verstorben sind. Nach Tab. 38 haben die Tuberkulose-Fürsorgestellen für das Bundesgebiet angegeben, daß 5650 Tuberkulosekranke nicht ihrer Tuberkulose erlegen sind; das sind *24,6*% der im Jahre 1951 verstorbenen 22987 Tuberkulosekranken, also eine beachtliche Zahl.

Bezieht man die Gesamtzahl der verstorbenen Tuberkulosekranken (Tab. 38, Sp. 1) auf den Gesamtbestand der Personen mit aktiver Tuberkulose im Jahr 1951, so beträgt die *allgemeine Mortalität* der rd. 500000 Tuberkulosekranken (d. h. in bezug auf alle Todesursachen) 47,2 auf 1000, während die

Tabelle 38. *Mortalität der Tuberkulosekranken (1951).*

Land	an *allen* Ursachen	an Tuberkulose[1]	nur a. anderen Ursachen	a. anderen Ursachen in % der Sp. 1	Bestand Ia—Id	Von 1000 Tuberkulosekranken starben an allen Ursachen	an ander. Ursachen	Mortalität a. Lungen-Tbc. (in % Bestand Ia + Ib)
	1	2	3	4	5	6	7	8
Schleswig-Holst. .	1304	965	339	25,9	35667	36,5	9,5	9,6
Hamburg	778	584	194	24,9	28882	26,9	6,7	7,7
Niedersachsen . .	3159	2471	688	21,7	72562	43,5	9,5	9,1
Bremen	367	220	147	40,0	9380	39,1	15,7	10,9
Nordrhein-Westf.	6710	5338	1372	20,4	150292	44,7	9,1	7,5
Hessen	1774	1373	401	22,6	33631	52,8	11,9	11,9
Bayern	5009	3546	1463	29,2	66251	75,8	22,1	12,7
Rheinland-Pfalz .	1445	1176	269	18,6	29091	49,7	9,2	11,8
Württemberg-Baden	1997	1343	654	32,7	61653	32,4	10,6	10,0
Württemberg-Hohenzollern .	444	321	123	27,7	—	—	—	—
Bundesgebiet . . ohne Baden	22987	17337	5650	24,6				
Bundesgebiet . . ohne Baden und Württemberg-Hohenzollern[2]	22543	17016	5527		487409	47,2	11,35	9,2

[1] Neueste und ergänzte Zahlen vom Bundesstatistischen Amt.

[2] Für die Berechnung der Spalten 6 und 8.

Tab. 38 veranschaulicht die Mortalität der Tuberkulosekranken im Jahre 1951. Aus Sp. 4 ist der Anteil der nicht-tuberkulösen Sterbefälle an der Gesamtzahl der Sterbefälle der Tuberkulösen zu ersehen. Er beträgt im Durchschnitt 24,6%. Die Gesamtmortalität der Tuberkulosekranken schwankt nach Sp. 6 zwischen 26,9 (Hamburg) und 75,8 (Bayern) auf *1000 Tuberkulose-Kranke* des Bestandes, die Mortalität an anderen Ursachen als an Tuberkulose nach Sp. 7 zwischen 6,7 (Hamburg) und 22,1 (Bayern). Sp. 8 zeigt die Mortalität an Lungentuberkulose in % des Bestandes an Ia + Ib-Fällen. Das Minimum liegt hier mit 7,5 bei Nordrhein-Westfalen, das Maximum mit 12,7% bei Bayern.

allgemeine Mortalität für die Gesamtbevölkerung des Bundesgebietes nur *10,6* auf 1000 ausmacht. *Die Sterblichkeit der Tuberkulösen ist demnach rd. 4,5mal so groß wie die der Gesamtbevölkerung.*

Die Ziffern für Bayern sind sowohl in Spalte 6 als auch in Spalte 7 der Tab. 38 ganz erheblich überhöht; wir finden als einzigen Grund hierfür, daß der Gesamtbestand an Tuberkulösen (Ia- bis Id-Fälle) in Bayern erheblich niedriger ist als in den anderen Ländern der Bundesrepublik Deutschland. Im übrigen sind wahrscheinlich den Gesundheitsämtern nicht in allen Fällen die ,,Todesfälle von Tuberkulosekranken aus anderen Ursachen" bekannt geworden, so daß die Statistik der Tab. 38 noch nicht als vollständig angesehen werden kann.

3. Die säkulare Tuberkulose-Sterblichkeitskurve

(s. dazu auch Tbc.-Jb. 1950/51, S. 84).

Die mitgeteilten Ziffern zeigen an, daß sich der fast schicksalsmäßige Abfall der Tuberkulose-Sterblichkeitskurve auch in Deutschland fortgesetzt hat. Wir fügen die Mortalitätskurven für die Lungentuberkulose und für die extrapulmonalen

Tuberkulosen in Deutschland und Dänemark bei. Dänemark ist das Land, welches z. Z. die niedrigste Tuberkulose-Sterblichkeit aufweist; im Jahre 1951 1,34 auf 10000, 1952 1,13. Für 1952 können wir noch keine endgültigen Zahlen geben; soweit wir über sie verfügen, sind sie noch nicht bereinigt.

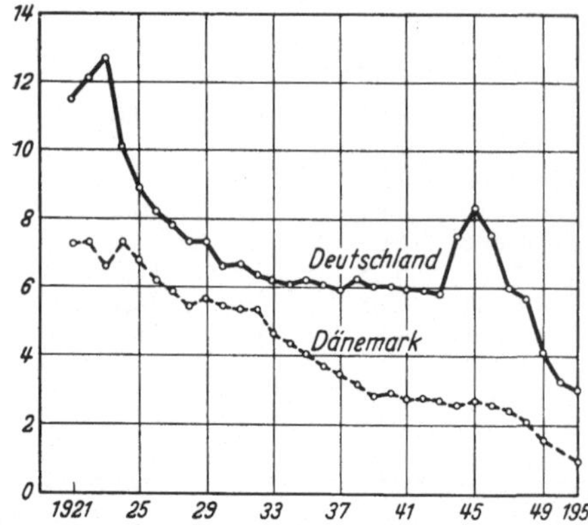

Abb. 16. Sterblichkeit an Lungentuberkulose in Deutschland und Dänemark auf 10000 Einwohner. Die Sterblichkeit an Lungentuberkulose ist in Deutschland schon immer wesentlich höher als in Dänemark. Die für Deutschland für die einzelnen Jahre ermittelten Mortalitätsziffern werden in Dänemark um 7—15 Jahre früher erreicht.

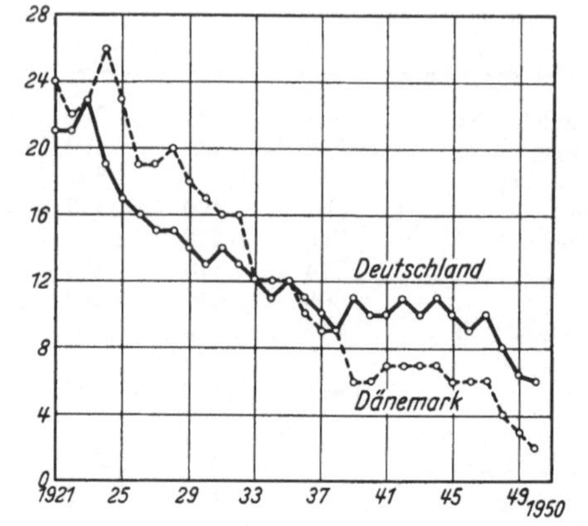

Abb. 17. Die Mortalität an extrapulmonaler Tuberkulose weist für Dänemark bis zum Jahre 1932 höhere Werte auf als in Deutschland — ganz im Gegensatz zu der Mortalität an Lungentuberkulose. Ab 1947 setzt in beiden Ländern ein plötzlicher Abfall der Sterbeziffern ein.

Sicher ist aber, daß in allen Ländern, in welchen seit dem 1. oder 2. Quartal 1952 in großem Maße den Tuberkulosekranken Isoniazide verabreicht worden sind, die Tuberkulose-Sterblichkeit im 3. und 4. Quartal 1952 um 30—50% gefallen ist. Siehe darüber auch in Abschn. E 2.

4. Die Tuberkulose-Mortalität nach Alter und Geschlecht.

Im Tabellenanhang (Tab. XIX—XXXV) sind in bezug auf die Verteilung der Tuberkulose-Todesfälle im Jahre 1951 auf die einzelnen Altersgruppen und auf die beiden Geschlechter folgende Tabellen abgedruckt:

Tuberkulose-Sterbefälle im Bundesgebiet, absolute und relative Zahlen, nach Alter und Geschlecht, 1951.

Desgl. für die Länder des Bundesgebietes 1951, jedoch nur absolute Zahlen, da die fortgeschriebene Einwohnerzahl der Länder noch nicht zu erhalten war.

Die Tuberkulose-Sterblichkeit (alle Formen) in Bayern für die Jahre 1939 und 1948—1951, Relativzahlen, männlich und weiblich.

Desgl. für Niedersachsen.

Tuberkulose-Sterblichkeit (alle Formen) als Anteil der allgemeinen Mortalität nach Alter und Geschlecht 1950 und 1951 (Bundesrepublik Deutschland).

Allgemeine und Tuberkulose-Sterblichkeit nach Alter und Geschlecht in Preußen 1876—1932.

Desgl. in Bayern.

Desgl. in Sachsen.

Desgl. in Hamburg.

In Tab. XXVII sind die Tuberkulose-Sterbefälle alters- und geschlechtsgegliedert für das Bundesgebiet, West-Berlin, für Kanada (1950), USA (1949),

Japan (1950), Frankreich (1950), Italien (1950), Niederlande (1950) und Portugal (1950) verzeichnet.

Die Sterbeziffern für pulmonale und extrapulmonale Tuberkulosen in der Bundesrepublik Deutschland 1950 und 1951 altersgegliedert sind in Tab. 39 eingetragen. Für die einzelnen Länder des Bundesgebietes können diese Verhältniszahlen nicht angegeben werden, da die fortgeschriebenen Bevölkerungszahlen nicht zu erhalten waren. Im großen und ganzen haben sich sowohl für die pulmonalen als auch für die extrapulmonalen Tuberkulosen die Sterbeziffern von 1950 auf 1951 nur wenig verändert; sie sind allerdings um etwas geringer als diejenigen von 1950.

Tabelle 39. *Sterbeziffern für pulmonale und extrapulmonale Tuberkulose auf 10000 Lebende in der Bundesrepublik Deutschland 1950 und 1951.*

Jahr		0—1		1—5		5—15		15—30		30—60		60—70		70 und mehr	
		p	e	p	e	p	e	p	e	p	e	p	e	p	e
1950	m	1,39	1,65	0,63	1,70	0,14	0,47	2,55	0,60	6,10	0,53	11,27	0,97	10,97	1,03
	w	1,13	1,84	0,59	1,68	0,27	0,38	2,26	0,64	2,20	0,41	4,12	0,89	5,97	1,70
1951	m	1,10	1,61	0,46	1,48	0,13	0,38	2,27	0,57	5,89	0,43	11,0	0,74	10,7	1,08
	w	1,02	1,16	0,51	1,41	0,16	0,37	2,08	0,52	2,13	0,35	4,16	0,72	5,48	1,51

Über die Entwicklung der Tuberkulose-Mortalität von 1876—1950 geben die Abb. 18 und 19 (1876, 1905, 1921 Preußen, 1950 Bundesrepublik Deutschland) eine Anschauung. Deutlich ist auf beiden Abbildungen der Tiefpunkt der Tuberkulose-Sterblichkeit in der Altersgruppe um 10 Jahre herum zu beobachten. Im übrigen ist auf beiden Abbildungen das Flacherwerden des Schenkels sowohl für die Kindertuberkulose als auch für die Erwachsenentuberkulose unverkennbar. Man gewinnt den Eindruck, daß die Höhe der Tuberkulose-Sterblichkeit der Erwachsenen und die der Kinder in gewissem Grade miteinander in Einklang stehen. Bei den Frauen schält sich im Laufe der Jahre ein Gipfel bei 20—25—30 Jahren heraus, welcher also vornehmlich das Gestationsalter betrifft. Bei den Männern ist ein derartiger Gipfel auch vorhanden, aber weniger ausgeprägt. Auffällig ist, daß alle Kurven ungefähr bei der Altersklasse 60—70 Jahre abbrechen. Von 60 Jahren an gibt es die

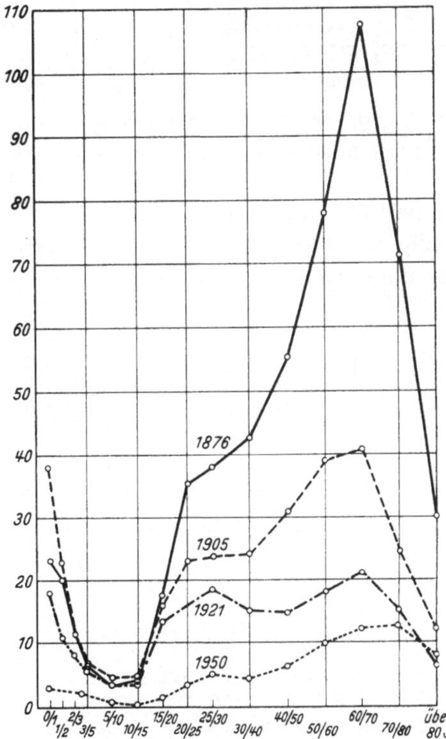

Abb. 18. Tuberkulose-Mortalität der Männer (alle Formen) auf 10000 Einwohner. Preußen 1876, 1905 und 1921, Bundesrepublik Deutschland 1950. Nach Abb. 18 ist das Charakteristische in der Entwicklung der Tuberkulose-Mortalität der letzten 75 Jahre in erster Linie der erhebliche Rückgang der Tuberkulose-Mortalität in allen Altersklassen, besonders aber der 0—1 und der 60—70 jährigen.

Diagnose „Tod an Altersschwäche“ (s. darüber auch S. 48). Unter der Diagnose „Altersschwäche“ ist sicher auch eine Reihe von Tuberkulose-Todesfällen in den Altersklassen über 60 Jahre verborgen, jedenfalls in früheren Jahrzehnten mehr als in der jüngsten Zeit. Wir möchten aber bemerken, daß die Diagnose „Altersschwäche“ nicht allein der Grund für den Abfall der Tuberkulose-Sterblichkeitskurven nach dem 60. Lebensjahr sein kann, denn die Bestandszahlen, soweit uns solche für die letzten Jahre übermittelt worden sind, weisen auch eine Abnahme der Tuberkulosefälle in diesen Altersgruppen auf.

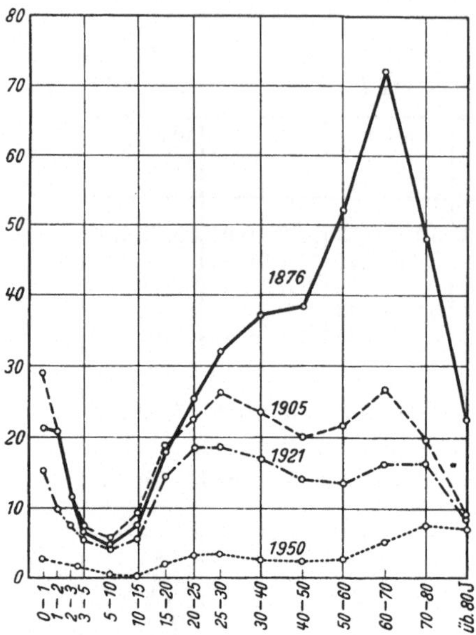

Abb. 19. Tuberkulose-Mortalität der Frauen (alle Formen) auf 10000 Einwohner. Preußen 1876, 1905 und 1921, Bundesrepublik Deutschland 1950.

In den Abb. 20—27 sind die Tuberkulose-Sterblichkeitskurven für die Lungen- und für die extrapulmonalen Tuberkulosen für die Bundesrepublik Deutschland, Dänemark, USA, Portugal, Frankreich und Kanada aufgezeichnet. Die Form und Höhe der Kurven für die genannten Länder entspricht ungefähr der Tuberkuloseepidemiephase, in welcher sich die betreffenden Länder z. Z. befinden. Dänemark hat bekanntlich die niedrigste Tuberkulose-Sterblichkeit (1951 1,34; 1952 1,13 auf 10000). Überall ist der Anstieg der Mortalität der Lungentuberkulose bei dem männlichen Geschlecht auffällig, welcher immer bis etwa 60 Jahre reicht; bei den Frauen vermissen wir einen derartigen Anstieg in den höheren Altersklassen. Die Kurven für die extrapulmonalen Tuberkulosen haben ihren Höhepunkt im allgemeinen im Kindesalter, wesentlich bedingt durch die tuberkulöse Meningitis.

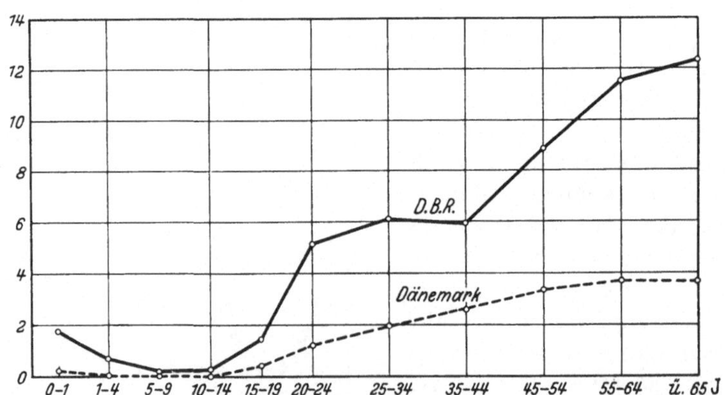

Abb. 20. Sterblichkeit der Männer an Lungentuberkulose in der Bundesrepublik und Dänemark auf 10000 Einwohner 1949.

Auf Abb. 28 ist kurvenmäßig dargestellt, in welcher Weise im Laufe der Jahrzehnte der Anteil der Tuberkulose-Sterbefälle an der Gesamtmortalität immer mehr

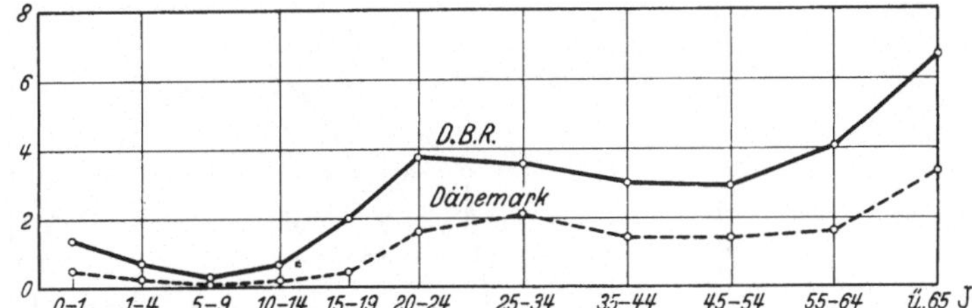

Abb. 21. Sterblichkeit der Frauen an Lungentuberkulose in der Bundesrepublik und Dänemark auf 10000 Einwohner 1949.

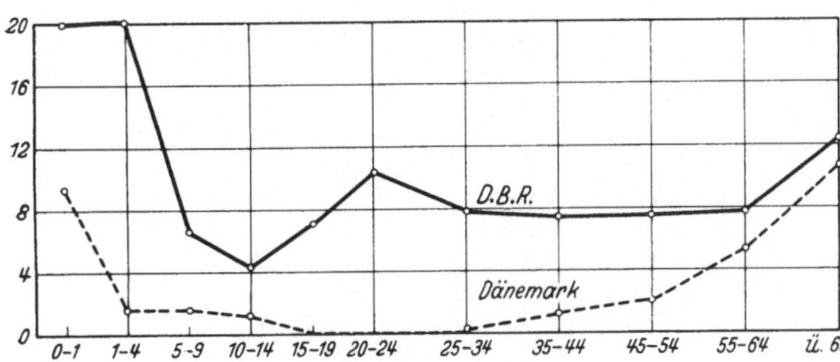

Abb. 22. Sterblichkeit der Männer an extrapulmonaler Tuberkulose in der Bundesrepublik und Dänemark auf 100000 Einwohner 1949.

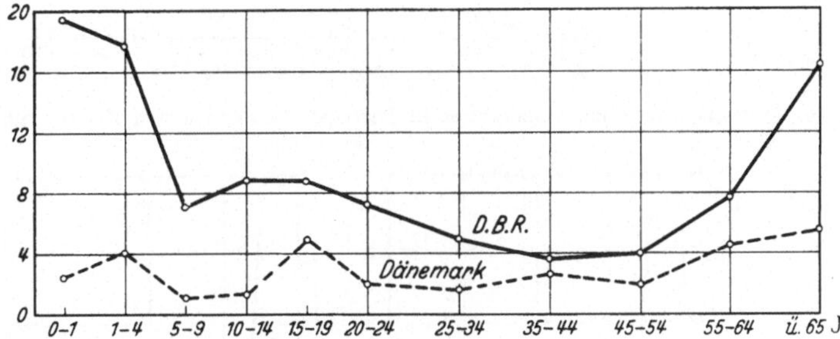

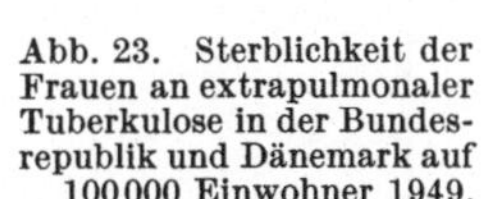
Abb. 23. Sterblichkeit der Frauen an extrapulmonaler Tuberkulose in der Bundesrepublik und Dänemark auf 100000 Einwohner 1949.

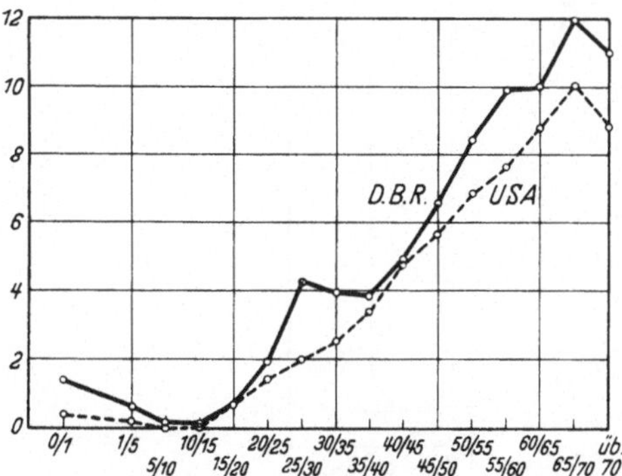

Abb. 24. Mortalität der Männer an Lungentuberkulose in der Bundesrepublik Deutschland 1950 und USA 1949 auf 10000 Einwohner.

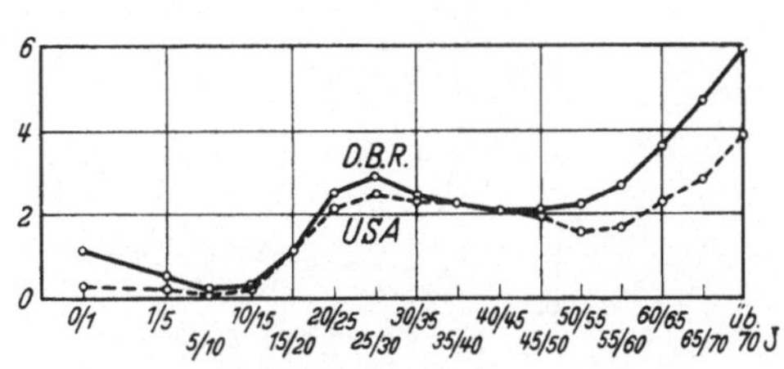

Abb. 25. Mortalität der Frauen an Lungentuberkulose in der Bundesrepublik Deutschland 1950 und USA 1949 auf 10000 Einwohner.

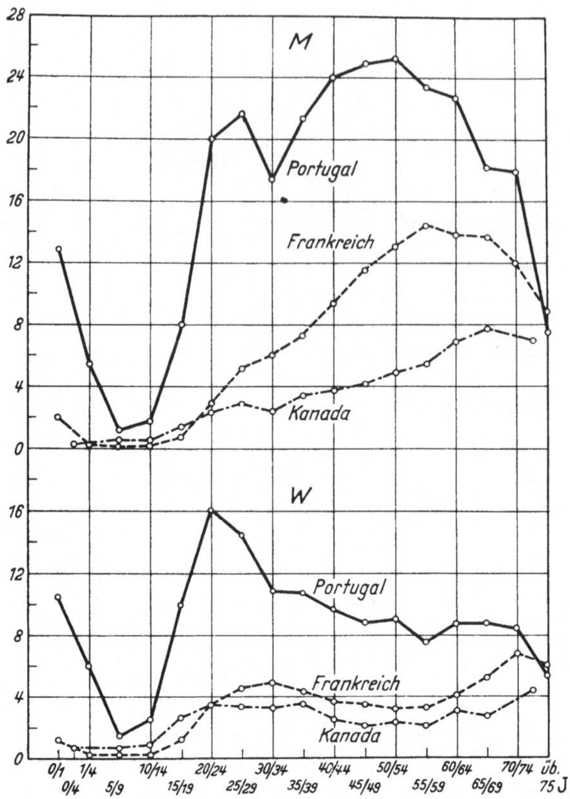

Abb. 26. Mortalität an Lungentuberkulose in Portugal, Frankreich und Kanada auf 10000 Einwohner 1950.

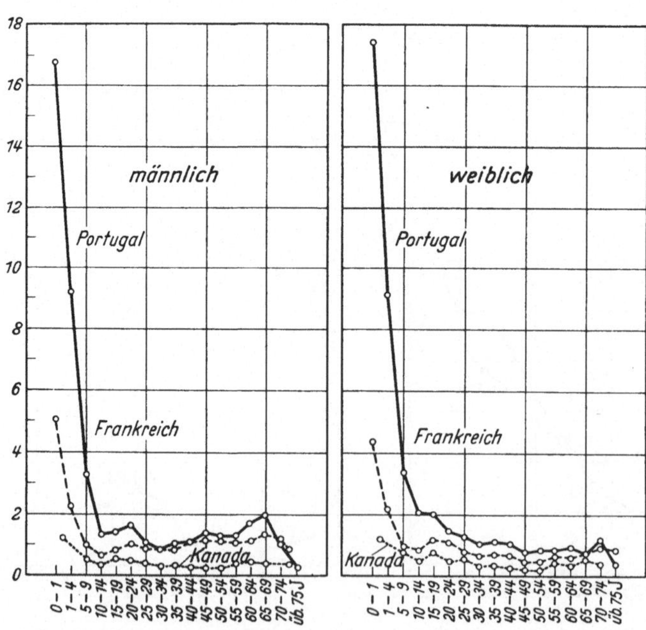

Abb. 27. Sterblichkeit an extrapulmonaler Tuberkulose in Portugal, Frankreich und Kanada auf 10000 Einwohner 1950.

abnimmt; früher war die Tuberkulose eine der häufigsten Sterbeursachen, das ist aber schon lange nicht mehr der Fall (s. dazu S. 91). In Tab. 40 sind die entsprechenden absoluten und Verhältnis-Zahlen für 1950 und 1951 aufgeführt.

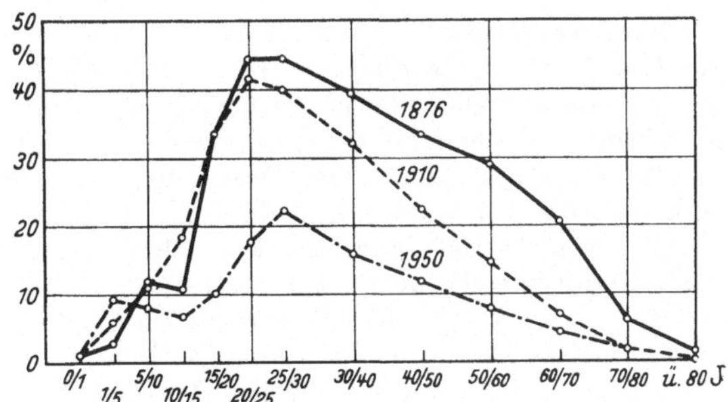

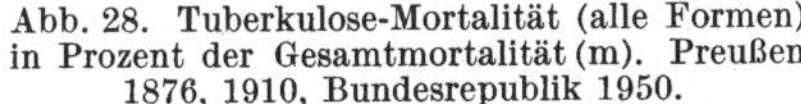
Abb. 28. Tuberkulose-Mortalität (alle Formen) in Prozent der Gesamtmortalität (m). Preußen 1876, 1910, Bundesrepublik 1950.

Tabelle 40. *Tuberkulose-Sterblichkeit (alle Formen) als Anteil der allgemeinen Mortalität nach Alter und Geschlecht (Bundesrepublik Deutschland).* (Errechnet nach Angaben des Stat. Bundesamtes Wiesbaden.)

Alter	1950						1951					
	Männer			Frauen			Männer			Frauen		
	Gesamtzahl der Verstorbenen	Tuberkulose-Sterbefälle	%	Gesamtzahl der Verstorbenen	Tuberkulose-Sterbefälle	%	Gesamtzahl der Verstorbenen	Tuberkulose-Sterbefälle	%	Gesamtzahl der Verstorbenen	Tuberkulose-Sterbefälle	%
0—1	24711	118	0,47	18166	108	0,59	23273	101	0,43	17219	79	0,46
1—5	3438	314	9,13	2804	290	10,34	3185	282	8,86	2513	263	10,46
5—10	1693	138	8,16	1197	128	10,69	1402	123	8,77	982	101	10,20
10—15	1640	110	6,09	1118	128	11,44	1421	86	6,05	886	104	11,74
15—20	2433	245	10,00	1470	333	22,56	2404	230	9,57	1347	288	21,38
20—25	3498	616	17,61	2257	592	26,22	3577	522	14,59	2035	558	27,35
25—30	3292	738	22,40	2986	685	22,94	3186	695	21,81	2539	602	23,69
30—35	2488	464	18,64	2539	403	15,87	2554	423	16,56	2473	442	17,88
35—40	4710	682	14,47	4564	529	11,59	4045	624	15,43	3924	452	11,50
40—45	7214	931	12,90	6135	464	7,56	6856	828	12,08	6061	491	8,10
45—50	11047	1238	11,20	8494	481	4,92	10890	1107	10,17	8223	431	5,24
50—55	14119	1280	9,06	11087	448	4,04	14990	1290	8,60	10948	406	3,71
55—60	16149	1123	6,95	14405	469	3,25	17084	1184	6,92	14233	424	2,98
60—65	21047	1073	5,09	19577	520	2,65	21886	1082	4,94	19561	548	2,80
65—70	28029	1045	3,73	27856	569	2,04	29162	987	3,38	28003	556	1,98
70 und mehr	104551	1432	1,37	118702	1112	0,93	113608	1471	1,29	127056	1069	0,84

5. Das mittlere Tuberkulose-Sterbealter.

Das mittlere Sterbealter (Erkrankungsalter) für eine bestimmte Todesursache haben wir folgendermaßen berechnet:

Für die einzelnen Altersklassen wird das arithmetische Mittel gebildet, also z. B. für 5—10 Jahre das Mittel 7,5. Dieser Wert wird mit der Anzahl der in dieser Altersklasse Verstorbenen (oder Erkrankten) multipliziert, z. B.:

		(Mittel d. Alterskl.)		
0—1 Jahre	16 Fälle	0,5	× 16	= 8 Jahre
1—5 „	8 „	3	× 8	= 24 „
5—10 „	4 „	7,5	× 4	= 30 „
	28 Fälle			= 62 Jahre
	mittleres Alter (62 : 28)			= 2,21 Jahre.

Die Rechnung wird für alle Altersklassen vorgenommen, die Produkte werden (für die einzelnen Altersklassen) addiert und ihre Summe durch die Gesamtzahl der Verstorbenen bzw. Erkrankten dividiert. Dieser Wert ergibt das mittlere Sterbe- oder Erkrankungsalter. Für die Errechnung des *mittleren Erkrankungs- und Sterbealters* sind vielfach Unterlagen vorhanden, die stark voneinander abweichende Altersgliederungen aufweisen. Es ergab sich die Frage, ob und in welchem Maße die mit diesen Unterlagen ermittelten Zahlen überhaupt reell und vergleichbar sind. Wir haben diese Frage an Hand einer uns vorliegenden Mortalitätsstatistik überprüft, die absolute Zahlen für die Tuberkulose-Sterblichkeit *jedes einzelnen Lebensjahres* von 0—100 Jahre enthielt. Mit Hilfe dieser Tabelle haben wir das mittlere Sterbealter ermittelt: 1) für die Altersklassen 0—1, 1—2, 2—3, 3—4 usw., 2) für die Altersklassen 0—1, 1—5, 5—10, 10—15 usw. und schließlich 3) für die (besonders bei den Neuerkrankungen üblichen) Altersklassen 0—1, 1—5, 5—15, 15—25, 25—40, 40—60 und über 60 Jahre. Wir erhielten folgende Ergebnisse, und zwar für die Altersgliederungen

zu 1) 0—1, 1—2, 2—3, 3—4 usw.: mittleres Sterbealter 35,3 Jahre,
zu 2) 0—1, 1—5, 5—10, 10—15 usw.: mittleres Sterbealter 35,3 Jahre,
zu 3) 0—1, 1—5, 5—15, 15—25 usw.: mittleres Sterbealter 35,7 Jahre.

Danach stimmen die Ergebnisse, welche wir mit 5jährigen Altersklassen errechnet haben, völlig mit den beiden Berechnungen aus andersartigen Altersgliederungen überein, wenn man die von uns eingangs beschriebene Methode benutzt.

Aus der Arbeit von ICKERT und KEUTZER über das Tuberkulose- und Krebsproblem [Beitr. Klin. Tbc. **109, 3**: 241 (1953)] entnehmen wir für 1948/49 eine internationale Zusammenstellung der *mittleren Sterbealter für Tuberkulose, Krebs und Herz- und Kreislaufkrankheiten* (s. Tab. 41); zum besseren Überblick haben wir die Mortalitätszahlen für Krebs und Tuberkulose für 1948/49 beigefügt. Zunächst fällt auf, daß das mittlere Sterbealter für Krebs und für Herz- und Kreislaufkrankheiten in allen Ländern ungefähr den gleichen Wert hat, bei den

Tabelle 41. *Durchschnittliches Sterbealter an Herz- und Kreislaufkrankheiten, Krebs und Tuberkulose 1948/49 und Mortalitäts-Ziffern für Krebs und Tuberkulose 1948/49.*

Land	Mortalität[1] auf 10000		Durchschnittssterbealter an		
	Krebs	Tbc.	Herz- u. Kreislaufkrankh.	Krebs	Tbc.
	m + w	m + w	m	m	m
	1	2	3	4	5
Bundesrepublik Dtschld.	18,3	4,95	66,3	64,5	46,2
England	18,2	5,4	68,6	64,5	43,8
Dänemark	15,7	1,8	69,6	64,7	47,8
Spanien	7,2	11,4	59,2	63,7	36,2
Finnland	12,0	15,5	63,0	61,3	39,9
Frankreich	16,8	6,8	68,0	65,2	46,8
Irland	13,6	10,3	68,3	65,1	36,7
Italien	10,0	7,2	66,8	62,9	38,5
Norwegen	14,4	5,1	66,2	65,7	41,3
Niederlande	14,1	2,4	70,0	65,0	47,5
Portugal	5,3	15,0	64,3	62,0	35,6
Schweden[2]	14,1	5,1	66,8	65,7	43,4
Schweiz	18,0	4,2	69,1	65,0	49,7
Kanada	12,6	3,7	66,8	64,7	42,2
USA	13,5	3,0	65,5	64,5	50,2
Australien	12,6	2,8	67,3	65,2	53,1
Puerto Rico	5,7	17,7	63,8	60,0	36,8
Japan	7,2	17,0	55,1	60,5	33,9
Mittelwert	—	—	65,9	63,9	42,8
Berlin	20,2	11,5	69,4	68,2	53,0

[1] Nach PASCUA (W.H.O.). — [2] 1947.

Herz- und Kreislaufkrankheiten zwischen 65 und 70, bei Krebs zwischen 60 und 65. Hinzugefügt sei noch, daß für *Krebs* in allen Ländern und auch schon 1910 das mittlere Sterbealter *immer* und *überall* wie heute zwischen 60 und 65 Jahren liegt.

Anders ist es bei der *Tuberkulose*. Die Zahlen der Spalte 5 der Tab. 41 lassen sich in 2 Gruppen gliedern: in die der Länder mit niedrigen Sterbealtern zwischen 30 und 40 Jahren wie Spanien, Finnland, Italien, Portugal, Puerto Rico und Japan; die andere Gruppe hat ein Tuberkulose-Sterbealter zwischen 40 und 50 Jahren. Die Höhe des mittleren Tuberkulose-Sterbealters entspricht ungefähr der *jeweiligen Epidemie-Phase der Tuberkulose* in dem betreffenden Lande. Wir wissen, daß der Ablauf der Lungentuberkulose zu einem großen Teile von *Umweltfaktoren* abhängig ist. Es kommen aber noch andere Faktoren in Frage. *Japan* z. B. hatte 1950 eine Tuberkulose-Sterblichkeit von 14,5 bei einem Durchschnittssterbealter an Tuberkulose von 33,9 Jahren für Männer und Frauen; Deutschland hatte 1910 bei einer Bevölkerungszusammensetzung wie Japan 1950 eine Tuberkulose-Sterblichkeit von 15,3 bei einem Durchschnittssterbealter von 34,4 für die Männer und von 32,0 Jahren für die Frauen. Es scheint danach, daß die Ziffer für das mittlere Tuberkulose-Sterbealter auch von der *Bevölkerungszusammensetzung* abhängt.

Tabelle 42. *Durchschnittliches Sterbealter an Tuberkulose im Jahre 1951 in der Bundesrepublik Deutschland und W-Berlin.* (Nach dem Zahlenmaterial der Länder.)

Land	pulm. Tbc.		extrapulm. Tbc.	
	m	w	m	w
Schleswig-Holstein	50,8	44,5	27,1	33,7
Hamburg	54,2	48,8	33,0	37,7
Niedersachsen	50,2	47,5	27,7	31,7
Nordrhein-Westfalen	50,5	45,7	32,8	34,9
Bremen	51,8	49,3	33,7	47,1[1]
Hessen	53,4	49,4	36,5	42,3
Bayern	52,3	49,0	34,6	40,6
Rheinland-Pfalz	55,4	48,6	34,7	32,8
Baden-Württemberg	51,2	48,2	36,4	44,2
West-Berlin	55,5	50,2	38,2	44,6
Bundesrepublik Deutschland und West-Berlin	52,5 Jahre	48,1 Jahre	33,5 Jahre	39,0 Jahre

[1] Nur 16 Fälle.

In Tab. 42 haben wir die mittleren Tuberkulose-Sterbealter für das Jahr 1951 *für die Länder der Bundesrepublik Deutschland* verzeichnet. Bemerkenswerterweise stimmen diese mittleren Sterbealter in allen diesen Ländern ungefähr überein. Berlin fällt mit den höchsten Zahlen allerdings etwas aus dem Rahmen, und zwar infolge der stärkeren Besetzung der höheren Altersklassen (s. S. 45). Auch die Ziffer von 47,1 Jahren bei Bremen (weiblich, extrapulmonal) ist auffällig; diese Ziffer entspricht aber nur 16 Sterbefällen und ist wegen dieser kleinen Zahl nicht zu verwerten.

Im übrigen haben bei den Lungentuberkulosen die Männer ein höheres Sterbealter als die Frauen, bei den extrapulmonalen Tuberkulosen ist es umgekehrt. Im Ausland ist das etwas anders, nach den Gründen dafür muß noch geforscht werden.

In Tab. 43 sind die mittleren Sterbealter getrennt nach Männern und Frauen und *nach den einzelnen Tuberkuloseformen* von 1949—1951 (Bundesrepublik Deutschland) aufgeführt. Trotz Streptomycin ist bei der tuberkulösen Meningitis von 1949—1951 keine Änderung des mittleren Sterbealters erfolgt; es ist zu erwarten, daß von 1952 an durch die kombinierte Behandlung mit Streptomycin und INH-Präparaten die Letalität der Meningitis sich weiterhin bessert

Tabelle 43. *Durchschnittliches Sterbealter der an Tuberkulose verstorbenen Männer und Frauen in der Bundesrepublik Deutschland, errechnet nach Angaben des Stat. Bundesamtes.*

	männlich			weiblich		
	1949	1950	1951	1949	1950	1951
1. Tbc. d. Atmungsorgane	48,2	44,5	51,6	45,0	46,7	47,3
2. „ d. Hirnhäute u. d. Zentralnervensystems	17,5	17,5	17,3	16,1	16,4	17,2
3. „ d. Darms u. Bauchfells . .	34,9	34,5	37,6	37,5	40,2	44,9
4. „ d. Wirbelsäule	42,0	46,4	48,6	50,0	54,9	55,8
5. „ d. Knochen u. Gelenke (ohne Wirbelsäule	51,2	53,9	55,3	62,2	62,6	63,7
6. „ d. Haut.	54,8	60,7	64,0	64,5	67,6	67,6
7. „ d. Lymphsystems	55,0	48,0	54,1	62,0	56,0	59,7
8. „ d. Harn- u. Geschlechtsorgane	45,4	50,1	50,5	46,8	48,8	47,5
9. Miliar-Tuberkulose	30,2	35,3	32,0	29,7	33,6	32,4
10. extrapulm. Tuberkulose gesamt	**32,4**	**32,8**	**32,7**	**35,9**	**37,0**	**37,5**
11. Tuberkulose insgesamt	46,2	47,2	49,3	43,2	44,4	45,2

(s. dazu „Bulletin de l'Union Internationale contre la Tuberculose", Jan. 53, Vol. XXIII, Nr. 1, ferner Aufsatz von Prof. KLEINSCHMIDT, Göttingen, in „Die Medizinische" 1952, 35/36). Bei allen anderen Krankheitsformen, mit Ausnahme der Tuberkulose des Lymphsystems und der Miliartuberkulose, welche beide verhältnismäßig kleine Sterbezahlen aufweisen, hat sich von 1949—1951 das mittlere Sterbealter erhöht. Vergleiche die Bemerkungen in Abschn. E 2 „Die Diskrepanz zwischen den Tuberkulose-Mortalitäts- und Morbiditätsziffern" (s. S. 101).

6. Der Einfluß der Zusammensetzung der Bevölkerung auf die Tuberkulose-Sterblichkeit.

Im Jahre 1950 betrug die Tuberkulose-Mortalität der Männer in Berlin 8,95, in der Bundesrepublik Deutschland 5,7/10000. In Abschn. C 1 haben wir erwähnt, daß in *Berlin mit 54,8%* über die Hälfte der dort wohnenden Einwohner *über 40 Jahre alt* ist gegenüber 41% im Bundesgebiet. Berlin hat einen von der Bundesrepublik Deutschland erheblich abweichenden Bevölkerungsaufbau (s. auch Abb. 1). Wenn man für West-Berlin den Bevölkerungsaufbau der Bundesrepublik Deutschland und die Tuberkulose-Mortalitätszahlen der einzelnen Altersklassen für Berlin zugrunde legt, so erhält man für West-Berlin für die Männer eine Tuberkulose-Mortalität von 6,8 auf 10000, also wohl höher als diejenige für die Bundesrepublik Deutschland, aber wesentlich niedriger als sie tatsächlich für Berlin gilt. Die Werte, bei denen die Bevölkerungszusammensetzung der Bundesrepublik Deutschland sozusagen als Standardbevölkerung betrachtet wird, sind nicht ohne weiteres verständlich. Wir gewinnen einen weiteren Einblick in diese

Verhältnisse, wenn wir eine Methode benutzen, welche von den führenden Medizinalstatistikern angesichts der veränderten Zusammensetzung der Bevölkerung immer häufiger gefordert wird und bereits in der *Schweiz*, in *Schweden*, *Frankreich* und *England* berücksichtigt und außerdem von der *WHO* empfohlen wird: die Berechnung der Mortalitäts- und Morbiditätszahlen, bezogen auf eine *normale Bevölkerungszusammensetzung (Standardbevölkerung)*, d. h. also standardisierte Zahlen. Zürich benutzt seit Jahren als Grundlage für derartige Berechnungen die Bevölkerungszahlen von 1910. In den Ländern des gesamten „westlichen Kulturkreises" hat sich das Gefüge der Gesamtbevölkerung im großen und ganzen seit etwa 1910 geändert — durch Geburtenrückgänge, durch Kriegsverluste usw. Auch wir haben für unsere Berechnungen die *Bevölkerungsverteilung des Jahres 1910* zugrunde gelegt — für die Jahre 1900—1910 ist keine wesentliche Änderung in dieser Beziehung zu verzeichnen. In Tab. 44 haben wir die Mortalitätsziffern für 1910 und 1950 gemäß der üblichen Berechnung und auf Grund eines auf das Jahr 1910 bezogenen Bevölkerungsaufbaues nebeneinander gestellt, und zwar für Tuberkulose, Krebs, Herz- und Kreislaufkrankheiten und in bezug auf die allgemeine

Tabelle 44. *Mortalitätsziffern für 1910 und 1950*[1] *auf 100000 Einwohner.*

		Preußen 1910 1	Bundesrepublik Deutschland 1950 2	Standard-Ziffern Bev.-Zusammensetzung 1910 = 1950 3
	m	159,0	51,7	40,0
Tuberkulose	w	147,0	28,7	24,9
	ges.	153,0	39,4	32,5
	m	64,8	168,0	91,5
Krebs	w	77,0	171,0	100,0
	ges.	71,0	169,5	99,0
Herz- u. Kreislauf-	m	199,0	339,0	177,0
Krankheiten	w	201,0	337,0	192,0
	ges.	200,0	337,0	186,0
allgemeine Mortalität		1618,0	1038,0	737,0

[1] Aus dem Aufsatz „Das Krebs- und Tuberkuloseproblem im Lichte der Statistik" von ICKERT und KEUTZER, Beitr. Klin. Tbk. (Bd. 109, S. 241) 1953.

Mortalität auf 100000 Einwohner. Die Ziffern der Spalte 3 besagen, daß auch bei der Tuberkulose-Sterblichkeit die Zahlen erheblich niedriger wären, wenn wir in der Bundesrepublik Deutschland noch dieselbe Bevölkerungszusammensetzung hätten wie 1910. Vergleichen wir die Tuberkulose-Mortalität der Bundesrepublik Deutschland für 1950 mit derjenigen von Japan 1950 (Japan hat noch heute einen ähnlichen Bevölkerungsaufbau wie Deutschland 1910 s. S. 46), so erhalten wir folgende Zahlen:

	Mortalität an Lungentuberkulose	
Bundesrepublik Deutschland	für Männer 1950	4,47
Japan	desgl.	13,7.

Entspräche der Bevölkerungsaufbau der Bundesrepublik Deutschland im Jahre 1950 dem von Japan 1950, dann betrüge die Mortalität an Lungentuberkulose für die Männer in der Bundesrepublik Deutschland 3,3/10000.

Bei einem Bevölkerungsaufbau der Bundesrepublik Deutschland 1950 wie Japan 1950 würde bei uns mit anderen Worten die Tuberkulose-Mortalität für die Männer 3,3 auf 10000 betragen. Der Unterschied wird dadurch erklärt, daß in Japan die Einwohner bis 45 Jahre rd. 80% der Bevölkerung ausmachen gegen 66,5% in der Bundesrepublik Deutschland; die Haupt-Tuberkulose-Mortalität finden wir in Japan in den Altersklassen *unter 45 Jahre*, in der Bundesrepublik Deutschland jedoch in den Altersklassen *über 45 Jahre*. Entschieden hängen demnach die Tuberkulose-Mortalitätsziffern auch von der Bevölkerungszusammensetzung ab.

Wenden wir dieses Beispiel jedoch auf die Niederlande an, so finden wir folgende Berechnung:

Niederlande Mortalität an Lungentuberkulose der Männer 1950 1,63,

Bundesrepublik
Deutschland Mortalität an Lungentuberkulose der Männer 1950 4,47.

Bei Bevölkerungsaufbau Bundesrepublik = Niederlande: Bundesrepublik Deutschland 1950 4,03. Hier ist der Unterschied zwischen der wirklichen und der errechneten Tuberkulose-Mortalität nicht sehr groß. Das bedeutet, daß die Differenz der Tuberkulose-Mortalität in den Niederlanden und der Bundesrepublik Deutschland weniger auf den Bevölkerungsaufbau der beiden Länder, sondern auf andere Ursachen zurückgeführt werden muß. Wir vergleichen innerhalb der Bundesrepublik Deutschland verschieden hohe Tuberkulose-Sterbeziffern miteinander, und zwar *Mortalität an Lungentuberkulose*

(m + w) für Hessen 1950 2,8/10000
(m + w) für Nordrhein-Westfalen . . . . 1950 3,7/10000.

Bezieht man die Tuberkulose-Mortalität der einzelnen Altersklassen in Hessen auf die Bevölkerungszusammensetzung von Nordrhein-Westfalen, so erhält man den Wert von 2,62 auf 10000. Dieser Unterschied ist gering; die Differenz zwischen den Tuberkulose-Mortalitätsziffern in Hessen und in Nordrhein-Westfalen läßt sich demnach ebenfalls nicht durch den allerdings nur sehr geringfügig verschiedenen Bevölkerungsaufbau in beiden Ländern erklären, und man muß zur Aufklärung dieser Differenz nach anderen Ursachen suchen.

Obwohl in den obigen Beispielen die Berücksichtigung der Bevölkerungszahlen keine wesentliche Änderung der Zahlenwerte erbrachte, erscheint es angebracht, die Erklärung der bei dem Vergleich von Ziffern verschiedener Länder (von ähnlicher wirtschaftlicher und sozialer Struktur) auftretenden größeren Differenzen zunächst im Bevölkerungsaufbau zu suchen.

E. Das Verhältnis der Tuberkulose-Mortalität zur Tuberkulose-Morbidität.

1. Das Verhältnis der Tuberkulose-Sterbefälle zu den bestätigten Neuerkrankungen und zum Bestand.

Das Verhältnis der *Tuberkulose-Mortalität zur Tuberkulose-Morbidität* ist bei den 0—1jährigen an Tuberkulose Erkrankten und zum Teil noch bei den 1—5-jährigen gleichbedeutend mit *Letalität.* Wir sind auf diese Verhältnisse in bezug auf die Kindertuberkulose im Tbc.-Jb. 1950/51 auf S. 103/104 genauer eingegangen. In der Zwischenzeit haben sich keine wesentlichen Änderungen ergeben. Für das Jahr 1951 haben wir wiederum das Verhältnis der Tuberkulose-Mortalität zur Tuberkulose-Morbidität, und zwar bezogen auf den Bestand und die bestätigten Neuerkrankungen, für die einzelnen Länder berechnet, und zwar für sämtliche Lungentuberkulosen und für die ansteckenden Fälle (s. Tab. 45). Der Vergleich mit den entsprechenden Zahlen für 1950 (s. S. 105—107 des Tbc.-Jb. 1950/51)

Tabelle 45. *Verhältnis der Tuberkulose-Mortalität zur Tuberkulose-Morbidität, Bundesrepublik Deutschland, 1951.*

$$\frac{\text{Sterbefälle} \times 100}{\text{Sterbefälle} + \text{Bestand (bzw. Neuzugänge)}}$$

Länder	bezogen auf			
	Bestand an		Neuzugänge an	
	Ia + Ib	Ia — Ic	Ia + Ib	Ia — Ic-Fällen
Schleswig-Holstein	8,4	2,4	25,4	8,0
Hamburg	7,5	2,1	29,2	7,8
Niedersachsen	6,6	2,5	20,9	6,5
Nordrhein-Westfalen	8,5	3,0	29,1	12,5
Bremen	7,1	2,2	31,8	9,9
Hessen	9,0	3,4	29,6	13,1
Bayern	10,0	4,4	32,6	14,7
Rheinland-Pfalz	10,1	3,8	29,0	13,7
Baden-Württemberg	8,4	3,0	35,0	13,7
Bundesgebiet	9,1	3,1	28,8	11,5
West-Berlin	6,8	2,8	22,7	10,8
Bundesgebiet und West-Berlin	8,4	3,1	28,3	11,5

ergibt, daß das *Verhältnis* Erkrankungs- zu den Sterbezahlen sich wesentlich verringert hat. Die Prognose für den Lungentuberkulösen quoad vitam hat sich demnach auch im Berichtsjahr weiter gebessert. Die Tuberkulose beginnt immer milder zu werden und ihren früheren Charakter als eine der häufigsten Todesursachen immer weiter einzubüßen. Wir müssen aber gleichzeitig einschränkend betonen, daß die Gesamtmortalität der Bevölkerungsgruppe „Tuberkulosekranke" (= $^1/_2$ Mill. Einwohner in der Bundesrepublik Deutschland) immer noch rd. 4,5mal so hoch ist als diejenige der Gesamtbevölkerung (s. auch S. 89). Es darf nicht verschwiegen werden, daß die errechneten Verhältniszahlen wesentlich von der Erfassung der Tuberkulosekranken abhängen. Wo die Zahlen für die Neuerkrankungen und für den Bestand sehr groß sind, ist natürlich die Verhältniszahl Sterbe-/Erkrankungsfälle kleiner als in den anderen Fällen.

2. Die Diskrepanz zwischen Tuberkulose-Mortalitäts- und -Morbiditätsziffern.

Bekanntlich zeigt sich in allen Ländern seit etwa 1948 ein erheblicher Rückgang der Tuberkulose-Mortalität, während sich der Bestand an Kranken mit aktiver Tuberkulose seit Kriegsende ungefähr auf derselben Höhe bewegt oder einen nur geringen Rückgang aufweist. Wir sind auf diese *Diskrepanz* zwischen Tuberkulose-Mortalität und -Morbidität im Tbc.-Jb. 1950/51 (S. 107) genauer eingegangen. Als Ursachen für diese „Diskrepanz" hatten wir angeführt:

a) die bessere Erfassung,
b) die Besserung der Umweltverhältnisse,
c) die Erfolge der Chemotherapie.

Im Vorjahre haben wir noch gezögert, der Therapie mit den neuen Tuberkulose-Heilmitteln einen wesentlichen Einfluß auf die Tuberkuloseziffern einzuräumen. Nachdem 1952 die Isoniazide als neueste Heilmittel in die Therapie eingeführt sind, müssen wir der Bedeutung dieser Präparate im Verein mit den anderen Chemotherapeutika gerecht werden. Zur Illustration bringen wir die Kurven der Vierteljahres-Tuberkulose-Mortalität von Bayern als Beispiel (Abb. 29); in den anderen Ländern der Bundesrepublik Deutschland, aber auch in den außerdeutschen Ländern, wo die Isoniazide seit dem 2. Quartal 1952 in großem Umfange verabfolgt werden, sehen wir das gleiche Phänomen: Vom 3. Quartal 1952 an bemerken wir gegenüber den Vorjahren ein plötzliches *Absinken* der Tuberkulose-Mortalität *um 30—60%*, so daß die Tuberkulose-Mortalität für das ganze Jahr 1952 plötzlich um 15—25% niedriger ist als 1951. Die genauen statistischen Zahlen können hier noch nicht wiedergegeben werden; aus technischen Gründen (s. Abschn. „Einleitung") sind solche Ziffern vor Ende 1953/Anfang 1954 nicht zu erwarten.

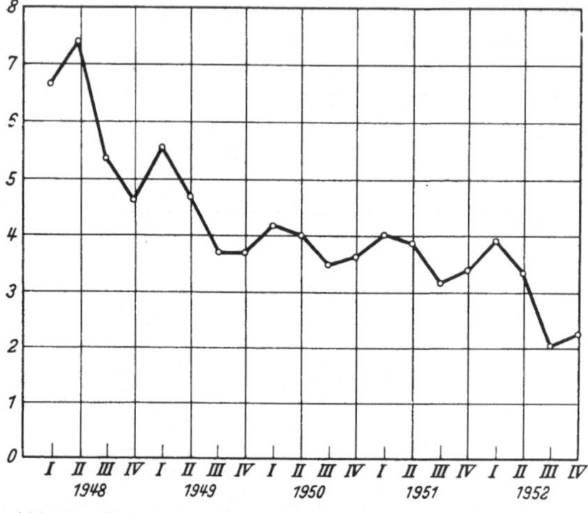

Abb. 29. Tuberkulose-Mortalität in Bayern (m + w, alle Formen) auf 10000 Einwohner in Vierteljahresziffern 1948—1952. Die Abbildung zeigt 3 wesentliche Merkmale: *Abfall* der Mortalitätsziffern vom II. Quartal 1948 bis zum III. Quartal 1949, annähernd *gleichmäßigen* Verlauf bis zum II. Quartal 1952; von hier an *steiler Abfall,* wahrscheinlich als Folge der Therapie mit den Isoniaziden.

Wir wissen, daß durch die neuen Heilmittel bei vielen Kranken mit einer schweren Lungentuberkulose der bedrohliche Ausgang hinausgeschobenwird.

So berichtete Prof. Klee auf der Tuberkulose-Tagung in Goslar September 1952 folgendes: 1938 starben in seiner Klinik 37% der aufgenommenen (schwerkranken) Tuberkulösen, 1952 aber nur noch 0,9% solch Schwerkranker; das mittlere Sterbealter seiner Tuberkulösen stieg von 37 auf 47 Jahre an. — Nach einer Notiz aus dem Sea View Hospital in New York ging die Sterbeziffer schwerer Tuberkulosefälle seit Anwendung der INH-Präparate von 75% auf 10,5% zurück.

Gleichzeitig ist aber festzustellen, daß bei der Lungentuberkulose die Rückfälle nach der Gruppe der Offentuberkulösen immer zahlreicher werden — die bisherigen Ergebnisse betreffend INH-Behandlung (s. u. a. „Bulletin de l'Union Internationale contre la Tuberculose", Jan. 53, Vol. XXIII, Nr. 1) haben uns belehrt, daß bei Offentuberkulösen nach Absetzen der INH-Präparate die Tuberkelbakterien viel öfter als erwartet nach einiger Zeit wieder auftreten, u. U. sogar schon während der Behandlung mit INH-Präparaten. Die betreffenden Patienten werden wieder zur Infektionsquelle für ihre Umgebung. Wir geraten mit der Tuberkulosebekämpfung dadurch in eine Art Circulus vitiosus; Prof.

KLEINSCHMIDT, Göttingen, hat mitgeteilt, daß nicht nur in seiner Klinik, sondern auch in Kinderkliniken in Süddeutschland im Jahre 1952 kindliche Tuberkulosen wieder öfter zur Aufnahme gelangt sind als in den Vorjahren. In einem Aufsatz in der Zeitschrift „Der Landarzt" (April 1953) haben wir darauf hingewiesen, daß wir aus diesem Circulus vitiosus nur durch *Verhütung von Ansteckung* mit Tuberkulose herauskommen; das ist z. B. möglich durch *restlose Beseitigung der Rindertuberkulose* und durch die *BCG-Schutzimpfung*. Dr. H. H. STAACK schreibt in seiner Dissertation „Die Tuberkulose in Schleswig-Holstein in den Jahren 1877—1951" (Kiel 1952) in bezug auf die Tuberkulose-Sterblichkeit:

„Wenn nun in den Jahren 1947 bis 1950 die Kurve fällt und Vorkriegswerte erreicht, obwohl die Lebensbedingungen sich durchgreifend nur für die Ernährungsverhältnisse gebessert haben, die Wohnverhältnisse sich jedoch nur zum Teil günstiger gestaltet haben, so kann man annehmen, daß die Gefahr nicht so groß ist, wie sie in der Vorstellung des Volkes noch besteht."

Nach den obigen Ausführungen können wir uns dem Optimismus von Dr. STAACK nicht voll anschließen. Wohl hat die Tuberkulose den Charakter als eine der wesentlichsten Todesursachen verloren, aber der gleichmäßige Bestand von rd. $^1/_2$ Mill. Personen mit aktiver Tuberkulose im deutschen Bundesgebiet läßt doch erkennen, daß die Gefahr, an Tuberkulose zu erkranken, immer noch hoch genug bleibt. Vergessen wir nicht, daß die Erkrankung eines Familienmitgliedes an Tuberkulose immer noch für die betreffende Familie von ganz erheblicher Bedeutung ist. Vergessen wir weiterhin nicht, daß die allgemeine Sterblichkeit der Personen mit aktiver Tuberkulose (d. h. die Sterblichkeit an Tuberkulose selbst und an anderen Todesursachen) immer noch rd. 4,5mal so hoch ist wie die der Durchschnittsbevölkerung des deutschen Bundesgebietes, und daß bei der Tuberkulose das „mittlere Sterbealter" viel niedriger ist als das Durchschnittssterbealter der Bevölkerung insgesamt.

F. Stationäre Behandlung.

Siehe dazu Tbc.-Jb. 1950/51, S. 109ff. Die Tab. 46 gibt eine summarische Zusammenstellung der Betten in sämtlichen *Krankenanstalten* im Bundesgebiet und im Deutschen Reich für die Jahre 1938 und 1949—1951. In *Tuberkulose-Krankenhäusern* und -Heilanstalten sind danach rd. 51000 planmäßige Betten vorhanden = 1,1 auf 1000 Einwohner. Nicht aufgeführt sind hier die Tuberkulosebetten in allgemeinen Krankenanstalten. Die Tab. 47 bringt eine Aufstellung der *planmäßigen Betten in Tuberkulose-Anstalten und Tuberkulose-Abteilungen in allgemeinen Krankenhäusern* für die Jahre 1950 und 1951 in den einzelnen Ländern. An und für sich pflegen wir die Betten für Tuberkulosekranke zu gliedern in Betten in

a) Tuberkulose-Krankenhäusern und Tuberkulose-Heilstätten,

b) Tuberkulose-Heimen (z. B. in Niedersachsen),

c) Tuberkulose-Stationen in allgemeinen Krankenhäusern.

Nach Tab. 47 hat sich die Zahl der Betten in den *Tuberkulose-Anstalten* von rd. 49600 (1950) auf rd. 51000 (1951) erhöht, diejenige in den *Tuberkulose-Abteilungen*

Tabelle 46. *Die Krankenanstalten im Bundesgebiet und im Deutschen Reich*[1].
Stand am 31. Dezember des jeweiligen Jahres. Entnommen aus Wirtschaft und Statistik *4*, 456 (1952).

Art der Krankenanstalten Land	1938			1949				1950				1951				
	Kranken-anstalten	Betten (nur planmäßige)		Kranken-anstalten	Betten (nur planmäßige)		belegte Betten[2]	Kranken-anstalten	Betten (nur planmäßige)		belegte Betten	Kranken-anstalten	Betten (nur planmäßige)			
		insgesamt	auf 1000 der Bevölkerung		insgesamt	auf 1000 der Bevölkerung			insgesamt	auf 1000 der Bevölkerung			insgesamt	auf 1000 der Bevölkerung	belegte Betten[3], [4]	
	Anzahl			Anzahl			vH.	Anzahl			vH.	Anzahl				vH.
Allgemeine Krankenhäuser	5128	373430	5,4	2575	361551	7,6	79,5	2595	360613	7,5	77,9	2571	361723	7,5	231498	73,5
Tuberkulose-Krankenhäuser und -Heilanstalten	510	37942	0,6	362	46583	1,0	93,5	362	47852	1,0	93,0	395	51062	1,1	37456	93,0
Krankenhäuser für Infektions- und Geschlechtskrankheiten	147	9751	0,1	80	6106	0,1	51,8	48	4205	0,1	58,8	32	2611	0,1	1242	47,6
Krankenhäuser und Heilanstalten für Geisteskranke	460	192133	2,8	140	78199	1,6	91,9	150	82249	1,7	92,2	155	85085	1,8	71384	93,3
Kinderkrankenhäuser	317	23834	0,3	76	10163	0,2	88,6	116	15318	0,3	83,7	120	15465	0,3	10125	74,1
Insgesamt:	6562	637090	9,3	3233	502602	10,6	82,6	3271	510237	10,7	81,7	3273	515946	10,7	351705	78,5
Davon:																
Schleswig-Holstein				162	32109	12,1	85,8	152	30796	12,0	85,2	152	29155	11,7	24449	83,9
Hamburg[5]				71	19509	12,5	69,5	70	20174	12,4	68,6	69	60102	12,1	14453	71,9
Niedersachsen[6]				456	68657	10,0	87,2	466	68208	10,1	87,9	459	68077	10,1	—	—
Nordrhein-Westfalen				842	156816	12,1	87,1	837	158857	12,0	88,6	832	161642	11,9	137568	85,1
Bremen				31	7499	13,7	73,6	30	7635	13,4	72,6	29	7830	13,5	5218	66,6
Hessen				245	40006	9,3	73,9	242	40081	9,2	73,5	244	41855	9,5	29925	71,5
Rheinland-Pfalz				204	25480	8,8	76,3	227	28565	9,4	70,1	225	29152	9,4	19950	68,4
Bayern[7]				724	83220	9,1	83,0	742	85073	9,2	80,1	737	86572	9,4	67522	78,0
Baden-Württemberg[8]				498	69306	10,8	76,6	505	70848	10,9	74,6	526	71561	10,9	52620	73,5
Außerdem:																
West-Berlin				—	—	—	—	124	28332	13,2	78,9	127	28091	12,9	19756	70,3

[1] Die Angaben beziehen sich 1938 auf das Deutsche Reich (Gebietsstand 31. 12. 1937), 1949—1951 auf das Bundesgebiet. [2] Ohne Baden. [3] Ohne Niedersachsen. [4] Einschl. Notbetten von Württemberg-Baden. [5] 1951 ohne Hamburger Anstalten und Heilstätten außerhalb von Hamburg. [6] Besondere Krankenhäuser für Infektionskrankheiten sind 1951 nicht vorhanden. Betten für Infektions- und Geschlechtskranke (3400) bei allgemeinen Krankenhäusern ausgewiesen. [7] 1949 ohne Lindau. [8] Einschl. Lindau.

der allgemeinen Krankenhäuser von 22656 auf 22392 vermindert. Zusammen waren im Bundesgebiet 1950 72236 Betten, 1951 73341 Betten für Tuberkulöse verfügbar. Die Zahl der freien, d. h. unbelegten Betten für Tuberkulöse ist von 1812 auf 3268 gestiegen, und zwar in allgemeinen Krankenhäusern von 794 auf 1800. Dieser Anstieg von freien Betten ist wesentlich dadurch bedingt, daß bei Ausscheiden eines Kranken aus der Krankenanstalt nicht immer sofort das betreffende Bett mit einem neuen Tuberkulosekranken belegt werden kann; verwaltungsmäßig dauert es immer eine gewisse Zeit bis zur Wiederbelegung. Die *Wartezeit* (bis ein Tuberkulosekranker seine Heilstättenkur antreten kann) beträgt zwar in manchen Ländern des Bundesgebietes nur noch 1—2 Monate, in anderen Ländern aber immer noch 3—4 Monate. Im übrigen sind die Tuberkulosekranken in der letzten Zeit nicht mehr so „heilstättenwillig" gewesen wie früher; einerseits bestehen z. Z. Schwierigkeiten betr. Regelung der Tuberkulosehilfe (s. Arbeitsausschuß Tuberkulose-Gesetzgebung, S. 31), andererseits drängen die behandelnden Ärzte seit 1952 in allen Ländern nicht mehr so sehr zu einer Heilstättenkur, weil sie in

Tabelle 47. *Die planmäßigen Tuberkulose-Betten.* Aus den Länderstatistiken 1951.

Länder	Zahl der planmäßigen Betten in Tuberkuloseanstalten				Zahl der Tbc.-Betten in allgemeinen Krankenhäusern				Zusammen				Anzahl der Anstalten	
	Betten		frei		Betten		frei		Betten		frei		Heilst.	Krhs.
	1950	1951	1950	1951	1950	1951	1950	1951	1950	1951	1950	1951	1951	
Schleswig-Holstein	5652	4729	166	326	1901	1856	227	190	7553	6585	393	516	22	23
Hamburg	—	673	—	57	516	893[1]	51	79	516	1566	51	136	1[2]	69
Niedersachsen	9388	8861	471	—	2917	3094	—	—	12305	11955	471	—	81	55
Nordrhein-Westfalen	8698	9118	—	292	7950	6455	—	539	16648	15573	—	831	69	205
Bremen	1132	1131	94	94	220	222	—	—	1352	1353	94	94	6	8
Hessen	4710	4726	—	47	1429	1317	—	198	6139	6043	—	245	31	41
Bayern	9806	10661	—	434	1828	1535	—	290	11634	12196	—	724	77	151
Rheinland-Pfalz	1835	1819	42	85	767	851	78	—	2602	2670	120	85	17	211
Württemberg-Baden	2736	2548	62	71	2167	2493	110	180	4903	5041	172	251	22	202
Baden	2687	2747	52	22	188	192	15	2	2875	2939	67	24	26	87
Württemberg-Hohenzollern	2320	2884	110	—	keine feste Zahl	279	—	—	2320	3163	110	—	49	99
West-Berlin	616	1052	21	40	2773	3205	313	322	3389	4257	334	362	6	136
Bundesgebiet + West-Berlin	49580	50949	1018	1468	22656	22392	794	1800	72236	73341	1812	3268		

[1] Davon 280 im Allgem. Hamburger Krankenhaus Bevensen. [2] Wintermoor in Niedersachsen.

einer Reihe von Fällen mit Hilfe der INH-Präparate manchmal eine — wenn auch kurzfristige — Besserung des Lungenbefundes durch ambulante Behandlung erreichen.

Über die Häufigkeit stationärer Behandlung gibt Tab. 48 Auskunft. Im Vergleich mit 1950 ist zu sagen, daß 1951 mehr Tuberkulöse stationär behandelt wurden als 1950.

Hessen hat eine detaillierte Aufstellung über die in stationärer Behandlung untergebrachten Tuberkulösen nach Alter und Geschlecht und Tuberkulosegruppen am Ende der Jahre 1948—1951 veröffentlicht (s. Tab. XXXVI).

Tabelle 48. *Stationäre Behandlung 1951.*

	Ia	Ib	Ic	Id	Gesamt
			Niedersachsen[1]		
Bestand	16049	6690	39492	10331	72562
davon in stationärer Behandlung	4534	919	2974	1243	9670
in v. H.	28,2%	13,7%	7,5%	12,0%	13,3%
1950	*27,1%*	*12,3%*	*5,7%*	*10,3%*	*11,3%*
			Bayern[2]		
Bestand	15519	8328	34233	8171	66251
davon in stationärer Behandlung	6043	959	2657	1070	10729
in v. H.	39,0%	11,5%	7,8%	13,1%	16,3%
1950	*40,0%*	*12,0%*	*6,7%*	*12,8%*	*15,2%*
			Bremen[3]		
Bestand	1468	989	5800	1123	9380
davon in stationärer Behandlung	519	105	474	214	1312
in v. H.	35,4%	10,6%	8,2%	19,0%	13,9%
			Hessen[4]		
Bestand	9747		17767	6117	33631
davon in stationärer Behandlung	2940		1880	978	5798
in v. H.	30,2%		10,5%	15,6%	17,2%
1950	*26,3%*		*8,2%*	*12,8%*	*14,4%*

[1] Angaben aus „Die Tuberkulose in Niedersachsen 1951“, Tab. 9.
[2] Bestand nach Angabe des Stat. Bundesamtes.
[3] Angaben Hauptgesundheitsamt Bremen.
[4] Angaben Hess. Innenministerium.

Wie im Bericht über die Tuberkulose-Tagung in Goslar September 1952 erwähnt ist, hat Prof. SCHMITZ, Düsseldorf, in einem Vortrag „Über die Planung der Heilstättenbetten“ die Frage der Tuberkulosebetten behandelt. Das DZK hat zu diesem Vortrag in dem Rundschreiben vom 26. 11. 1952 Stellung genommen (s. S. 182); der Vorstand des DZK hat dabei betont, daß noch kein Anlaß vorliegt, die Tuberkulosebetten zu vermindern, vielmehr erscheint z. Z. noch eine Vermehrung der Tuberkulosebetten erforderlich.

G. Die bovine Tuberkulose beim Menschen.

In seinem Referat „Trinkmilch und Tuberkulose“ gelegentlich der Sitzung des Präsidiums des DZK hat Prof. WAGENER, Hannover, ausgeführt, daß nach seinen seit einigen Jahren laufenden Untersuchungen von Ausscheidungsmaterial immer noch rd. 10% der Tuberkulose beim Menschen auf den Typus bovinus des Tuberkelbakteriums zurückzuführen sind; sogar bei der *Lungen*tuberkulose des Kindes sind es 5% und bei derjenigen der Erwachsenen 4%. Nach seinen Ausführungen haben sich die Verhältnisse betr. Lieferung tuberkelbakterienfreier Trinkmilch gegen das Vorjahr erheblich gebessert, vor allem in den Großstädten. Seine weiteren Ausführungen s. S. 190, außerdem s. Arbeitsausschuß für Milch und für Tiertuberkulose S. 17.

H. Die Umwelt und die Tuberkulose.

1. Die Ernährung.

Aus einer Statistik, die in der „Agrarwirtschaft“ veröffentlicht wurde, läßt sich ersehen, wie unterschiedlich der Verbrauch an den einzelnen Nahrungsmitteln auch heute noch beispielsweise in der Bundesrepublik Deutschland, in England und in den USA ist. Hier der Auszug einer Liste der 1951/52 verzehrten Lebensmittel in kg je Kopf:

	Westdeutschland	England	USA
Milch (einschl. Sahne)	112	158	179
Kartoffeln	179	103	50
Gemüse	44	59	115
Getreideprodukte und Reis	99	98	75
Fleisch	38,3	46	78
Obst (frisch)	52	34	53
Zucker	27	35	44
Gesamtfettwerte (Reinfett)	25	19,6	19
Hülsenfrüchte	1,3	2,8	4,1
Eier (in Stück)	148	222	397

Bei dem ohnehin hohen Gemüse- und Obstverbrauch in den USA ist noch zu berücksichtigen, daß dort noch in größerem Umfange die nicht mit berechneten konservierten und tiefgekühlten Früchte verzehrt werden. (Aus „Informationen“ Nr. 138 der Arbeitsgemeinschaft für Ernährungsfragen e. V., Hannover, vom 16. 3. 53.) Nach dieser Aufstellung steht Westdeutschland in bezug auf den Verbrauch von *Fleisch* noch weit hinter England und USA zurück, während der Gesamtfettverbrauch mit 25 kg pro Kopf gegenüber 19,6 in England und 19 in USA besser geworden ist. Nach den Übersichten, die von den Vereinten Nationen herausgegeben worden sind, sollen die Bewohner der Irischen Republik die stärksten Esser der Welt sein; jeder Ire verzehrte im Jahre 1951 täglich Lebensmittel mit einem Wert von 3500 Kalorien. Es folgen Neuseeland mit 3450, die Schweiz mit 3250, Kanada mit 3240, Schweden mit 3230, Island, Finnland und die USA mit je 3210, Norwegen mit 3180, Dänemark mit 3130 und Großbritannien mit 3100 Kalorien. An letzter Stelle liegt Indien mit 1570 Kalorien je Kopf und Tag. — Mit Nachdruck sei darauf hingewiesen, daß es bei der Tuberkulose wie bei den übrigen Infektionskrankheiten weniger auf den Genuß von Fett als auf den Genuß von Eiweiß, vor allem von tierischem Eiweiß, ankommt. Die Nachkriegsjahre bis Mitte 1948 haben uns diese Tatsache an uns selbst feststellen lassen.

2. Die Wohnung.

Wie im Tbc.-Jb. 1950/51 haben wir wieder die BRAEUNINGsche *Treppe*, d. h. die Übersicht über die von den Haushaltungen mit ansteckenden Tuberkulösen benutzten Räume, zusammengestellt (s. Tab. 49). Die Tab. 50 kommentiert

Tabelle 49. *Übersicht über die von den Haushaltungen mit ansteckenden Tuberkulösen benutzten Räume* (BRAEUNINGsche Treppe)[1, 2].

Personenzahl in einem Haushalt	Zahl der Haushaltungen mit							Summe der Haushaltungen
	1	2	3	4	5	6	7	
	bewohnbaren Räumen einschl. Küche							
1	8382	1169	195	16	3	1	2	9768
2	4298	9257	4844	717	75	14	—	19205
3	2107	6969	8633	2605	345	59	3	20721
4	745	3992	6497	3620	831	154	24	15863
5	276	1589	3143	2440	906	225	54	8633
6	66	490	1237	1352	627	207	66	4045
7	35	180	525	595	303	150	53	1841
8	18	66	218	224	155	82	51	814
9	5	20	80	111	89	34	29	368
10	42	55	62	68	58	35	39	359
	7592	13361	2122	68				

[1] Summe der überfüllten Wohnungen durch Addition der Zahlen unterhalb der stark gezeichneten Linie.

[2] Die Angaben beziehen sich auf die Länder Niedersachsen, Schleswig-Holstein, Berlin, Bremen, Bayern und Nordrhein-Westfalen mit insgesamt 33845423 Einwohnern.

diese Zusammenstellung in bezug auf die Zahl der „einwandfreien“ und der „überfüllten“ Wohnungen. Im Vergleich zu 1950 sind die Wohnverhältnisse für die Haushaltungen mit ansteckenden Tuberkulösen nicht besser geworden.

Tabelle 50. *Zahl der überfüllten Wohnungen mit ansteckenden Tuberkulösen.* „Einwandfreie“ und „überfüllte“ Wohnungen, zusammengestellt nach dem Schema von BRAEUNING für die Länder: Schleswig-Holstein, Niedersachsen, Nordrhein-Westfalen, Bremen, Bayern und Berlin (1951).

Bewohnbare Räume einschl. Küche	1	2	3	4	5	6	7	Zusammen
Zahl der aufgenommenen Haushaltungen insgesamt	15974	23787	25434	11748	3392	961	321	81617
% der Gesamtzahl 1951	*19,5*	*29,0*	*31,3*	*14,4*	*4,2*	*1,2*	*0,4*	*100,0*
dagegen 1950	18,3	31,1	31,6	14,1	3,5	1,0	0,4	100 0
Zahl der „einwandfreien“ Wohnungen 1951	8382	10426	23312	11680	3392	961	321	58474
in %	*14,3*	*17,9*	*40,0*	*19,9*	*5,8*	*1,5*	*0,6*	*100,0*
dagegen 1950	12,4	18,8	41,6	20,2	5,0	1,5	0,5	100,0
Zahl der „überfüllten“ Wohnungen 1951	7592	13361	2122	68	—	—	—	23143
in %	*31,6*	*56,5*	*9,1*	*2,8*				*100,0*
dagegen 1950	31,5	58,8	9,4	0,3				100,0
„Überfüllte“ Wohnungen in % der Haushaltungen insgesamt 1951	*47,6*	*55,6*	*8,2*	*0,58*				*28,2*
dagegen 1950	53,1	58,1	9,1	0,6				30,7

Tabelle 51. *Ansteckende Tuberkulosekranke ohne eigenes Bett im Jahre 1951.* (Entnommen aus den Länderstatistiken).

Land	Ansteckend Tuberkulöse am Jahresende ohne eigenes Bett		Ia + Ib-Bestand am Jahresende 1951	... % der ansteckenden Tuberkulösen hatten am Jahresende kein eigenes Bett	
		und zwar aus Platzmangel			und zwar aus Platzmangel
Schleswig-Holstein . . .	199	93	8447	2,4	1,1
Hamburg	97	75	6915	1,4	1,1
Niedersachsen	576	390	22739	2,5	1,7
Bremen	60	56	2457	2,5	2,3
Nordrhein-Westfalen . .	1480	1065	41884	3,4	2,5
Zusammen	2412	1679	82442	2,9	2,0

Über die Zahl der ansteckenden Tuberkulösen *ohne eigenes Bett* siehe Tab. 51. In welcher Weise in manchen Ländern die Beschaffung von Wohnungen für Tuberkulöse gefördert wird, siehe Bericht Arbeitsausschuß für Landesvereine und Landesausschüsse zur Bek. d. Tbc. S. 28, außerdem den Aufsatz von Prof. ALEXANDER in „Gesundheitsfürsorge“ *2.*, 12: 211 (1953).

In einem Gutachten über den Stand der Wohnungen ansteckender Tuberkulosekranker auf Grund von Berichten aus 6 Bundesländern gelangt Ob.-Med.-Rat Dr. KREUSER, Stuttgart, zu dem Schluß, daß in 6 Ländern mit 4,63 Millionen in 668 Fällen = 1,4 auf 10000 Einwohner Offentuberkulöse sanierungsbedürftige Wohnungen hatten. Nach Auffassung des Gutachters genügt diese Zahl nicht, um von der Bundesregierung besondere gesetzliche Maßnahmen zu fordern; es müsse vielmehr versucht werden, mit Hilfe der bestehenden Gesetze die Notlage zu überwinden:

a) durch folgerichtige Anwendung der gegenwärtigen gesetzlichen Bestimmungen,
b) durch fürsorgerische Maßnahmen jeder Art,
c) durch grundsätzliche Einbeziehung eines gewissen Prozentsatzes von Wohnungen für Tuberkulosekranke in jedes Wohnungsbauprogramm.

I. Die BCG-Schutzimpfung.

Nachdem die großen BCG-Schutzimpfungsaktionen in der Bundesrepublik Deutschland in der Hauptsache 1949/50 erfolgt sind (s. Tbc.-Jb. 1950/51, S. 119), ist leider das Interesse für die Tuberkulose-Schutzimpfung in der Folgezeit bei uns stark zurückgetreten. Die Tab. 52 gibt Auskunft, wieviel BCG-Schutzimpfungen nach den Berichten der Länderregierungen im Jahre 1951 noch erfolgt sind; die Tabelle bedarf keines Kommentars.

Glücklicherweise ist aber inzwischen das Interesse für die *BCG-Schutzimpfung der Neugeborenen und Säuglinge* erwacht. Bekanntlich führen die Tuberkulose-Sachverständigen in den 3 nordischen Ländern die Tatsache, daß dort die Kindertuberkulose verhältnismäßig selten geworden ist, außer auf die Tilgung der Rindertuberkulose vor allem auch auf die BCG-Schutzimpfung der Neugeborenen zurück — halten wir uns vor Augen, daß die *tuberkulöse Meningitis* in den 3 skandinavischen Ländern eine sehr seltene Krankheit geworden ist, während im deutschen Bundesgebiet im Jahre 1951 noch 1111 Personen an tuberkulöser

Tabelle 52. *BCG-Schutzimpfung.*
Massenschutzimpfung im Jahre 1951.

Länder	Moroproben			Mantouxproben			BCG-geimpft	Nachkontrolle		
	Insges.	positiv[1]	negativ	Insges.	positiv[2]	negativ		Insges.	positiv[3]	negativ
Reg.-Bez. *Arnsberg* Einw. 3091460	35686	6898 19%	28343	18823	815 3,5%	17648	16956	16364	14467 89%	1087
Reg.-Bez. *Köln* Einw. 1708446	31341	10163 33,3%	20310	13989	896 4,5%	12238	11935	10872	9613 89%	570
Niedersachsen Reg.-Bez. *Lüneburg* u. *Braunschweig*	3180	702 22,1%	1478	2133	320 15,0%	1813	4297	1558	Moro 24 Mx. 1416 91%	Moro 2 Mx. 96

[1] In Prozent der Moroproben insgesamt.
[2] In Prozent der Mantouxproben insgesamt.
[3] In Prozent der insgesamt Nachkontrollierten.

Meningitis verstorben sind. Auf die Feststellungen auf S. 120 des Tbc.-Jb. 1950/51 betr. Erkrankungen an tuberkulöser Meningitis bei geimpften und nichtgeimpften Kindern 1950/51 darf verwiesen werden.

Über BCG-Schutzimpfungen von Neugeborenen und Säuglingen liegen aus dem Bundesgebiet noch wenig Nachrichten vor. Die Zusammenstellung auf Tab. 53 enthält die entsprechenden Berichte aus Niedersachsen, West-Berlin und Rheinland-Pfalz.

Dr. Jentgens (II. Tbk.-Klinik der Städt. Krankenanstalten Köln-Merheim) berichtet über die *BCG-Schutzimpfung bei Neugeborenen tuberkulöser Mütter.*

Es handelt sich freilich nur um 100 solcher Schutzimpfungen seit 1950. Gesetzt wurden am linken Oberschenkel 2 Quaddeln mit 0,075—0,1 mg Impfstoff der Behringwerke. Nach 4—6 Wochen entstanden kleine Knötchen. Nur zweimal wurde die Anschwellung der Leistendrüsen beobachtet. Die Kinder wurden nach 4—12 Wochen nachgetestet. U. a. waren 6 Kinder nach 4 Wochen positiv, 32 Kinder nach 5—6 Wochen. Tuberkulinpositiv wurden 99%. Komplikationen sind nicht festgestellt worden. Bis auf 1 Kind waren alle Säuglinge nach der Impfung tuberkulinpositiv. Bisher ist kein Fall von Tuberkuloseerkrankung eines geimpften Kindes bekannt geworden, obgleich 7 Kinder zu Hause exponiert waren.

De Bruyn, van Creveld und Stoppelman „Komplikationen bei intracutaner BCG-Schutzimpfung der Neugeborenen“ [Ned. Tijdschr. Geneesk. 96, 2675, 1952, ref.: J. A. M. A. 151 (8) 688, 1953]. Von 592 intracutan mit BCG schutzgeimpften Neugeborenen zeigten 165 Kinder mäßige Schwellungen der Lymphdrüsen. Bei 78 von ihnen war es zum Eiterdurchbruch gekommen. Die Dosis hatte je 0,1 cm³ Vaccine, in beide Oberarme gegeben, betragen. Die Komplikationen von seiten der Lymphdrüsen wurden seltener, als die Impfdosis auf 0,05 cm³ und später auf 0,03 cm³ verringert wurde. Dabei wurde das Positivwerden der Tuberkulinreaktion nicht beeinflußt. Bei einigen wenigen Kindern wurden lupusähnliche Hautexantheme, Tuberkulide oder Mastoiditis beobachtet. Da die gleichen Komplikationen auch bei oraler Verabreichung von BCG-Impfstoff vorkamen, nehmen Verff. an, daß die Komplikationen mehr durch die Größe der Dosis als durch die Art der Verabreichung bedingt werden.

Tabelle 53. *Zahl der BCG-Schutzimpfungen der Neugeborenen und Säuglinge in den Impfzentralen des Landes Niedersachsen.*
(Angaben des Sozial-Ministeriums Niedersachsen.)

Regierungs- bzw. Verwaltungsbezirk	1951 geimpft			1952 geimpft		
	Neugeborene und Säuglinge bis 1 Jahr	Sonstige Personen	Insgesamt	Neugeborene und Säuglinge bis 1 Jahr	Sonstige Personen	Insgesamt
Hannover	—	—	—	—	2	2
Hildesheim	531	377	908	1559	489	2048
Lüneburg	659	37	696	1116	187	1303
Stade	—	—	—	89	6	95
Osnabrück	—	—	—	—	1	1
Aurich	—	—	—	—	15	15
Braunschweig	2947	814	3761	3958	863	4821
Oldenburg	—	—	—	264	103	367
Niedersachsen	4137	1228	5365	6986	1666	8652

Außerdem liegen folgende direkte Angaben der Impfzentralen von Niedersachsen vor:

Hildesheim . . . . 460 Neugeborene (im St. Bernwards-Krankenhaus),
Celle . . . 1950/52 1991 Neugeborene, außerdem 200 ältere Kinder,
Göttingen . . .1951 528 Neugeborene, außerdem 364 Kleinkinder und 121 Schulkinder,
Rotenburg . . . . 120 Neugeborene,
Oldenburg . .1952 59 Neugeborene (Angabe vom Elisabeth-Krankenhaus Oldenburg),
Helmstedt . .1952 682 Neugeborene, davon 408 in der Klinik, 274 ambulant,
Braunschweig 1951 geboren 3370, geimpft 2421 = 72%, davon in der Klinik geboren und geimpft 84%, zu Hause 48%,
1952 geboren 3107, geimpft 2668 = 83%, davon in der Klinik geboren und geimpft 87%, zu Hause 66%.

Die Angaben der Impfzentralen decken sich nicht ganz mit denjenigen des Sozialministeriums.

Außerdem liegen die Angaben von West-Berlin und Rheinland-Pfalz vor:

West-Berlin . .1951 118 BCG-Schutzimpfungen (Neugeborene),
Rheinl.-Pfalz .1951 133 Schutzimpfungen.

K. Über das Zusammentreffen von Tuberkulose mit Krebs.

Da heutzutage viele Ärzte angesichts der absinkenden Tuberkulose-Mortalität die Meinung vertreten, daß das Tuberkuloseproblem nicht mehr so ernst genommen zu werden braucht wie ehedem, und daß eine Anti-Krebspropaganda viel wichtiger sei als eine Anti-Tuberkulosepropaganda, haben wir uns veranlaßt gefühlt, das Krebs- und das Tuberkuloseproblem gegeneinander abzuwägen. Ein wichtiges Kapitel bei unserem Studium stellte das *Zusammentreffen von Tuberkulose mit Krebs* dar.

Es ist schon lange bekannt, daß Krebs und Tuberkulose zugleich in einer gewissen Anzahl von Fällen bei ein und demselben Menschen vorkommen. BLASI hat aus der Literatur die betreffenden Publikationen bis 1949 zusammengestellt; u. a. registriert er 1143 Fälle von Lungentumor, von denen 147 = 12,9% mit Tuberkulose vergesellschaftet waren. ATTINGER berichtet, daß nach den Sektionen im Pathologischen Institut von Prof. UEHLINGER, St. Gallen, jenseits des 30. Lebensjahres sich bei 2,04% der Lungentuberkulosen ein Carcinom und bei 14% der Lungencarcinome eine Kombination mit Tuberkulose fand. Weitere Literatur s. ICKERT und KEUTZER „Das Krebs- und das Tuberkuloseproblem im Lichte der Statistik", Beitr. Klin. Tbk. 109, S. 241, 1953.

Als *Lupuscarcinom* bezeichnet man den Hautkrebs, welcher sich auf einem Lupus oder einer Lupusnarbe entwickelt. Nach den Dissertationen von NÜCKEL und von FLETTNER aus dem Jahre 1952 hat man in Norddeutschland bei 5247 Lupusfällen 309mal (= *5,9*%) die Entwicklung von Lupuscarcinom festgestellt. Wenn ein Mensch in *jüngeren* Jahren an Lupus erkrankt, so scheint es, daß *im Krebsalter* (55—65 Jahre) im Gebiet des Lupus oder einer Lupusnarbe in manchen Fällen ein Carcinom sich entwickelt.

Angesichts der zunehmenden Häufung von Krebskrankheiten ist eine Propaganda für die Krebsbekämpfung unbedingt notwendig. Die Notwendigkeit dieser Propaganda bedeutet jedoch nicht, daß wir deswegen zu gleicher Zeit das Tuberkuloseproblem bagatellisieren dürfen, weil die Tuberkulose-Mortalität allmählich immer weiter absinkt und aus einer früher häufig tödlich verlaufenden Krankheit eine solche mit seltenerem letalem Ausgang wird. Zieht die Tuberkulose in eine Familie ein, so zieht damit gleichzeitig auch die Not in diese Familie ein, wie BROUARDELL vor etwa 80 Jahren gesagt hat; trotz der heutigen sozialen Sicherung ist das auch jetzt noch so. Da die Zahl der Kranken mit aktiver Tuberkulose immer noch nicht merklich abnimmt, die Zahl der Infektionsquellen, also der an einer offenen Tuberkulose Erkrankten, eher noch zunimmt, müssen wir den Kampf gegen die Tuberkulose nach wie vor mit äußerster Energie führen.

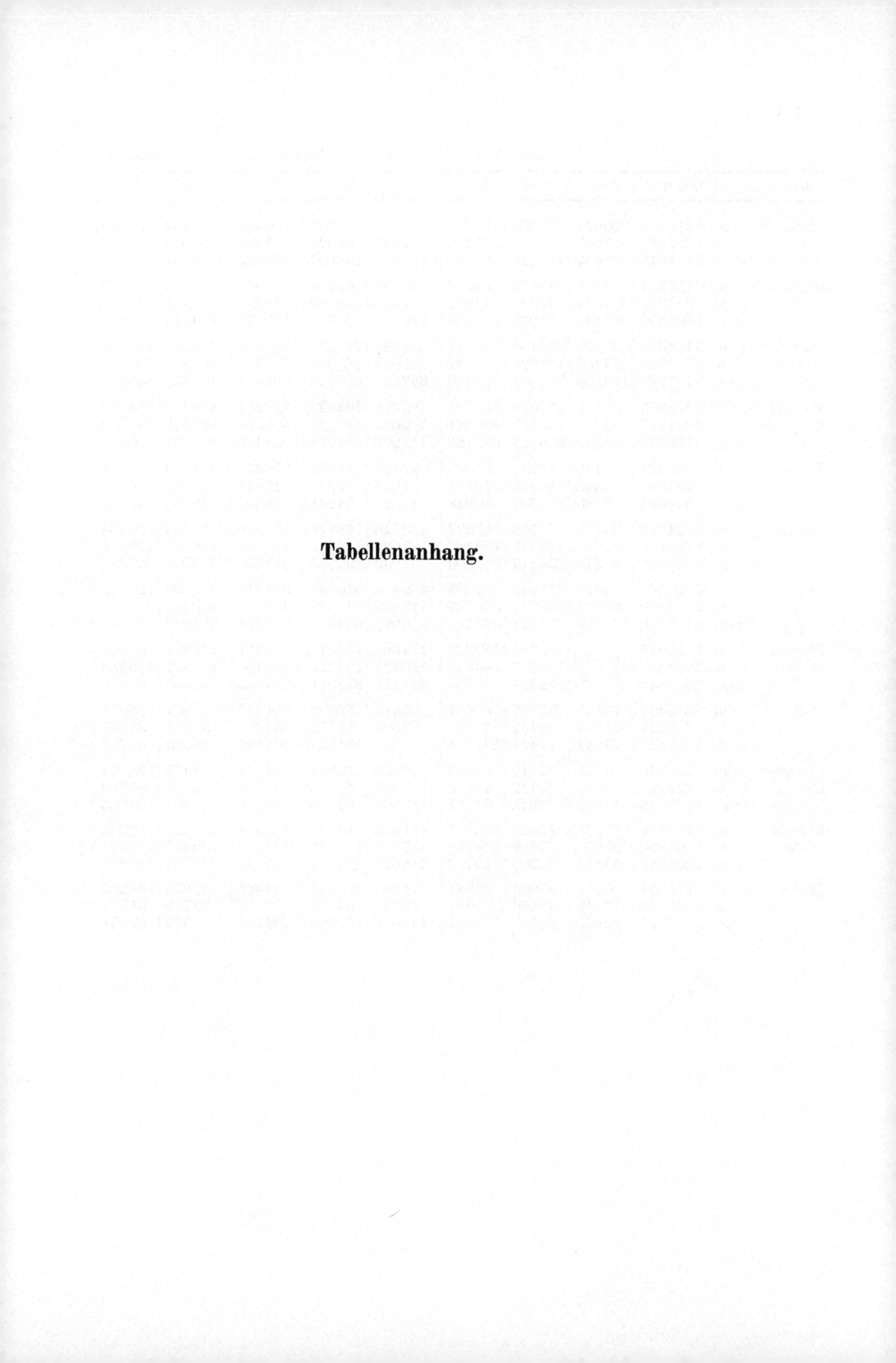

Tabellenanhang.

Tabelle I. *Wohnbevölkerung der Länder des Bundesgebietes*

Länder		insgesamt	0—1	1—5	5—10	10—15	15—20	20—25	25—30	30—35
Schleswig-Holstein	m	1210466	20027	76263	112878	136975	98683	80495	72232	52914
	w	1384182	19047	72263	107820	131240	94324	88268	100969	75212
	zus.	2594648	39074	148526	220698	268215	193007	168763	173201	128126
Hamburg	m	752357	8461	37073	56094	59293	45380	49962	47834	36246
	w	853349	8014	34990	53272	57444	45180	52417	62311	46557
	zus.	1605606	16475	72063	109366	116737	90560	102379	110145	82803
Niedersachsen	m	3202519	57099	202154	281773	338068	261574	248682	211333	146309
	w	3594860	53409	191828	269197	324054	249354	253222	282800	199525
	zus.	6797379	110508	393982	550970	662122	510928	501904	494133	345834
Nordrhein-Westfalen	m	6255035	98165	354034	486124	582874	493922	528872	439270	303449
	w	6941141	93369	335779	466061	560025	470299	509306	563463	397039
	zus.	13196176	191534	689813	952185	1142899	964221	1038178	1002733	700488
Bremen	m	265329	3744	15167	21047	22124	17021	18675	17859	13549
	w	293310	3436	14420	19871	21575	17240	19417	22947	16807
	zus.	558619	7180	29587	40918	43699	34261	38092	40806	30356
Hessen	m	2024175	33972	122768	157392	185148	148713	157570	143232	97294
	w	2299626	32302	116349	150408	177785	143872	160729	186838	129016
	zus.	4323801	66274	239117	307800	362933	292585	318299	330070	226310
Bayern	m	4260567	72674	271443	352388	430474	346844	334717	292098	202515
	w	4923899	68355	260370	338723	416498	335587	352607	400785	280158
	zus.	9184466	141029	531813	691111	846972	682431	687324	692883	482673
Württbg.-Baden	m	1815416	0—5 Jahre	139416	150222	174303	140847	144621	126011	87686
	w	2092432		132959	145631	170171	137224	149121	167792	119953
	zus.	3907848		272375	295853	344474	278071	293742	293803	207639
Baden	m	618402	12055	38262	51683	66415	52882	51493	40661	25872
	w	720227	11556	36162	49611	63506	51772	53203	57864	37927
	zus.	1338629	23611	74424	101294	129921	104654	104696	98525	63799
Württbg.-Hohenz.	m	545530	7206	35219	44583	59869	46954	44076	34477	24324
	w	638218	6867	33712	43028	57996	45536	45767	49327	36769
	zus.	1183748	14073	68931	87611	117865	92490	89843	83804	61093
Rheinld.-Pfalz	m	1400896	27556	82880	108256	141478	116722	115261	95487	62393
	w	1603856	26055	79326	104534	137147	114145	120133	130617	87487
	zus.	3004752	53611	162206	212790	278625	230867	235394	226104	149880
Berlin	m	911504	10513	35920	72984	74283	53874	49966	42873	38353
	w	1235448	10119	34260	70657	72798	54006	58170	68709	61078
	zus.	2146952	20632	70180	143641	147081	107880	108136	111582	99431

und von West-Berlin nach Alter und Geschlecht. 13. 9. 1950.

35—40	40—45	45—50	50—55	55—60	60—65	65—70	70—75	75—80	80—85	85 u. mehr
81044	89572	88468	73424	59344	52987	43303	35144	22374	14339	} 80 und mehr
109778	110421	99172	91073	78661	66282	53173	41769	26180	18530	
190822	199993	187640	164497	138005	119269	96476	76913	48554	32869	
55260	64520	67405	56409	46718	43007	34032	24337	13103	7223	} 80 und mehr
67139	75674	72101	69554	61619	50215	38714	29306	17127	11615	
122399	140194	139506	125963	108337	93222	72746	53643	30230	18838	
223387	242072	240347	195551	149786	128221	104277	85625	53333	24337	8591
289672	287202	257922	233434	197241	166623	131237	103370	62252	30176	12342
513059	529274	498269	428985	347027	294844	235514	188995	115585	54513	20933
435848	498373	517935	410242	303271	266578	218523	170476	96485	50594	} 80 und mehr
567669	598913	546462	474824	398493	330776	257409	194477	110336	66441	
1003517	1097286	1064397	885066	701764	597354	475932	364953	206821	117035	
20501	22796	22397	17439	14184	13040	10869	8089	4558	1771	479
24118	25632	22991	20635	18547	15365	12109	9406	5378	2447	969
44619	48428	45388	38074	32731	28405	22978	17495	9936	4218	1448
141905	160937	161289	130306	100606	88279	75173	62053	37084	20454	} 80 und mehr
184755	195379	178885	158838	134581	113447	93054	73923	43567	25898	
326660	356316	340174	289144	235187	201726	168227	135976	80651	46352	
299618	324279	325771	266191	202183	170445	145498	117071	69330	28916	8112
395489	398734	368877	329110	277898	230908	188595	145657	85727	37327	12494
695107	723013	694648	595301	480081	401353	334093	262728	155057	66243	20606
132013	144957	141573	112896	84530	74727	66526	95088	} 70 und mehr		
172587	177764	159281	138784	117630	99037	83461	121037			
304600	322721	300854	251680	202160	173764	149987	216125			
39677	45807	46603	37360	28122	24789	22704	18110	10454	4176	1277
56229	59414	53755	46688	38896	33557	27930	21814	12798	5655	1890
95906	105221	100358	84048	67018	58346	50634	39924	23252	9831	3167
35751	41514	40941	33103	24505	21456	19643	16332	9949	5628	} 80 und mehr
50852	52468	46553	41215	34495	29485	25217	19740	11814	7377	
86603	93982	87494	74318	59000	50941	44860	36072	21763	13005	
93596	107058	110134	88401	66147	57268	50494	41239	23965	9714	2847
125306	132276	122322	107297	89429	74438	61268	47863	27750	12229	4234
218902	239334	232456	195698	155576	131706	111762	89102	51715	21943	7081
63888	82595	87512	74201	63061	59549	47596	32467	15345	6524	} 80 und mehr
99152	119456	113932	111719	105228	92602	69423	50988	27619	15532	
163040	202051	201444	185920	168289	152151	117019	83455	42964	22056	

Tabelle II. *Deutsches Reich und Bundesrepublik Deutschland: Bevölkerung (in 1000) nach Altersgruppen und in Prozent der Gesamtbevölkerung*[1].

Jahr		insgesamt	0—10	10—20	20—30	30—40	40—50	50—60	60—70	70—80	80 J. u. mehr
1871	m	20135,0 *100*	4915,1 *24,2*	3996,4 *19,8*	3267,7 *16,3*	2672,2 *13,5*	2130,0 *10,6*	1662,6 *8,3*	1016,9 *5,0*	407,7 *2,0*	66,3 *0,3*
	w	20893,3 *100*	4903,3 *23,5*	4019,9 *19,2*	3495,6 *16,7*	2799,9 *13,4*	2245,5 *10,7*	1770,2 *8,5*	1122,4 *5,4*	452,9 *2,2*	83,4 *0,4*
1880	m	22156,3 *100*	5674,9 *25,6*	4443,8 *20,1*	3521,8 *15,9*	2868,8 *12,9*	2277,7 *10,3*	1710,7 *7,7*	1130,8 *5,1*	449,2 *2,0*	78,5 *0,4*
	w	23016,8 *100*	5664,8 *24,7*	4459,2 *19,4*	3668,5 *15,9*	3015,6 *13,1*	2415,3 *10,5*	1897,0 *8,2*	1277,9 *5,5*	521,2 *2,3*	97,2 *0,4*
1890	m	24230,8 *100*	5993,7 *24,7*	5104,7 *21.1*	3947,3 *16,3*	3090,2 *12,7*	2471,6 *10,2*	1826,9 *7,5*	1177,1 *4,9*	u. 70+: 619,2 *2,6*	
	w	25197,6 *100*	5966,2 *23,6*	5110,1 *20,3*	4055,3 *16,1*	3216,7 *12,8*	2659,6 *10,6*	2041,4 *8,1*	1391,2 *5,5*	757,1 *3,0*	
1900	m	28184,6 *100*	6904,7 *24,6*	5592,1 *19,8*	4764,8 *16,9*	3669,6 *13,0*	3217,8 *11,4*	2053,1 *7,3*	1300,6 *4,6*	567,4 *2,0*	114,4 *0,4*
	w	28629,9 *100*	6871,6 *24,0*	5565,6 *19,4*	4803,2 *16,9*	3731,6 *13,0*	2923,2 *10,2*	2320,3 *8,1*	1545,8 *5,4*	714,2 *2,5*	154,5 *0,5*
1910	m	32040,2 *100*	7637,2 *23,9*	6619,3 *20,6*	5314,9 *16,6*	4502,2 *14,0*	3349,9 *10,5*	2345,2 *7,3*	1479,5 *4,6*	661,6 *2,1*	130,2 *0,4*
	w	32885,8 *100*	7551,1 *23,0*	6587,0 *20,0*	5319,3 *16,2*	4521,3 *13,7*	3458,4 *10,5*	2606,0 *7,9*	1802,4 *5,5*	853,8 *2,6*	186,6 *0,6*
1925	m	30196,8 *100*	5007,5 *16,6*	6419,7 *21,3*	5532,7 *18,3*	3991,7 *13,2*	3713,4 *12,3*	2914,9 *9,7*	1768,6 *5,9*	712,9 *2,3*	135,3 *0,4*
	w	32213,8 *100*	4850,6 *15,1*	6337,2 *19,7*	5925,1 *18,4*	4871,4 *15,1*	4040,6 *12,6*	3046,2 *9,5*	2013,4 *6,2*	929,0 *2,8*	200,3 *0,6*
1937	m	32922 *100*	5251 *15,9*	5257 *16,0*	5776 *17,6*	5635 *17,1*	3891 *11,8*	3369 *10,2*	2452 *7,5*	1084 *3,3*	207 *0,6*
	w	34665 *100*	5057 *14,6*	5090 *14,7*	5752 *16,6*	5862 *16,9*	4830 *13,9*	3790 *10,9*	2674 *7,7*	1307 *3,8*	303 *0,9*
1939	m	38761,7 *100*	6190,5 *16,0*	6645,4 *17,1*	5805,9 *15,1*	6933,4 *17,9*	4729,9 *12,2*	3877,5 *10,0*	u. 60+: 4579,1 *11,8*		
	w	40613,3 *100*	5954,6 *14,6*	6437,5 *15,8*	5681,9 *13,9*	6924,1 *17,4*	5788,6 *14,0*	4521,2 *11,2*	5305,4 *13,1*		
1946	m	19873,7 *100*	3768,4 *18,8*	3455,3 *17,4*	2115,2 *10,7*	2577,9 *13,0*	3094,7 *15,6*	2170,7 *11,0*	1671,9 *8,4*	861,2 *4,4*	158,4 *0,8*
	w	24123,0 *100*	3622,3 *15,0*	3439,3 *14,2*	3526,5 *14,6*	3879,6 *16,2*	3674,9 *15,2*	2799,1 *11,6*	1974,6 *8,2*	992,6 *4,1*	214,1 *0,9*
1950	m	22350,7 *100*	3541,5 *16,1*	3965,9 *17,8*	3294,3 *14,7*	2611,4 *11,7*	3504,7 *15,6*	2499,7 *11,1*	1731,8 *7,8*	998,6 *4,4*	202,8 *0,9*
	w	25345,2 *100*	3382,2 *13,5*	3821,2 *15,2*	3830,4 *15,3*	3470,0 *13,8*	4041,6 *15,9*	3158,2 *12,5*	2181,9 *8,7*	1189,3 *4,3*	270,4 *0,8*

[1] Werte der Volkszählungen

Tabelle III. *Neuerkrankungen an aktiver Tuberkulose und Bestand der an aktiver Tuberkulose Erkrankten im Bundesgebiet und West-Berlin.*

Gebiet Berichtszeit	Tuberkulose der Atmungsorgane					Tuberkulose anderer Organe	Tuberkulose aller Formen insgesamt
	ansteckend (offen)			nicht ansteckend (aktiv geschlossen)	insgesamt		
	mit Bacillennachweis	ohne Bacillennachweis	insgesamt				
Neuerkrankungen[1] auf 10000 der Bevölkerung und 1 Jahr							
Bundesgebiet[2]							
1951 1. Vierteljahr . . .	5,11	2,03	7,14	14,84	21,98	3,35	25,33
2. Vierteljahr . . .	5,62	2,23	7,85	16,39	24,25	3,96	28,22
3. Vierteljahr . . .	4,76	1,88	6,64	14,78	21,43	3,52	24,95
4. Vierteljahr . . .	4,45	1,71	6,16	12,87	19,03	3,07	22,09
1952 1. Vierteljahr . . .	5,09	1,88	6,97	14,59	21,56	3,44	25,00
2. Vierteljahr . . .	5,05	1,81	6,86	14,90	21,76	3,70	25,46
3. Vierteljahr . . .	4,66	1,64	6,30	13,76	20,06	3,03	23,09
4. Vierteljahr . . .	4,06	1,46	5,52	11,97	17,49	2,82	20,31
West-Berlin							
1951 1. Vierteljahr . . .	7,77	7,95	15,72	21,32	37,04	2,84	39,89
2. Vierteljahr . . .	8,78	7,92	16,70	24,70	41,39	3,09	44,48
3. Vierteljahr . . .	6,80	7,13	13,94	20,06	33,99	2,84	36,84
4. Vierteljahr . . .	7,07	6,91	13,98	19,51	33,49	2,80	36,28
1952 1. Vierteljahr . . .	6,75	7,21	13,96	19,98	33,94	2,85	36,79
2. Vierteljahr . . .	7,32	7,71	15,03	19,08	34,11	2,97	37,08
3. Vierteljahr . . .	7,46	5,83	13,29	17,94	31,23	2,54	33,77
4. Vierteljahr . . .	7,40	4,82	12,23	18,44	30,68	2,50	33,17
Bestand[3] auf 10000 der Bevölkerung							
Bundesgebiet							
1951 1. Vierteljahr . . .	18,97	9,87	28,84	58,45	87,29	15,28	102,56
2. Vierteljahr . . .	19,41	9,93	29,35	58,22	87,57	15,42	102,99
3. Vierteljahr . . .	19,65	9,87	29,53	57,84	87,37	15,45	102,82
4. Vierteljahr . . .	19,57	9,62	29,20	56,59	85,78	15,14	100,93
1952 1. Vierteljahr . . .	19,70	9,28	28,99	55,69	84,68	14,42	99,10
2. Vierteljahr . . .	20,03	9,15	29,18	56,07	85,25	14,56	99,82
3. Vierteljahr . . .	20,46	9,08	29,53	56,37	85,90	14,54	100,44
4. Vierteljahr . . .	20,34	8,65	28,99	54,42	83,41	14,00	97,42
West-Berlin							
1951 1. Vierteljahr . . .	39,35	22,51	61,86	94,78	156,64	19,40	176,04
2. Vierteljahr . . .	40,06	21,74	61,79	94,97	156,76	18,69	175.45
3. Vierteljahr . . .	40,18	21,04	61,22	94,58	155,80	18,15	173,95
4. Vierteljahr . . .	40,44	19,55	59,99	93,48	153,46	17,00	170,46
1952 1. Vierteljahr . . .	40,52	19,10	59,62	93,08	152,70	16,51	169,22
2. Vierteljahr . . .	40,95	18,72	59,67	92,68	152,36	16,20	168,56
3. Vierteljahr . . .	41,78	17,13	58,90	91,47	150,37	15,62	166,00
4. Vierteljahr . . .	42,17	14,27	56,43	89,68	146,11	14,73	160,84

[1] Nur Neuzugänge, keine Zugänge aus anderen Gruppen. — [2] Ohne Regierungsbezirk Südwürttemberg-Hohenzollern. — [3] Bestand am Ende des Vierteljahres.

Tabelle IV. *Neuerkrankungen in den Ländern des Bundesgebietes und West-Berlin 1951 (mit Ausnahme von Württemberg-Baden, Württemberg-Hohenzollern und Rheinland-Pfalz).* (Entnommen aus den Länderstatistiken 1951.) Kinder u. Erwachsene über 15 J.

Länder	Geschlecht	Tuberkulose der Atmungsorgane				Tuberkulose anderer Organe						Summe Ia—Id
		Ia	Ib	Ic	Ia—Ic	Knochen und Gelenke	Drüsen	Haut	Meningitis	Sonstige	Id gesamt	
Schleswig-Holstein . . .	K[2] m + w	42	23	2671	2736	74	179	13	55	41	362	3098
	E[3] m	881	485	2007	3373	126	47	38	12	83	306	3679
	w	505	306	1933	2744	108	146	61	15	128	458	3202
Hamburg	K m + w	15	31	2179	2225	58	39	13	10	9	129	2354
	E m	594	261	1317	2172	90	17	15	1	20	143	2315
	w	309	153	1106	1568	100	28	52	4	48	232	1800
Niedersachsen	K m + w	99	94	4095	4288	168	285	26	163	89	731	5019
	E m	2470	1120	4682	8272	261	120	72	50	254	757	9029
	w	1393	790	4119	6302	260	244	123	57	350	1034	7336
Nordrhein-Westfalen . .	K m + w	148	107	6707	6962	237	427	57	276	197	1194	8156
	E m	4706	1131	6058	11895	476	263	150	92	444	1425	13320
	w	2630	813	5227	8670	541	436	252	86	692	2007	10677
Bremen	K m + w	3	6	504	513	15	35	3	13	18	84	597
	E m	153	88	419	660	31	10	7	1	46	95	755
	w	87	60	377	524	26	32	14	18	59	149	673
Hessen	K m + w	30	11	1313	1354	84	174	11	74	86	429	1783
	E m	1042	321	1525	2888	179	80	49	28	225	561	3449
	w	675	205	1222	2102	172	148	88	12	254	674	2776
Bayern[1]	K m + w	44	49	4232	4325	162	323	94	121		700	5025
	E m	2514	905	3108	6527	286	153	167	28		634	7161
	w	1320	640	2562	4522	298	266	253	31		848	5370
Baden	K m + w	5	5	598	608	27	80	—	22	17	146	754
	E m	375	94	530	999	60	29	5	8	58	160	1159
	w	217	71	547	835	57	49	15	10	75	206	1041
Berlin	K m + w	33	153	1854	2040	59	74	9	24	63	229	2269
	E m	1009	796	1416	3221	56	22	19	4	49	150	3371
	w	601	666	1353	2620	65	50	45	8	78	246	2866
Zusammen	K m + w	419	479	24153	25051	884	1616	226	758	520	4004	29055
	E m	13744	5201	21062	40007	1565	741	522	224	1179	4231	44238
	w	7737	3704	18446	29887	1627	1399	903	241	1684	5854	35741

[1] „Id-sonstige" in den anderen Id-Fällen enthalten. — [2] K = Kinder b. 15 J. — [3] E = Erwachsene (üb. 15 J).

Tabelle V. *Neuerkrankungen an Tuberkulose anderer Organe 1951.* Absolut und auf 10000 E. (Entnommen aus den Länderstatistiken.)

Länder	Knochen		Drüsen		Haut		Meningitis		Sonstige		Gesamt	
	m	w	m	w	m	w	m	w	m	w	m	w
Schleswig-Holstein	168 *1,4*	140 *1,0*	135 *1,2*	237 *1,8*	40 *0,3*	72 *0,5*	38 *0,3*	44 *0,3*	99 *0,8*	153 *1,1*	480 *4,1*	646 *4,8*
Hamburg	125 *1,6*	123 *1,4*	34 *0,4*	50 *0,6*	21 *0,3*	59 *0,7*	4 *0,05*	11 *0,1*	25 *0,3*	52 *0,6*	209 *2,7*	295 *3,4*
Niedersachsen	343 *1,1*	346 *1,0*	243 *0,8*	406 *1,1*	84 *0,3*	137 *0,4*	134 *0,4*	136 *0,4*	307 *1,0*	386 *1,1*	1111 *3,5*	1411 *3,9*
Bremen	35 *1,3*	37 *1,2*	18 *0,7*	59 *1,9*	9 *0,3*	15 *0,5*	7 *0,3*	25 *0,8*	54 *2,0*	69 *2,3*	123 *4,6*	205 *6,7*
Nordrhein-Westfalen	612 *1,0*	642 *0,9*	506 *0,8*	620 *0,9*	185 *0,3*	274 *0,3*	236 *0,4*	218 *0,3*	530 *0,8*	803 *1,1*	2069 *3,2*	2557 *3,6*
Hessen	218 *1,1*	217 *0,9*	158 *0,8*	244 *1,0*	55 *0,3*	93 *0,4*	66 *0,3*	48 *0,2*	264 *1,3*	301 *1,3*	761 *3,7*	903 *3,7*
Bayern	381 *0,9*	365 *0,7*	313 *0,7*	429 *0,9*	198 *0,5*	316 *0,6*	88 *0,2*	92 *0,2*	— —	— —	980 *2,3*	1202 *2,4*
Berlin	90 *1,0*	90 *0,7*	62 *0,7*	84 *0,7*	21 *0,2*	52 *0,4*	18 *0,2*	18 *0,1*	78 *0,8*	112 *0,9*	269 *3,0*	356 *2,9*
	1972	1960	1469	2129	613	1018	591	592	1357	1876	6002	7575
Anteil der einzelnen Formen an der gesamten extrapulmonalen Tbc.	33%	26%	24%	28%	10%	14%	10%	8%	23%	24%	100%	100%

Tabelle VI. *Bestand der an aktiver Tuberkulose Erkrankten u. Tbc.-Sterbefälle. Bayern* **1949—1951** *nach Regierungsbezirken.*
(Entnommen aus: „Die Tuberkulose in Bayern 1951“, Tabelle 31h, S. 74, und Tabelle 30, S. 59.) Absolut und auf 10000 Einwohner.

Regierungsbezirk		Bevölkerung 1949, 1950 u. Stand v. 1. 7. 1951	Bestand								Tbc.-Sterbefälle					
			Ia		Ib		Ic		Id		der Atmungsorgane		anderer Organe		insgesamt	
			absolut	auf 10000	absolut	auf 10000	absolut	auf 10000	absolut	auf 10000	absolut	auf 10000	absolut	auf 10000	absolut	auf 10000
Oberbayern . . .	1949	2517224	3961	15,74	2301	9,14	8009	31,82	2159	8,58	903	3,59	194	0,77	1097	4,36
	1950	2483786	4188	16,86	2190	8,82	7276	29,29	1748	7,04	786	3,16	152	0,61	938	3,77
	1951	2491427	4584	18,40	2070	8,31	7016	28,16	1728	6,94	794	3,19	141	0,57	935	3,76
Niederbayern . .	1949	1123249	1384	12,32	982	8,74	4134	36,80	984	8,76	435	3,87	74	0,66	509	4,53
	1950	1081052	1466	13,56	982	9,08	3427	31,70	877	8,11	362	3,35	66	0,61	428	3,96
	1951	1062112	1541	14,51	1011	9,52	3158	29,73	908	8,55	335	3,15	72	0,68	407	3,83
Oberpfalz	1949	931642	1473	15,81	1002	10,76	3948	42,38	717	7,70	424	4,55	74	0,79	498	5,34
	1950	898016	1562	17,39	997	11,10	3052	33,99	613	6,83	349	3,89	57	0,63	406	4,52
	1951	893750	1639	18,33	1069	11,96	2925	32,73	638	7,14	401	4,49	44	0,49	445	4,98
Oberfranken . .	1949	1134177	1616	14,25	1270	11,20	8099	71,41	1240	10,93	543	4,79	67	0,59	610	5,38
	1950	1115793	1887	16,91	1390	12,46	7397	66,29	1105	9,90	473	4,24	76	0,68	549	4,92
	1951	1111159	1941	17,47	1404	12,64	6855	61,69	1026	9,23	485	4,36	68	0,61	553	4,97
Mittelfranken . .	1949	1288181	1842	14,30	1165	9,04	7127	55,33	1161	9,01	486	3,77	72	0,56	558	4,33
	1950	1284269	2050	15,96	1084	8,44	6409	49,90	1154	8,99	460	3,58	73	0,57	533	4,15
	1951	1292422	2196	16,99	1109	8,58	5854	45,29	1178	9,11	405	3,13	49	0,38	454	3,51
Unterfranken . .	1949	1057777	1196	11,31	638	6,03	3622	34,24	1199	11,34	344	3,25	93	0,88	437	4,13
	1950	1041556	1276	12,25	699	6,71	3004	28,84	1166	11,19	297	2,85	76	0,73	373	3,58
	1951	1036690	1395	13,46	695	6,70	3112	30,02	1075	10,37	278	2,68	63	0,61	341	3,29
Schwaben	1949	1288603	1959	15,20	1592	12,35	7339	56,95	1956	15,18	532	4,13	79	0,61	611	4,74
	1950	1261416	2056	16,30	1447	11,47	6061	48,05	1806	14,32	397	3,15	89	0,71	486	3,86
	1951	1254677	2152	17,15	889	7,09	5173	41,23	1566	12,48	344	2,74	67	0,53	411	3,27
Bayern	1949	9340853	13431	14,38	8950	9,58	42278	45,26	9416	10,08	3667	3,93	653	0,70	4320	4,63
	1950	9165888	14485	15,80	8789	9,59	36626	39,96	8469	9,24	3124	3,41	589	0,64	3713	4,05
	1951	9142237	15448	16,90	8247	9,02	34093	37,29	8119	8,88	3042	3,33	504	0,55	3546	3,88

Anmerkung: Die angegebenen Zahlen weisen in einzelnen Fällen geringfügige Differenzen gegenüber den später vom Statistischen Bundesamt Wiesbaden erhaltenen und berichtigten Zahlen auf.

Tabelle VII. *Bestand an Tuberkulosekranken in Hessen (nach Regierungsbezirken) 1951.*
(Aus Mitteilungen des hessischen Statistischen Landesamtes A I e/2/51/4 vom 14. 3. 1952.) Absolut und auf 10000 Einwohner.

Regierungsbezirk	Ia		Ib		Ic		Id		Ia—Id	
	absolut	auf 10000	absolut	auf 10000	absolut	auf 10000	absolut	auf 10000	absolut	auf 10000
Darmstadt	2088	15,3	645	4,7	4487	33,0	1832	13,5	9052	66,5
Kassel	2124	16,8	495	3,9	4019	31,9	1683	13,4	8321	66,0
Wiesbaden	3573	20,2	822	4,7	9261	52,3	2602	14,7	16258	91,9
Hessen	7785	17,7	1962	4,5	17767	40,5	6117	13,9	33631	76,6

Tabelle VIII. *Bestand an Tuberkulosekranken in Niedersachsen 1951 (nach Regierungsbezirken).*
(Die Tuberkulose in Niedersachsen 1951.) Absolut und auf 10000 Einwohner.

Regierungs-Bezirk bzw. Verwaltungsbezirke	Bevölkerung Volkszählung 1950	Ia		Ib		Ia + Ib		Ic		Id		Ia—Id		Sterbefälle aller Formen Ia—Id	
		absolut	auf 10000	absolut	auf 10000	absolut	auf 10000	absolut	auf 10000	absolut	auf 10000	absolut	auf 10000	absolut	auf 10000
Hannover	1385397	3457	25,0	946	6,8	4403	31,8	6907	49,9	1681	12,1	12991	93,8	497	3,9
Hildesheim	1017520	2321	22,8	461	4,5	2782	27,3	6695	65,8	1581	15,5	11058	108,7	364	3,6
Lüneburg	992297	2236	22,5	795	8,0	3031	30,5	4720	47,6	1190	12,0	8941	90,1	413	4,2
Stade	653966	1421	21,7	1196	18,3	2617	40,0	3369	51,5	1266	19,4	7252	110,9	216	3,3
Osnabrück	680658	1534	22,5	868	12,8	2402	35,3	3902	57,3	1183	17,4	7487	110,0	187	2,7
Aurich	385072	797	20,7	513	13,3	1310	34,0	3009	78,1	800	20,8	5119	132,9	154	4,0
Braunschweig	871564	2208	25,3	885	10,2	3093	35,5	4581	52,6	1092	12,5	8766	100,6	359	4,1
Oldenburg	810905	2075	25,6	1026	12,7	3101	38,2	6309	77,7	1538	19,0	10948	135,0	281	3,5
Niedersachsen	6797379	16049 22,1%	23,6	6690 9,2%	9,8	22739 31,3%	33,5	39492 54,5%	58,1	10331 14,2%	15,2	72562 100%	106,7	2471	3,6

Tabelle IX. *Bestand an Tuberkulosekranken in Nordrhein-Westfalen (nach Regierungsbezirken) 1951.*
(Entnommen aus: „Tuberkulose-Statistik“, 4. Vierteljahr 1951, Sozialministerium des Landes Nordrhein-Westfalen II B/6.)
Absolut und auf 10000 Einwohner.

Regierungsbezirk		Tbc. der Atmungsorgane				Tuberkulose anderer Organe							Insgesamt
		Ia	Ib	Ic	Ia—Ic	Knochen u. Gelenke	Drüsen	Haut	Meningitis	Miliar-Tbc.	Sonstige	Id	
Aachen	m	1054	347	2627	4028	265	189	78	13	3	159	707	4735
	w	515	271	2324	3110	275	283	111	8	3	211	891	4001
	zus.	1569	618	4951	7138	540	472	189	21	6	370	1598	8736
	auf 10000	19,7	7,7	62,2	89,6	6,8	6,0	2,4	0,2	0,06	4,6	20,0	109,6
Arnsberg	m	4227	1483	12964	18674	968	692	381	39	7	545	2632	21306
	w	2133	1050	9176	12359	970	913	521	31	6	602	3043	15402
	zus.	6360	2533	22140	31033	1938	1605	902	70	13	1147	5675	36708
	auf 10000	20,4	8,1	70,9	99,4	6,2	5,2	2,9	0,2	0,04	3,7	18,2	117,6
Detmold	m	1992	757	4720	7469	533	240	163	18	7	305	1266	8735
	w	1236	527	4593	6356	419	354	244	21	10	453	1501	7857
	zus.	3228	1284	9313	13825	952	594	407	39	17	758	2767	16592
	auf 10000	21,3	8,5	61,5	91,3	6,3	3,9	2,7	0,2	0,1	5,0	18,2	109,5
Düsseldorf	m	6515	2823	12601	21939	1261	820	380	68	18	776	3323	25262
	w	3566	2043	10486	16095	1370	1094	735	76	17	1150	4442	20537
	zus.	10081	4866	23087	38034	2631	1914	1115	144	35	1926	7765	45799
	auf 10000	22,6	10,9	51,8	85,3	5,9	4,3	2,5	0,3	0,1	4,3	17,4	102,7
Köln	m	2042	1517	5783	9342	439	437	196	30	10	233	1345	10687
	w	1168	1001	5195	7364	418	559	303	34	3	261	1578	8942
	zus.	3210	2518	10978	16706	857	996	499	64	13	494	2923	19629
	auf 10000	18,5	14,5	63,3	96,3	4,9	5,7	2,9	0,4	0,1	2,9	16,9	113,2
Münster.	m	2450	948	7534	10932	683	386	316	28	2	298	1713	12645
	w	1493	726	5750	7969	665	552	525	25	5	442	2214	10183
	zus.	3943	1674	13284	18901	1348	938	841	53	7	740	3927	22828
	auf 10000	20,2	8,6	67,9	96,7	6,9	4,8	4,3	0,3	0,03	3,8	20,1	116,8
Nordrhein-Westfalen insgesamt	m	18280	7875	46229	72384	4149	2764	1514	196	47	2316	10986	83370
	w	10111	5618	37524	53253	4117	3755	2439	195	44	3119	13669	66922
	zus.	28391	13493	83753	125637	8266	6519	3953	391	91	5435	24655	150292
	auf 10000	20,9	9,9	61,7	92,5	6,1	4,8	2,9	0,3	0,1	4,0	18,2	110,7

Tabelle X. *Neuerkrankungen an Tuberkulose in West-Berlin 1951 nach Alter und Geschlecht; absolute Zahlen.*

(Entnommen aus den Länderstatistiken 1951.)

Alter	Geschlecht	Tuberkulose der Atmungsorgane				Tuberkulose anderer Organe						Summe Ia—Id
		Ia	Ib	Ic	Ia—Ic	Knochen u. Gelenke	Drüsen	Haut	Meningitis	Sonstige	Id gesamt	
0—1	m	2	6	33	41	—	—	—	2	—	2	43
	w	4	6	30	40	—	—	—	—	1	1	41
1—5	m	2	23	390	415	5	7	—	3	2	17	432
	w	5	36	335	376	2	3	1	7	5	18	394
5—10	m	4	19	409	432	18	15	1	6	6	46	478
	w	3	14	311	328	10	21	2	1	12	46	374
10—15	m	4	22	172	198	11	18	1	3	21	54	252
	w	9	27	174	210	13	10	4	2	16	45	255
15—25	m	137	196	303	636	19	10	1	2	7	39	675
	w	141	230	329	700	14	13	1	6	37	71	771
25—40	m	251	192	393	836	18	2	4	1	17	42	878
	w	180	259	484	923	19	16	16	—	22	73	996
40—50	m	241	160	256	657	5	6	8	—	11	30	687
	w	89	78	210	377	7	11	10	1	5	34	411
50—60	m	198	138	260	596	9	2	4	1	12	28	624
	w	65	55	169	289	10	4	5	1	7	27	316
über 60	m	182	110	204	496	5	2	2	—	2	11	507
	w	126	44	161	331	15	6	13	—	7	41	372
Zusammen	m	1021	866	2420	4307	90	62	21	18	78	269	4576
	w	622	749	2203	3574	90	84	52	18	112	356	3930

Tabelle XI. *Neuerkrankungen an Tuberkulose in Bremen 1951 nach Alter und Geschlecht; absolute Zahlen.*

(Entnommen aus den Länderstatistiken 1951.)

Alter	Geschlecht	Tuberkulose der Atmungsorgane				Tuberkulose anderer Organe						Summe Ia—Id
		Ia	Ib	Ic	Ia—Ic	Knochen u. Gelenke	Drüsen	Haut	Meningitis	Sonstige	Id gesamt	
0—1	m	—	—	9	9	—	—	—	1	—	1	10
	w	—	—	5	5	1	—	—	1	—	2	7
1—5	m	—	1	92	93	—	—	—	3	2	5	98
	w	—	—	89	89	1	7	—	4	4	16	105
5—10	m	1	—	109	110	1	2	—	1	4	8	118
	w	—	2	95	97	5	6	—	1	2	14	111
10—15	m	1	1	54	56	3	6	2	1	2	14	70
	w	1	2	51	54	4	14	1	1	4	24	78
15—25	m	30	18	90	138	10	7	—	—	9	26	164
	w	20	16	106	142	7	10	3	6	15	41	183
25—45	m	57	28	173	258	13	2	4	1	20	40	298
	w	38	31	174	243	7	12	3	8	33	63	306
45—55	m	26	20	62	108	2	1	1	—	9	13	121
	w	11	4	38	53	4	2	4	—	5	15	68
55—65	m	23	13	51	87	4	—	1	—	5	10	97
	w	10	3	31	44	4	2	1	3	5	15	59
65—75	m	12	6	31	49	2	—	1	—	1	4	53
	w	5	5	20	30	3	4	1	1	1	10	40
über 75	m	5	3	12	20	—	—	—	—	2	2	22
	w	3	1	8	12	1	2	2	—	—	5	17
Zusammen	m	155	90	683	928	35	18	9	7	54	123	1051
	w	88	64	617	769	37	59	15	25	69	205	974

Tabelle XII. *Neuerkrankungen an Tuberkulose in Hamburg 1951 nach Alter und Geschlecht; absolute Zahlen.*

(Entnommen aus den Länderstatistiken 1951.)

Alter	Geschlecht	Tuberkulose der Atmungsorgane				Tuberkulose anderer Organe						Summe Ia - Id
		Ia	Ib	Ic	Ia—Ic	Knochen u. Gelenke	Drüsen	Haut	Meningitis	Sonstige	Id ges.	
0—1	m		—	11	11	—	—	—	1	—	1	12
	w	1	—	12	13	—	—	—	—	—	—	13
1—5	m	—	4	481	485	5	4	—	1	1	11	496
	w	—	3	411	414	7	4	—	2	1	14	428
5—15	m	8	12	687	707	30	13	6	1	4	54	761
	w	6	12	577	595	16	18	7	5	3	49	644
15—25	m	90	53	258	401	25	7	3	—	5	40	441
	w	82	49	341	472	23	13	11	2	12	61	533
25—40	m	164	94	457	715	31	7	3	1	4	46	761
	w	112	63	472	647	35	8	7	—	18	68	715
40—60	m	233	80	478	791	26	2	5	—	9	42	833
	w	56	32	222	310	29	5	23	2	15	74	384
über 60	m	107	34	124	265	8	1	4	—	2	15	280
	w	59	9	71	139	13	2	11	—	3	29	168
Zusammen	m	602	277	2496	3375	125	34	21	4	25	209	3584
	w	316	168	2106	2590	123	50	59	11	52	295	2885

Tabelle XIII. *Neuerkrankungen an Tuberkulose in Hessen 1951 nach Alter und Geschlecht; absolute Zahlen.*

(Entnommen aus den Länderstatistiken 1951.)

Alter	Geschlecht	Tuberkulose der Atmungsorgane				Tuberkulose anderer Organe						Summe Ia-Id
		Ia	Ib	Ic	Ia—Ic	Knochen u. Gelenke	Drüsen	Haut	Meningitis	Sonstige	Id ges.	
0—5	m	3	—	302	305	10	18	1	23	14	66	371
	w	4	—	248	252	13	22	1	23	14	73	325
5—15	m	9	7	378	394	29	60	5	15	25	134	528
	w	4	4	385	403	32	74	4	13	33	156	559
15—25	m	215	60	419	694	43	40	5	16	53	157	851
	w	191	67	406	664	33	51	12	6	73	175	839
25—45	m	401	135	613	149	61	27	15	9	99	211	1360
	w	273	81	567	921	61	53	26	3	122	265	1186
45—65	m	295	95	408	798	52	12	25	3	56	148	946
	w	127	42	196	365	46	28	34	3	47	158	523
über 65	m	131	31	85	247	23	1	4	—	17	45	292
	w	84	15	53	152	32	16	16	—	12	76	228
Zusammen	m	1054	328	2205	3587	218	158	55	66	264	761	4348
	w	693	209	1855	2757	217	244	93	48	301	903	3660

Tabelle XIV. *Neuerkrankungen an Tuberkulose in Nordrhein-Westfalen 1951 nach Alter und Geschlecht; absolute Zahlen.*

(Entnommen aus den Länderstatistiken 1951).

Alter	Geschlecht	Tuberkulose der Atmungsorgane				Tuberkulose anderer Organe						Summe Ia—Id
		Ia	Ib	Ic	Ia—Ic	Knochen u. Gelenke	Drüsen	Haut	Meningitis	Sonstige	Id gesamt	
0—1	m	14	3	94	111	—	1	3	22	11	37	148
	w	4	4	91	99	1	2	2	20	9	34	133
1—5	m	25	20	1290	1335	27	49	9	70	27	182	1517
	w	13	16	1188	1217	21	27	2	64	34	148	1365
5—15	m	45	24	2127	2196	109	193	23	52	48	425	2621
	w	47	40	1917	2004	79	155	18	48	68	368	2372
15—25	m	985	286	1649	2920	161	123	29	43	112	468	3388
	w	790	269	2068	3127	141	191	42	47	224	645	3772
25—45	m	1807	405	2132	4344	158	94	44	27	204	527	4871
	w	1195	358	2230	3783	214	154	86	30	345	829	4612
45—65	m	1535	356	1904	3795	103	28	58	21	109	319	4114
	w	410	136	727	1273	123	70	86	6	97	382	1655
65—75	m	302	63	307	672	41	11	14	1	13	80	752
	w	184	42	159	385	41	13	27	2	16	99	484
über 75	m	77	21	66	164	13	7	5	—	6	31	195
	w	51	8	43	102	22	8	11	1	10	52	154
Zusammen	m	4790	1178	9569	15537	612	506	185	236	530	2069	17606
	w	2694	873	8423	11990	642	620	274	218	803	2557	14547

Tabelle XV. *Neuerkrankungen an Tuberkulose in Schleswig-Holstein 1951 nach Alter und Geschlecht; absolute Zahlen.*

(Entnommen aus den Länderstatistiken 1951).

Alter	Geschlecht	Tuberkulose der Atmungsorgane				Tuberkulose anderer Organe						Summe Ia—Id
		Ia	Ib	Ic	Ia—Ic	Knochen u. Gelenke	Drüsen	Haut	Meningitis	Sonstige	Id ges.	
0—1	m	2	—	26	28	1	1	—	3	—	5	33
	w	2	1	22	25	—	—	1	1	1	3	28
1—5	m	4	2	426	432	6	15	—	12	—	33	465
	w	4	1	351	356	6	17	—	12	6	41	397
5—15	m	12	9	1018	1039	35	72	2	11	16	136	1175
	w	18	10	828	856	26	74	10	16	18	144	1000
15—25	m	177	99	537	813	41	24	3	6	20	94	907
	w	152	76	598	826	35	62	7	7	32	143	969
25—45	m	344	172	715	1231	50	14	15	4	33	116	1347
	w	198	116	885	1199	41	45	21	5	67	179	1378
45—65	m	266	157	596	1019	24	8	14	2	24	72	1091
	w	91	74	363	528	17	31	23	3	23	97	625
65—75	m	72	38	125	235	7	—	3	—	4	14	249
	w	49	31	64	144	12	7	4	—	6	29	173
über 75	m	22	19	34	75	4	1	3	—	2	10	85
	w	15	9	23	47	3	1	6	—	—	10	57
Zusammen	m	899	496	3477	4872	168	135	40	38	99	480	5352
	w	529	318	3134	3981	140	237	72	44	153	646	4627

Tabelle XVI. *Neuerkrankungen an Tuberkulose in Schleswig-Holstein 1951, nach Alter und Geschlecht.* Auf 10000 Einwohner.

Entnommen aus den Länderstatistiken 1951.

Alter	Geschlecht	Tuberkulose der Atmungsorgane				Tuberkulose anderer Organe						Summe Ia—Id
		Ia	Ib	Ic	Ia—Ic	Knochen u. Gelenke	Drüsen	Haut	Meningitis	Sonstige	Id ges.	
0—1	m	1,08	—	14,04	15,12	0,54	0,54	—	1,62	—	2,70	17,82
	w	1,14	0,57	12,53	14,24	—	—	0,57	0,57	0,57	1,71	15,95
1—5	m	0,56	0,28	59,20	60,04	0,83	2,08	—	1,67	—	4,58	64,62
	w	0,59	0,15	51,61	52,35	0,88	2,50	—	1,76	0,88	6,02	58,37
5—15	m	0,52	0,39	43,80	44,71	1,51	3,10	0,09	0,47	0,69	5,86	50,57
	w	0,80	0,45	37,20	38,45	1,17	3,32	0,45	0,72	0,80	6,46	44,91
15—25	m	10,12	5,67	30,70	46,49	2,35	1,37	0,17	0,34	1,14	5,37	51,86
	w	8,66	4,34	34,01	47,01	1,99	3,53	0,40	0,40	1,82	8,14	55,15
25—45	m	12,67	6,34	26,31	45,32	1,84	0,52	0,55	0,15	1,22	4,28	49,60
	w	5,33	3,13	23,81	32,27	1,10	1,21	0,57	0,13	1,80	4,81	37,08
45—65	m	9,82	5,78	21,96	37,56	0,88	0,29	0,52	0,07	0,88	2,64	40,20
	w	2,73	2,22	10,89	15,84	0,51	0,93	0,69	0,09	0,69	2,91	18,75
65—75	m	9,26	4,89	16,09	30,24	0,92	—	0,39	—	0,51	1,82	32,06
	w	5,14	3,25	6,72	15,11	1,26	0,73	0,42	—	0,63	3,04	18,15
über 75	m	5,74	4,96	8,88	19,58	1,04	0,26	0,78	—	0,52	2,60	22,18
	w	3,21	1,92	4,92	10,05	0,64	0,21	1,28	—	—	2,13	12,18
Zusammen	m	7,78	4,29	30,08	42,15	1,45	1,17	0,36	0,33	0,86	4,17	46,32
	w	3,98	2,39	23,56	29,93	1,05	1,78	0,54	0,33	1,15	4,85	34,78

Tabelle XVII. *Neuerkrankungen an Tuberkulose in den Ländern Bayern, Baden, Württemberg-Baden 1951, Kinder und Erwachsene; absolute Zahlen.*

(Entnommen aus den Länderstatistiken 1951).

Alter	Geschlecht	Tuberkulose der Atmungsorgane Ia	Ib	Ic	Tuberkulose anderer Organe: Knochen u. Gelenke	Drüsen	Haut	Meningitis	Sonstige[1]	Id gesamt	Summe Ia—Id
					Bayern						
0—15	m	14	17	2184	95	160	31	60	—	346	2561
	w	30	32	2048	67	163	63	61	—	354	2464
15 bis	m	2514	905	3108	286	153	167	28	—	634	7161
über 75	w	1320	640	2562	298	266	253	31	—	848	5370
Zusammen	m	2528	922	5292	381	313	198	88	—	980	9722
	w	1350	672	4610	365	429	316	92	—	1202	7834

[1] Die Zahlen für „Sonstige“ sind in denjenigen für Hauttuberkulose enthalten.

Alter	Geschlecht	Ia	Ib	Ic	Knochen u. Gelenke	Drüsen	Haut	Meningitis	Sonstige	Id gesamt	Summe Ia—Id
					Baden						
0—15	m, w	5	5	598	27	80	—	22	17	146	754
15 bis	m	375	94	530	60	29	5	8	58	160	1159
über 75	w	217	71	547	57	49	15	10	75	206	1041
Zusammen	m, w	597	170	1675	144	158	20	40	150	512	2954

Für Baden: Knochen und Gelenke: (außer Wirbelsäule) — Drüsen: Tbc. des Lymphsystems — Haut: Tbc. des Unterhautzellgewebes — Meningitis: Tbc. der Hirnhäute und des Zentralnervensystems.

Alter	Geschlecht	Ia	Ib	Ic	Knochen u. Gelenke	Drüsen	Haut	Meningitis	Sonstige	Id gesamt	Summe Ia—Id
					Württemberg-Baden						
	m	(12)	(6)	(1314)						(175)	(1507)
		27	9	1815						250	2101
0—15	w	(14)	(3)	(1140)						(153)	(1310)
		36	18	1593						214	1861
15 bis	m	(1013)	(388)	(2020)						(432)	(3853)
über 75		2160	1433	4039						591	8223
	w	(486)	(243)	(1746)						(652)	(3127)
		1149	883	3413						848	6293
Zusammen		(1025)	(394)	(3334)						(607)	(5360)
	m	2187	1442	5854						841	10324
		(500)	(246)	(2886)						(805)	(4437)
	w	1185	901	5006						1062	8154

(Die in Klammern aufgeführten Zahlen sind reine Neuzugänge, ohne Zugänge aus anderen Gruppen; Gebiet: Nordwürttemberg und Nordbaden.)

Tabelle XVIII. *Sterbefälle an extrapulmonaler Tuberkulose in Bayern 1946—1951* (festgestellt an Hand der standesamtlichen Sterbezählkarten).

Art der Tuberkulose	1946[1]	1947[2]	1948[2]	1949[2]	1950[2]	1951[3]
Tuberkulose der Hirnhäute und ZNS:						
a) Hirnhäute	260	260	235	182	178	163
b) andere Sitze	3	3	3	2	1	3
Tuberkulose des Darmes und Bauchfells:						
a) des Darmes	55	56	48	35	21	27
b) andere Sitze	57	51	66	46	36	26
Tuberkulose der Wirbelsäule	86	65	65	76	69	45
Tuberkulose der Knochen und Gelenke	163	143	160	118	111	81
Tuberkulose der Haut und Unterhautzellgewebe	22	24	25	14	14	16
Tuberkulose des Lymphsystems	48	32	30	24	21	21
Tuberkulose der Harn- und Geschlechtsorgane	36	43	41	44	54	31
Tuberkulose anderer Organe:						
a) ADDISONsche Krankheit	1	2	3	11	—	4
b) sonstige Organe	3	6	6	3	3	1
Ausgesäte Tuberkulose	143	132	111	108	81	86
	877	817	793	663	589	504

[1] Die Tuberkulose in Bayern, Heft 159, Tab. 24 (1946).
[2] Die Tuberkulose in Bayern, Heft 176, Tab. 27 (1947—1950).
[3] Die Tuberkulose in Bayern, Heft 178, Tab. 29 (1951).

Tabelle XIX. *Allgemeine Sterblichkeit und Sterblichkeit an Tuberkulose*

Nach Alter und Geschlecht.

	Todesursache		insgesamt	0—1	1—5	5—10	10—15	15—20	20—25	25—30
										Land
13	Tuberkulose der	m	528	4	5	1	2	10	32	45
	Atmungsorgane . .	w	281	2	5	2	5	15	22	24
14—22	Tuberkulose	m	89	4	17	12	6	10	3	1
	anderer Organe . .	w	100	6	21	7	3	11	8	3
1—200	Alle Todesursachen	m	12670	1184	195	89	107	139	134	163
	zusammen.	w	12035	880	153	66	58	93	118	145
										Land
13	Tuberkulose der	m	387	—	2	1	1	5	11	21
	Atmungsorgane . .	w	191	1	—	2	3	3	13	18
14—22	Tuberkulose	m	23	2	3	2	3	4	1	—
	anderer Organe . .	w	28	1	4	3	1	2	4	5
1—200	Alle Todesursachen	m	8515	440	61	48	50	58	75	99
	zusammen.	w	8152	322	48	27	30	35	68	80
										Land
13	Tuberkulose der	m	1318	10	12	3	5	23	90	98
	Atmungsorgane . .	w	804	7	5	10	13	42	72	99
14—22	Tuberkulose	m	264	21	45	20	11	20	17	17
	anderer Organe . .	w	247	13	46	13	3	22	19	13
1—200	Alle Todesursachen	m	32842	3338	488	244	236	336	519	450
	zusammen.	w	32600	2414	405	181	171	221	332	470
										Land
13	Tuberkulose der	m	3227	25	42	13	12	36	180	212
	Atmungsorgane . .	w	1612	21	36	18	26	64	169	194
14—22	Tuberkulose	m	441	13	70	29	26	33	34	31
	anderer Organe . .	w	453	13	59	26	13	40	41	35
1—200	Alle Todesursachen	m	70991	7198	974	518	460	765	1124	1006
	zusammen.	w	65645	5431	815	359	293	405	648	829
										Land
13	Tuberkulose der	m	115	—	—	—	—	2	5	4
	Atmungsorgane . .	w	77	—	2	—	—	2	6	7
14—22	Tuberkulose	m	25	—	5	1	—	2	5	—
	anderer Organe . .	w	22	1	2	2	—	—	1	1
1—200	Alle Todesursachen	m	2818	168	31	19	24	28	35	35
	zusammen.	w	2653	147	24	11	5	12	23	30
										Land
13	Tuberkulose der	m	736	1	2	2	—	11	37	53
	Atmungsorgane . .	w	455	—	5	—	2	15	42	35
14—22	Tuberkulose	m	128	—	20	3	6	10	15	5
	anderer Organe . .	w	128	6	12	8	11	8	10	6
1—200	Alle Todesursachen	m	22761	1865	280	132	139	204	284	255
	zusammen.	w	22869	1382	234	89	83	118	198	255
										Land
13	Tuberkulose der	m	1973	10	12	6	4	25	73	102
	Atmungsorgane . .	w	1151	9	8	3	7	26	78	93
14—22	Tuberkulose	m	274	14	40	16	10	13	11	12
	anderer Organe . .	w	315	13	34	12	14	17	15	11
1—200	Alle Todesursachen	m	49469	5576	780	333	295	429	613	648
	zusammen.	w	49504	4072	606	215	237	272	449	559

in der Bundesrepublik Deutschland, den Ländern und West-Berlin 1950.

Absolute Zahlen.

30—35	35—40	40—45	45—50	50—55	55—60	60—65	65—70	70—75	75—80	80—85	85 u. m.	unbek.
Schleswig-Holstein												
17	34	55	50	48	60	41	41	42	28	10	3	—
28	23	16	15	19	18	27	18	27	8	7	—	—
7	5	3	4	4	4	4	3	1	—	1	—	—
2	3	1	3	4	6	3	5	6	5	3	—	—
131	207	354	539	649	793	1081	1339	1667	1720	1335	844	—
134	232	319	406	559	679	926	1232	1670	1769	1494	1102	—
Hamburg												
14	25	32	45	45	37	44	47	33	20	3	1	—
12	8	18	17	9	15	14	13	25	14	4	2	—
—	1	—	1	—	2	—	3	1	—	—	—	—
1	—	1	2	1	—	1	1	1	—	—	—	—
80	156	253	370	538	701	945	1187	1247	1123	733	349	2
62	150	211	294	398	585	770	956	1264	1248	988	615	1
Niedersachsen												
59	92	107	147	146	128	109	111	105	53	15	5	—
38	77	58	42	55	53	71	54	56	34	14	4	—
6	11	23	12	13	5	12	16	11	2	2	—	—
8	6	9	8	11	18	11	16	18	8	4	1	—
342	656	933	1359	1817	1996	2616	3362	4430	4388	3322	2009	1
333	678	828	1105	1493	1787	2547	3474	4681	4898	3828	2754	—
Nordrhein-Westfalen												
127	181	286	406	403	337	313	270	236	112	32	4	—
93	144	100	110	99	80	98	122	142	62	29	5	—
13	19	24	28	33	14	27	16	12	15	4	—	—
25	17	22	29	15	24	19	23	20	14	13	5	—
742	1397	2244	3562	4494	4877	6203	7808	9821	9022	5812	2938	26
750	1268	1688	2440	3085	4024	5482	7561	9900	9636	6819	4209	3
Bremen												
8	8	8	14	10	9	17	10	12	3	4	1	—
5	4	7	6	2	4	8	5	12	6	1	—	—
1	2	1	1	1	—	—	3	1	2	—	—	—
—	1	1	2	4	1	3	—	1	1	1	—	—
38	49	90	129	163	202	273	385	418	368	261	102	—
19	43	83	95	124	169	241	305	431	423	286	182	—
Hessen												
27	44	58	91	82	75	85	69	53	34	80 und	12	—
31	31	42	33	27	37	33	47	51	20	mehr:	4	—
4	8	8	7	12	6	5	9	5	3		2	—
7	7	1	6	3	1	10	11	8	8		5	—
232	391	592	934	1206	1369	1799	2639	3561	3363		3516	—
241	400	580	756	1002	1391	1908	2729	3660	3601		4242	—
Bayern												
91	119	147	213	260	238	210	193	165	86	18	1	—
79	98	89	99	99	103	93	111	81	41	34	—	—
6	15	11	22	16	13	13	24	21	7	4	6	—
6	15	15	14	19	14	21	26	36	20	11	2	—
475	913	1339	2063	2718	3216	4028	5494	7045	6769	80 und	6717	18
515	906	1198	1718	2252	2891	3734	5762	7753	7591	mehr:	8770	4

Tabelle XIX.

	Todesursache		insgesamt	0—1	1—5	5—10	10—15	15—20	20—25	25—30
										Land
13	Tuberkulose der	m	605	1	4	2	1	6	30	41
	Atmungsorgane . .	w	315	—	6	1	6	10	16	38
14—22	Tuberkulose	m	103	1	12	13	8	12	6	3
	anderer Organe . .	w	130	6	19	7	10	12	8	11
1—200	Alle Todesursachen	m	16145	1721	206	103	118	187	210	215
	zusammen.	w	15813	1229	175	87	97	98	131	228
										Land
13	Tuberkulose der	m	205	2	1	1	—	2	8	11
	Atmungsorgane . .	w	149	1	1	1	—	9	11	17
14—22	Tuberkulose	m	48	1	7	1	6	4	2	2
	anderer Organe . .	w	63	4	5	2	2	2	5	5
1—200	Alle Todesursachen	m	7219	726	91	50	56	68	108	77
	zusammen.	w	7346	513	84	44	27	56	61	84
										Land
13	Tuberkulose der	m	734	1	4	2	2	3	41	46
	Atmungsorgane . .	w	424	—	6	4	1	9	33	51
14—22	Tuberkulose	m	95	7	6	7	4	8	4	9
	anderer Organe . .	w	137	3	12	5	5	17	10	5
1—200	Alle Todesursachen	m	20141	1801	247	123	110	169	302	254
	zusammen.	w	19979	1293	190	82	91	128	183	241
										Land
13	Tuberkulose der	m	172	—	1	1	—	2	8	18
	Atmungsorgane . .	w	130	—	1	—	2	5	4	12
14—22	Tuberkulose	m	48	1	4	2	3	4	3	6
	anderer Organe . .	w	45	1	1	2	1	2	4	2
1—200	Alle Todesursachen	m	6175	657	82	31	43	46	91	84
	zusammen.	w	6493	467	65	35	25	32	45	63
										West-
13	Tuberkulose der	m	669	—	3	2	—	10	16	24
	Atmungsorgane . .	w	336	2	3	4	1	11	14	25
14—22	Tuberkulose	m	54	7	4	5	3	3	3	2
	anderer Organe . .	w	69	1	14	5	2	3	5	1
1—200	Alle Todesursachen	m	12101	707	66	51	57	82	91	81
	zusammen.	w	14119	518	78	44	29	47	87	108
										Bundesrepublik
13	Tuberkulose der	m	10009	54	85	32	27	125	515	652
	Atmungsorgane . .	w	5591	41	75	41	65	200	467	588
14—22	Tuberkulose	m	1538	64	229	106	83	120	101	86
	anderer Organe . .	w	1668	67	215	87	63	133	125	97
1—200	Alle Todesursachen	m	250059	24711	3438	1693	1640	2433	3498	3292
	zusammen.	w	243357	18166	2804	1197	1118	1470	2257	2986

Die Zahlen für das Bundesgebiet stellen die endgültigen Werte dar; sie weichen vereinzelt

Quelle für die Zahlen des Bundesgebietes: „Statistik der Bundesrepublik Deutschland“,

Quelle für die Zahlen der Länder: Angaben der Statistischen Landesämter.

(Fortsetzung.)

30—35	35—40	40—45	45—50	50—55	55—60	60—65	65—70	70—75	75—80	80—85	85 u. m.	unbek.
Rheinland-Pfalz												
15	36	55	64	69	68	69	74	48	15	4	3	—
14	18	20	17	19	30	28	33	34	20	3	2	—
3	6	3	5	8	3	8	8	2	2	—	—	—
3	7	10	5	3	4	5	9	4	5	1	1	—
140	311	456	697	844	992	1361	1860	2284	2174	1511	755	—
127	277	410	538	750	958	1245	1838	2490	2410	1719	1006	—
Baden												
14	10	20	17	26	19	17	27	18	7	4	1	—
13	12	9	14	10	9	9	8	15	8	2	—	—
1	3	1	3	3	3	1	2	3	4	1	—	—
2	7	2	6	1	2	5	4	4	4	1	—	—
70	116	191	276	320	419	598	828	1156	1086	644	335	4
77	131	172	225	305	412	589	890	1195	1170	832	475	4
Württemberg-Baden												
33	43	71	87	75	78	72	79	51	35	11	—	—
20	34	28	33	28	31	36	35	49	15	11	—	—
6	6	4	3	7	6	4	6	4	3	1	—	—
2	3	8	6	7	7	3	12	12	14	4	2	—
186	394	581	875	1084	1253	1646	2438	3060	2883	1903	831	1
191	362	503	706	834	1131	1656	2292	3325	3139	2298	1334	—
Württemberg-Hohenzollern												
8	9	13	13	17	14	19	29	14	5	1	—	—
9	12	5	10	9	6	18	14	12	6	3	2	—
4	3	1	4	1	4	2	3	1	1	1	—	—
5	2	2	4	3	6	4	2	2	—	2	—	—
50	116	173	234	272	318	473	657	946	971		931	—
85	115	143	204	272	366	461	780	1064	1096		1175	—
Berlin												
				50—60		60—70		70—80				
20	36	67	69	181		161		71		80 und	9	—
20	27	29	32	51		63		46		mehr:	8	—
2	3	1	4	6		11		—			—	—
2	2	2	4	7		11		9			1	—
85	205	376	609	1947		3526		3256			953	9
115	252	429	572	1825		3335		4518			2157	5
Deutschland												
413	603	852	1148	1182	1063	997	952	777	398	80 und	134	—
342	461	392	396	377	386	435	460	504	234	mehr:	127	—
51	79	79	90	98	60	76	93	62	39		22	—
61	68	72	85	71	83	85	109	112	79		56	—
2488	4710	7214	11047	14119	16149	21047	28029	35676	33927		34896	52
2539	4564	6135	8494	11087	14405	19577	27856	37480	37029		44181	12

geringfügig von der Summe der Länderzahlen ab.

Bd. 61, „Gesundheitswesen, statistische Ergebnisse 1946—1950“.

Tabelle XX. *Allgemeine Sterblichkeit und Sterblichkeit an Tuberkulose*

Nach Alter und Geschlecht.

	Todesursache		insges.	0—1	1—5	5—10	10—15	15—20	20—25	25—30
										Land
	Tuberkulose der	m	4,36	2,00	0,65	0,09	0,15	0,10	3,98	6,24
13	Atmungsorgane. .	w	2,03	1,05	0,69	0,19	0,38	0,16	2,49	2,38
		z	*3,12*	*1,53*	*0,67*	*0,14*	*0,26*	*0,13*	*3,20*	*3,99*
	Tuberkulose	m	0,74	2,00	2,26	1,06	0,44	0,10	0,37	0,14
14—22	anderer Organe . .	w	0,72	3,15	2,91	0,65	0,23	0,11	0,91	0,30
		z	*0,74*	*2,56*	*2,56*	*0,86*	*0,34*	*0,11*	*0,65*	*0,23*
	Tuberkulose	m	5,10	4,00	2,92	1,15	0,60	0,20	4,35	6,38
13—22	insgesamt	w	2,75	4,20	3,60	0,84	0,61	0,28	3,40	2,68
		z	*3,85*	*4,09*	*3,23*	*1,00*	*0,60*	*0,24*	*3,85*	*4,21*
	Alle Todesursachen	m	104,67	591,20	25,57	7,88	7,81	14,08	16,65	22,57
1—200	zusammen	w	86,95	462,01	21,17	6,12	4,42	9,86	13,37	14,36
		z	*95,21*	*528,23*	*23,43*	*7,02*	*6,15*	*12,02*	*14,93*	*17,78*
										Land
	Tuberkulose der	m	5,15	—	0,54	0,18	0,17	1,10	2,20	4,39
13	Atmungsorgane. .	w	2,24	1,25	—	0,38	0,52	0,66	2,48	2,89
		z	*3,60*	*0,61*	*0,28*	*0,27*	*0,34*	*0,88*	*2,34*	*3,55*
	Tuberkulose	m	0,31	2,37	0,81	0,36	0,51	0,88	0,20	—
14—22	anderer Organe . .	w	0,33	1,25	1,14	0,57	0,18	0,44	0,76	0,80
		z	*0,32*	*1,82*	*0,98*	*0,46*	*0,34*	*0,66*	*0,49*	*0,45*
	Tuberkulose	m	5,45	2,37	1,35	0,54	0,67	1,98	2,40	4,39
13—22	insgesamt	w	2,57	2,50	1,14	0,94	0,70	1,10	3,24	3,69
		z	*3,92*	*2,43*	*1,25*	*0,73*	*0,68*	*1,54*	*2,83*	*4,00*
	Alle Todesursachen	m	113,18	520,03	16,45	8,56	8,43	12,78	15,01	20,70
1—200	zusammen	w	95,54	401,80	13,72	5,07	5,22	7,75	12,97	12,84
		z	*103,80*	*462,52*	*15,13*	*6,86*	*6,85*	*10,27*	*13,97*	*16,25*
										Land
	Tuberkulose der	m	4,11	1,75	0,59	0,11	0,15	0,88	3,62	4,64
13	Atmungsorgane. .	w	2,24	1,31	0,26	0,37	0,40	1,67	2,84	3,50
		z	*3,13*	*1,54*	*0,43*	*0,24*	*0,27*	*1,27*	*3,23*	*3,99*
	Tuberkulose	m	0,82	3,68	2,22	0,71	0,32	0,76	0,68	0,81
14—22	anderer Organe . .	w	0,69	2,43	2,40	0,48	0,09	0,88	0,75	0,45
		z	*0,75*	*3,08*	*2,31*	*0,60*	*0,21*	*0,82*	*0,72*	*0,61*
	Tuberkulose	m	4,93	5,43	2,81	0,82	0,47	1,64	4,30	5,45
13—22	insgesamt	w	2,93	3,74	2,66	0,85	0,49	2,56	3,59	3,95
		z	*3,87*	*4,61*	*2,74*	*0,84*	*0,48*	*2,09*	*3,95*	*4,60*
	Alle Todesursachen	m	102,55	584,60	24,17	8,66	6,98	12,84	20,87	21,29
1—200	zusammen	w	90,68	451,98	21,11	6,72	5,28	8,86	13,11	16,62
		z	*96,27*	*520,50*	*22,67*	*7,71*	*6,15*	*10,90*	*16,99*	*18,62*
										Land
	Tuberkulose der	m	5,16	2,55	1,19	0,27	0,21	0,73	3,41	4,83
13	Atmungsoergane .	w	2,32	2,27	1,07	0,39	0,46	1,36	3,32	3,42
		z	*3,67*	*2,40*	*1,13*	*0,32*	*0,33*	*1,04*	*3,37*	*4,05*
	Tuberkulose	m	0,70	1,32	1,97	0,60	0,45	0,67	0,64	0,71
14—22	anderer Organe . .	w	0,65	1,39	1,76	0,56	0,23	0,85	0,81	0,62
		z	*0,68*	*1,36*	*1,87*	*0,58*	*0,34*	*0,76*	*0,72*	*0,66*
	Tuberkulose . . .	m	5,86	3,87	3,16	0,86	0,65	1,40	4,05	5,54
13—22	insgesamt	w	2,97	3,65	2,83	0,95	0,70	2,21	4,13	4,07
		z	*4,34*	*3,76*	*3,00*	*0,90*	*0,67*	*1,80*	*4,09*	*4,71*
	Alle Todesursachen	m	113,49	733,25	27,51	10,65	7,89	15,49	21,25	22,90
1—200	zusammen	w	94,57	581,67	24,27	7,70	5,23	8,61	12,72	14,71
		z	*103,54*	*659,36*	*25,93*	*9,21*	*6,59*	*12,13*	*17,07*	*18,30*

[1] Relativ-Zahlen, errechnet nach Angaben der Länder über Bevölkerung und Sterblichkeit; Bayern Tab. XXIV und XXVI).

in der Bundesrepublik Deutschland, den Ländern und West-Berlin 1950.

Relativ-Zahlen auf 10000 Einwohner[1].

30—35	35—40	40—45	45—50	50—55	55—60	60—65	65—70	70—75	75—80	80—85	85 u. m.
Schleswig-Holstein											
3,22	4,20	6,14	5,65	6,54	10,11	7,74	9,47	11,95	12,51	80 und	9,07
3,72	2,10	1,45	1,51	2,09	2,29	4,07	3,38	6,45	3,06	mehr:	3,78
3,51	*2,99*	*3,55*	*3,46*	*4,07*	*5,65*	*5,69*	*6,12*	*8,99*	*7,40*		*6,09*
1,32	0,62	0,33	0,45	0,55	0,68	0,76	0,69	0,29	—		0,69
0,27	0,27	0,09	0,30	0,44	0,76	0,45	0,94	1,43	1,91		1,62
0,70	*0,42*	*0,20*	*0,37*	*0,49*	*0,72*	*0,59*	*0,81*	*0,91*	*1,03*		*1,22*
4,54	4,82	6,47	6,11	7,09	10,78	8,50	10,16	12,24	12,51		9,76
3,99	2,37	1,54	1,81	2,53	3,05	4,52	4,33	7,89	4,97		5,40
4,22	*3,41*	*3,75*	*3,83*	*4,56*	*6,37*	*6,28*	*6,93*	*9,90*	*8,44*		*7,30*
24,76	25,54	30,52	60,93	88,39	133,63	204,01	309,22	474,33	768,75		1519,63
17,82	21,13	28,89	40,94	61,38	86,32	139,71	231,70	399,82	675,91		1400,97
20,68	*23,00*	*33,65*	*50,36*	*73,44*	*106,66*	*168,27*	*266,49*	*433,87*	*718,58*		*1452,74*
Hamburg											
3,86	4,52	4,96	6,68	7,98	7,93	10,23	13,81	13,55	15,26	80 und	5,54
2,58	1,19	2,38	2,36	1,29	2,43	2,79	3,36	8,53	8,17	mehr:	5,12
3,14	*2,71*	*3,57*	*4,44*	*4,29*	*4,78*	*6,23*	*8,25*	*10,81*	*11,25*		*5,31*
—	0,18	—	0,15	—	0,43	—	0,88	0,41	—		—
0,21	—	0,13	0,28	0,14	—	0,20	0,26	0,34	—		—
0,12	*0,08*	*0,07*	*0,21*	*0,08*	*0,18*	*0,11*	*0,55*	*0,37*	—		—
3,86	4,70	4,96	6,83	7,98	8,35	10,23	14,69	13,97	15,26		5,54
2,79	1,19	2,51	2,63	1,44	2,43	2,99	3,62	8,87	8,17		5,12
3,26	*2,79*	*3,64*	*4,66*	*4,37*	*4,96*	*6,33*	*8,80*	*11,18*	*11,25*		*5,31*
22,07	28,23	39,21	54,89	95,37	150,05	219,73	348,79	512,39	857,05		1497,99
13,32	22,34	27,88	40,78	57,22	94,94	153,34	246,94	413,31	728,67		1368,33
17,15	*25,00*	*33,10*	*47,60*	*74,31*	*118,05*	*183,97*	*294,59*	*468,09*	*784,32*		*1425,31*
Niedersachsen											
4,03	4,12	4,42	6,12	7,47	8,54	8,50	10,64	12,26	9,94	6,16	5,82
1,91	2,66	2,02	1,63	2,36	2,69	4,26	4,12	5,41	5,46	4,64	3,24
2,81	*3,30*	*3,12*	*3,80*	*4,69*	*5,21*	*6,10*	*7,00*	*8,52*	*7,54*	*5,32*	*4,31*
0,41	0,49	0,95	0,50	0,66	0,33	0,94	1,53	1,28	0,37	0,82	—
0,40	0,21	0,31	0,31	0,47	0,91	0,66	1,22	1,74	1,28	1,32	0,81
0,40	*0,33*	*0,61*	*0,40*	*0,56*	*0,66*	*0,78*	*1,36*	*1,54*	*0,87*	*1,10*	*0,48*
4,44	4,61	5,37	6,62	8,13	8,88	9,44	12,17	13,55	10,31	6,98	5,82
2,31	2,87	2,33	1,94	2,83	3,60	4,92	5,33	7,16	6,75	5,96	4,05
3,21	*3,63*	*3,73*	*4,20*	*5,24*	*5,87*	*6,89*	*8,36*	*10,05*	*8,41*	*6,42*	*4,77*
23,37	29,37	38,54	56,54	92,92	133,25	204,02	310,16	517,36	822,76	1365,00	2338,49
16,69	23,41	28,83	42,84	63,96	90,60	152,86	264,71	452,84	786,80	1268,56	2231,40
19,52	*26,00*	*33,27*	*49,45*	*77,16*	*109,01*	*175,11*	*290,26*	*482,08*	*803,39*	*1311,61*	*2275,35*
Nordrhein-Westfalen											
4,19	4,15	5,74	7,84	9,84	11,11	11,75	12,35	13,84	11,61	80 und	7,11
2,34	2,54	1,67	2,01	2,09	2,00	2,96	4,74	7,30	5,61	mehr:	5,12
3,14	*3,25*	*3,52*	*4,86*	*5,67*	*5,94*	*6,88*	*8,24*	*10,35*	*8,41*		*5,99*
0,43	0,44	0,48	0,54	0,80	0,46	1,01	0,73	0,71	1,55		0,79
0,63	0,30	0,37	0,53	0,32	0,60	0,57	0,90	1,03	1,27		2,71
0,54	*0,36*	*0,42*	*0,54*	*0,54*	*0,54*	*0,77*	*0,82*	*0,88*	*1,40*		*1,87*
4,62	4,59	6,21	8,39	10,64	11,57	12,79	13,10	14,55	13,18		7,91
2,97	2,84	2,04	2,54	2,41	2,61	3,54	5,64	8,34	6,88		7,83
3,69	*3,61*	*3,94*	*5,39*	*6,22*	*6,49*	*7,66*	*9,06*	*11,22*	*9,81*		*7,86*
24,45	32,05	45,03	68,77	109,54	160,81	232,69	357,31	576,09	935,07		1734,59
18,89	22,34	28,61	44,65	64,97	100,98	165,73	293,73	509,06	873,33		1660,27
21,30	*26,56*	*35,83*	*56,39*	*85,63*	*126,84*	*195,61*	*322,92*	*540,37*	*902,13*		*1692,40*

diese weichen z. T. geringfügig von den a. a. O. wiedergegebenen Zahlen ab (Niedersachsen und

Tabelle XX. (Fortsetzung.) *Allgemeine Sterblichkeit und Sterblichkeit an Tuberkulose*

	Todesursache		insges.	0—1	1—5	5—10	10—15	15—20	20—25	25—30
										Land
	Tuberkulose der	m	4,34	—	—	—	—	1,18	2,68	2,24
13	Atmungsorgane. .	w	2,63	—	1,38	—	—	1,16	3,09	3,05
		z	*3,44*	—	*0,68*	—	—	*1,17*	*2,89*	*2,70*
	Tuberkulose	m	0,94	—	3,30	0,47	—	1,18	2,68	—
14—22	anderer Organe . .	w	0,75	0,30	1,38	1,00	—	—	0,51	0,44
		z	*0,84*	*0,14*	*2,37*	*0,73*	—	*0,58*	*1,57*	*0,24*
	Tuberkulose	m	5,27	—	3,30	0,47	—	2,35	5,36	2,24
13—22	insgesamt	w	3,38	0,30	2,77	1,00	—	1,16	3,60	3,48
		z	*4,28*	*0,14*	*3,05*	*0,73*	—	*1,75*	*4,46*	*2,94*
	Alle Todesursachen	m	106,21	448,72	20,44	9,03	10,85	16,45	18,74	19,60
1—200	zusammen	w	90,46	427,82	16,64	5,54	2,32	6,96	11,84	13,07
		z	*97,94*	*438,72*	*18,59*	*7,33*	*6,64*	*11,67*	*15,23*	*15,93*
										Land
	Tuberkulose der	m	3,63	0,29	0,16	0,13	—	0,74	2,35	3,70
13	Atmungsorgane. .	w	1,98	—	0,43	—	0,11	1,04	2,61	1,87
		z	*2,76*	*0,15*	*0,29*	*0,06*	*0,06*	*0,89*	*2,48*	*2,67*
	Tuberkulose	m	0,63	—	1,63	0,19	0,32	0,67	0,95	0,35
14—22	anderer Organe . .	w	0,56	1,86	1,03	0,53	0,62	0,56	0,62	0,32
		z	*0,59*	*0,90*	*1,34*	*0,37*	*0,47*	*0,61*	*0,79*	*0,33*
	Tuberkulose	m	4,26	0,29	1,79	0,32	0,32	1,41	3,30	4,05
13—22	insgesamt	w	2,54	1,86	1,46	0,53	0,73	1,60	3,24	2,19
		z	*3,35*	*1,05*	*1,63*	*0,42*	*0,52*	*1,50*	*3,27*	*3,00*
	Alle Todesursachen	m	112,44	548,98	22,81	8,39	7,51	13,72	18,02	17,80
1—200	zusammen	w	99,45	427,84	20,11	5,92	4,67	8,20	12,32	13,65
		z	*105,53*	*489,93*	*21,50*	*7,18*	*6,12*	*11,00*	*15,14*	*15,45*
										Land
	Tuberkulose der	m	4,66	1,38	0,45	0,17	0,09	0,72	2,19	3,51
13	Atmungsorgane. .	w	2,35	1,33	0,31	0,09	0,17	0.78	2,23	2,33
		z	*3,43*	*1,35*	*0,38*	*0,13*	*0,13*	*0,75*	*2,21*	*2,83*
	Tuberkulose	m	0,65	1,94	1,48	0,46	0,23	0,38	0,33	0,41
14—22	anderer Organe . .	w	0,64	1,92	1,31	0,36	0,34	0,51	0,43	0,28
		z	*0,65*	*1,93*	*1,40*	*0,41*	*0,28*	*0,44*	*0,38*	*0,33*
	Tuberkulose	m	5,31	3,32	1,93	0,63	0,33	1,10	2,52	3,92
13—22	insgesamt	w	3,00	3,24	1,62	0,45	0,51	1,29	2,65	2,61
		z	*4,07*	*3,28*	*1,78*	*0,54*	*0,42*	*1,19*	*2,59*	*3,16*
	Alle Todesursachen	m	116,84	771,88	28,93	9,52	6,89	12,44	18,41	22,30
1—200	zusammen	w	101,19	599,60	23,43	6,39	5,73	8,15	12,81	14,03
		z	*108,45*	*688,40*	*26,23*	*7,98*	*6,32*	*10,33*	*15,54*	*17,52*
										Land
	Tuberkulose der	m	4,32	0,37	0,48	0,18	0,07	0,54	2,61	4,31
13	Atmungsorgane. .	w	1,97	—	0,75	0,09	0,46	0,91	1,34	2,23
		z	*3,30*	*0,18*	*0,62*	*0,14*	*0,25*	*0,69*	*1,96*	*3,50*
	Tuberkulose	m	0,73	0,37	1,45	1,21	0,56	1,03	0,52	0,31
14—22	anderer Organe . .	w	0,81	2,31	2,39	0,67	0,73	1,05	0,66	0,84
		z	*0,78*	*1,31*	*1,92*	*0,94*	*0,64*	*1,04*	*0,59*	*0,62*
	Tuberkulose	m	5,05	0,74	1,93	1,39	0,63	1,57	3,13	4,62
13—22	insgesamt	w	2,78	2,31	3,14	0,76	1,19	1,96	2,00	3,07
		z	*4,08*	*1,49*	*2,54*	*1,08*	*0,89*	*1,73*	*2,55*	*4,12*
	Alle Todesursachen	m	115,24	624,54	24,85	9,51	8,34	16,02	18,21	22,51
	zusammen	w	98,59	471,69	22,06	8,32	7,07	8,58	10,90	17,45
		z	*106,35*	*550,26*	*23,48*	*8,92*	*7,71*	*12,34*	*14,48*	*19,59*
										Land
	Tuberkulose der	m	3,31	1,66	0,26	0,19	—	0,39	1,55	2,71
13	Atmungsorgane. .	w	2,07	0,87	0,28	0,20	—	1,73	2,06	2,94
		z	*2,56*	*1,27*	*0,27*	*0,20*	—	*1,05*	*1,81*	*2,84*
	Tuberkulose	m	0,78	0,83	1,83	0,19	0,90	0,76	0,39	0,49
14—22	anderer Organe . .	w	0,87	0,35	1,38	0,40	0,31	0,39	0,94	0,87
		z	*0,83*	*0,67*	*1,61*	*0,29*	*0,62*	*0,58*	*0,67*	*0,71*

bezogen auf 10000 Lebende jeder Altersklasse im Jahre 1950.

30—35	35—40	40—45	45—50	50—55	55—60	60—65	65—70	70—75	75—80	80—85	85 u. m.
Bremen											
5,90	3,90	3,51	6,25	5,74	6,35	13,04	9,20	14,80	6,58	22,59	20,88
2,97	1,66	2,73	2,61	0,97	2,16	5,20	4,13	12,76	11,16	4,09	—
4,29	*2,69*	*3,10*	*4,41*	*3,15*	*3,98*	*8,80*	*6,52*	*13,70*	*9,06*	*11,85*	*7,00*
0,74	0,97	0,44	0,45	0,57	—	—	2,76	1,23	4,39	—	—
—	0,41	0,39	0,87	1,94	0,54	1,95	—	1,06	1,86	4,09	—
0,33	*0,67*	*0,41*	*0,66*	*1,31*	*0,31*	*1,06*	*1,31*	*1,14*	*3,02*	*2,37*	—
6,64	4,87	3,95	6,70	6,30	6,35	13,04	11,96	16,03	10,97	22,59	20,88
2,97	2,07	3,12	3,48	2,91	2,70	7,15	4,13	13,82	13,02	8,17	—
4,62	*3,37*	*3,52*	*5,07*	*4,46*	*4,29*	*9,86*	*7,83*	*14,84*	*12,08*	*14,22*	*7,00*
28,05	23,90	39,48	57,60	93,47	142,41	209,36	354,22	515,48	807,37	1473,74	2129,44
11,30	17,83	32,38	41,32	60,09	91,12	156,85	251,88	458,29	786,54	1168,78	1917,81
18,78	*20,62*	*35,72*	*49,35*	*75,38*	*113,35*	*180,95*	*300,29*	*484,73*	*796,09*	*1296,82*	*1988,80*
Hessen											
2,78	3,10	3,61	5,64	6,29	7,46	9,63	9,18	8,54	9,17	80 und	5,87
2,40	1,68	2,15	1,85	1,70	2,75	2,91	5,04	6,91	4,59	mehr:	1,54
2,57	*2,29*	*2,81*	*3,64*	*3,78*	*4,77*	*5,86*	*6,89*	*7,66*	*6,70*		*3,45*
0,41	0,56	0,50	0,43	0,92	0,60	0,57	1,20	0,81	0,81		0,98
0,54	0,38	0,05	0,34	0,19	0,07	0,88	1,18	1,08	1,83		1,93
0,49	*0,46*	*0,25*	*0,38*	*0,52*	*0,30*	*0,75*	*1,19*	*0,96*	*1,36*		*1,51*
3,19	3,66	4,11	6,07	7,21	8,06	10,19	10,38	9,35	9,98		6,84
2,95	2,06	2,20	2,19	1,89	2,82	3,79	6,22	7,99	6,42		3,48
3,05	*2,76*	*3,06*	*4,03*	*4,29*	*5,07*	*6,61*	*8,09*	*8,62*	*8,06*		*4,96*
23,84	27,55	36,78	57,91	92,55	136,07	203,79	351,06	573,86	906,86		1718,98
18,68	21,65	29,69	42,26	63,08	103,37	168,18	293,27	495,11	826,54		1637,96
20,90	*24,21*	*32,89*	*49,68*	*76,36*	*117,35*	*183,76*	*319,09*	*531,05*	*863,47*		*1673,71*
Bayern											
4,52	4,00	4,56	6,58	9,83	11,84	12,40	13,36	14,19	12,50	80 und	5,17
2,84	2,44	2,25	2,70	3,03	3,73	4,05	5,93	5,60	4,81	mehr:	6,88
3,54	*3,14*	*3,29*	*4,52*	*6,07*	*7,14*	*7,60*	*9,16*	*9,43*	*8,24*		*6,14*
0,30	0,50	0,34	0,68	0,60	0,65	0,77	1,66	1,81	1,03		2,72
0,22	0,38	0,38	0,38	0,58	0,51	0,92	1,39	2,49	2,35		2,63
0,25	*0,43*	*0,36*	*0,52*	*0,59*	*0,56*	*0,85*	*1,51*	*2,19*	*1,76*		*2,67*
4,82	4,50	4,90	7,26	10,43	12,49	13,17	15,02	16,00	13,53		7,89
3,05	2,88	2,63	3,08	3,61	4,24	4,97	7,31	8,09	7,16		9,50
3,79	*3,57*	*3,65*	*5,04*	*6,66*	*7,70*	*8,45*	*10,67*	*11,62*	*10,00*		*8,81*
23,59	30,66	41,56	63,73	102,72	160,05	237,95	380,41	606,16	983,65	1828,20	
18,50	23,07	30,25	46,87	68,86	104,67	162,82	307,69	536,12	890,71	1772,65	
20,64	*26,34*	*35,32*	*54,77*	*84,00*	*128,00*	*194,73*	*339,35*	*567,33*	*932,23*	*1796,32*	
Rheinland-Pfalz											
2,41	3,86	5,15	5,82	7,82	10,29	12,10	14,72	11,65	6,30	4,12	10,50
1,61	1,44	1,51	1,39	1,77	3,36	3,78	5,38	7,13	7,21	2,46	4,72
1,94	*2,49*	*3,14*	*3,49*	*4,51*	*6,35*	*7,18*	*9,65*	*9,19*	*6,77*	*3,20*	*7,06*
0,48	0,64	0,28	0,45	0,91	0,45	1,39	1,59	0,48	0,84	—	—
0,37	0,56	0,76	0,41	0,28	0,45	0,67	1,47	0,85	1,81	0,82	0,23
0,41	*0,60*	*0,54*	*0,43*	*0,56*	*0,45*	*0,99*	*1,53*	*0,65*	*1,35*	*0,45*	*0,14*
2,89	4,50	5,43	6,27	8,73	10,74	13,49	16,31	12,13	7,14	4,12	10,50
1,98	2,00	2,27	1,80	2,05	3,81	4,45	6,85	7,98	9,02	3,28	4,95
2,35	*3,09*	*3,68*	*3,92*	*5,07*	*6,80*	*8,17*	*11,18*	*9,84*	*8,12*	*3,65*	*7,20*
22,43	33,22	42,59	63,28	95,47	149,97	237,65	368,36	553,84	912,03	1557,70	2689,80
14,51	22,10	30,99	43,98	69,89	107,12	167,25	299,99	520,23	868,46	1405,60	2376,00
17,81	*26,86*	*36,18*	*53,12*	*81,45*	*125,34*	*197,86*	*330,88*	*536,91*	*886,39*	*1472,90*	*2486,70*
Baden											
5,41	2,52	4,37	3,65	6,96	6,76	6,86	11,89	9,94	6,70	9,58	0,78
3,43	2,13	1,51	2,60	2,14	2,31	2,68	2,86	6,88	6,25	3,54	—
4,24	*2,30*	*2,76*	*3,10*	*4,28*	*4,18*	*4,46*	*6,91*	*8,28*	*6,49*	*6,11*	*0,32*
0,39	0,76	0,22	0,64	0,80	1,07	0,96	0,88	1,66	3,82	2,39	—
0,53	1,24	0,34	1,12	0,21	0,51	1,49	1,60	1,83	3,13	1,77	—
0,47	*1,04*	*0,28*	*0,90*	*0,48*	*0,74*	*1,03*	*1,18*	*1,76*	*3,45*	*2,07*	—

Tabelle XX. (Fortsetzung.) *Allgemeine Sterblichkeit und Sterblichkeit an Tuberkulose*

	Todesursache		insges.	0—1	1—5	5—10	10—15	15—20	20—25	25—30
									Land	*Baden*
	Tuberkulose	m	4,08	2,49	2,09	0,39	0,90	1,15	1,94	3,20
13—22	insgesamt	w	2,94	1,21	1,65	0,60	0,31	2,12	3,00	3,81
		z	*3,39*	*1,94*	*1,88*	*0,49*	*0,62*	*1,63*	*2,48*	*3,55*
	Alle Todesursachen	m	116,74	602,24	23,78	9,67	8,43	12,86	20,97	18,94
1—200	zusammen	w	101,95	443,93	23,23	9,11	4,25	10,82	11,47	14,52
		z	*108,80*	*524,76*	*23,51*	*9,28*	*6,38*	*11,85*	*16,14*	*16,34*
										Land
	Tuberkulose der	m	4,04	0,36		0,13	0,11	0,21	2,84	3,65
13	Atmungsorgane. .	w	2,02	0,45		0,28	0,06	0,66	2,22	3,06
		z	*2,96*	*0,40*		*0,23*	*0,09*	*0,43*	*2,52*	*3,31*
	Tuberkulose	m	0,52	0,93		0,47	0,23	0,57	0,28	0,71
14—22	anderer Organe . .	w	0,66	1,13		0,34	0,29	1,24	0,67	0,30
		z	*0,59*	*1,03*		*0,41*	*0,26*	*0,90*	*0,48*	*0,48*
	Tuberkulose	m	4,56	1,29		0,60	0,34	0,78	3,12	4,36
13—22	insgesamt	w	2,69	1,58		0,62	0,35	1,90	2,88	3,35
		z	*3,55*	*1,43*		*0,61*	*0,35*	*1,33*	*3,00*	*3,78*
	Alle Todesursachen	m	110,94	146,90		8,20	6,31	12,00	20,88	20,16
1—200	zusammen	w	95,48	111,54		5,63	5,35	9,33	12,27	14,36
		z	*102,66*	*129,64*		*6,94*	*5,84*	*10,68*	*16,51*	*16,85*
										Land
	Tuberkulose der	m	3,15	—	0,28	0,22	—	0,43	1,81	5,22
13	Atmungsorgane. .	w	2,04	—	0,30	—	0,34	1,10	0,87	2,44
		z	*2,55*	—	*0,29*	*0,11*	*0,17*	*0,76*	*1,34*	*3,58*
	Tuberkulose	m	0,88	1,39	1,14	0,45	0,50	0,85	0,68	1,74
14—22	anderer Organe . .	w	0,71	1,45	0,30	0,46	0,17	0,44	0,87	0,40
		z	*0,79*	*0,71*	*0,73*	*0,46*	*0,34*	*0,65*	*0,78*	*0,96*
	Tuberkulose	m	4,03	1,39	1,42	0,67	0,50	1,28	2,50	6,96
13—22	insgesamt	w	2,75	1,45	0,60	0,46	0,52	1,54	1,74	2,84
		z	*3,34*	*0,71*	*1,02*	*0,57*	*0,51*	*1,41*	*2,12*	*4,54*
	Alle Todesursachen	m	113,19	911,74	23,28	6,95	7,18	9,79	20,64	24,36
1—200	zusammen	w	101,74	680,06	19,28	8,13	4,31	7,03	9,83	12,77
		z	*107,01*	*798,69*	*21,33*	*7,53*	*5,77*	*8,43*	*15,14*	*17,54*
										West-
	Tuberkulose der	m	7,34	—	0,84	0,27	—	1,86	3,21	5,61
13	Atmungsorgane. .	w	2,72	1,98	0,88	0,57	0,14	2,04	2,41	3,64
		z	*4,22*	*0,97*	*0,86*	*0,42*	*0,07*	*1,95*	*2,77*	*4,40*
	Tuberkulose	m	0,59	6,65	1,11	0,69	0,44	0,56	0,60	0,47
14—22	anderer Organe . .	w	0,56	0,99	4,08	0,71	0,27	0,55	0,86	0,15
		z	*0,57*	*3,87*	*2,56*	*0,70*	*0,34*	*0,56*	*0,74*	*0,27*
	Tuberkulose	m	7,93	6,65	1,95	0,96	0,44	2,42	3,80	6,08
13—22	insgesamt	w	3,28	2,97	4,96	1,27	0,41	2,59	3,27	3,78
		z	*4,79*	*4,84*	*3,42*	*1,11*	*0,41*	*2,50*	*3,51*	*4,67*
	Alle Todesursachen	m	132,76	672,50	18,37	6,98	7,68	15,23	18,21	18,89
1—200	zusammen	w	114,93	511,91	22,75	6,23	3,98	8,70	14,96	15,72
		z	*122,13*	*593,74*	*20 51*	*6,12*	*5,85*	*11,98*	*16,46*	*16,94*
										Bundesrepublik
	Tuberkulose der	m	4,48	1,35	0,63	0,17	0,12	0,71	2,92	4,28
13	Atmungsorgane. .	w	2,21	1,10	0,59	0,23	0,31	1,18	2,57	2,88
		z	*3,27*	*1,23*	*0,61*	*0,20*	*0,21*	*0,94*	*2,75*	*3,50*
	Tuberkulose	m	0,69	1,60	1,71	0,57	0,38	0,68	0,58	0,57
14—22	anderer Organe . .	w	0,66	1,80	1,69	0,49	0,30	0,78	0,69	0,48
		z	*0,67*	*1,70*	*1,70*	*0,54*	*0,34*	*0,73*	*0,63*	*0,52*
	Tuberkulose	m	5,17	2,95	2,34	0,74	0,50	1,39	3,50	4,85
13—22	insgesamt	w	2,87	2,90	2,28	0,72	0,61	1,96	3,26	3,36
		z	*3,94*	*2,93*	*2,31*	*0,74*	*0,55*	*1,67*	*3,38*	*4,05*
	Alle Todesursachen	m	111,93	617,31	25,64	9,07	7,51	13,82	19,86	21,63
1—200	zusammen	w	96,06	487,68	22,01	6,69	5,32	8,67	12,44	14,63
		z	*103,45*	*589,94*	*23,80*	*8,09*	*6,39*	*11,24*	*16,08*	*17,70*

Quelle für die Zahlen des Bundesgebietes: „Statistik der Bundesrepublik Deutschland“, *bezogen auf 10 000 Lebende jeder Altersklasse im Jahre 1950.*

30—35	35—40	40—45	45—50	50—55	55—60	60—65	65—70	70—75	75—80	80—85	85 u. m.
(Fortsetzung.)											
5,80	3,28	4,59	4,29	7,76	7,83	7,81	12,77	11,60	10,53	11,97	0,78
3,96	3,37	1,85	3,72	2,35	2,82	4,17	4,46	8,71	9,38	5,31	—
4,71	*3,34*	*3,04*	*4,00*	*4,76*	*4,92*	*5,49*	*8,09*	*10,04*	*9,94*	*8,18*	*0,32*
27,06	29,24	41.70	59,22	85,65	148,99	241,23	364,69	638,32	1038,84	1542,14	2623,34
20,30	23,30	28,94	41,86	65,33	105,92	175,52	318,65	547,81	914,21	1471,26	2513,22
23,04	*25,75*	*34,50*	*49,92*	*74,36*	*124,00*	*203,44*	*339,30*	*588,87*	*970,24*	*1501,37*	*2557,63*
Württemberg-Baden											
3,76	3,26	4,90	6,15	6,66	9,23	9,64	11,87	70 und	10,20		
1,67	1,97	1,58	2,08	2,02	2,64	3,63	4,20	mehr:	6,20		
2,56	*2,52*	*3,07*	*4,00*	*4,09*	*5,39*	*6,22*	*7,60*		*7,96*		
0,69	0,45	0,28	0,21	0,62	0,71	0,53	0,90		0,84		
0,17	0,17	0,45	0,38	0,50	0,60	0,30	1,44		2,64		
0,38	*0,30*	*0,37*	*0,30*	*0,56*	*0,64*	*0,40*	*1,20*		*1,85*		
4,44	3,71	5,18	6,36	7,27	9,93	10,17	12,78		11,04		
1,83	2,14	2,02	2,46	2,52	3,23	3,94	5,64		8,84		
2,94	*2,82*	*3,44*	*4,30*	*4,66*	*6,03*	*6,62*	*8,80*		*9,81*		
21,21	44,93	44,01	60,36	76,57	110,99	194,72	326,25		912,63		
15,92	30,18	29,14	39,72	52,36	81,49	140,78	231,43		834,12		
18,16	*36,41*	*35,59*	*48,99*	*63,75*	*94,72*	*163,33*	*272,21*		*868,66*		
Württemberg-Hohenzollern											
3,29	2,52	3,13	3,18	5,14	5,71	8,86	14,76	8,57	5,03	80 und	1,78
2,44	2,36	0,95	2,15	2,18	1,74	6,11	5,55	6,08	5,07	mehr:	6,79
2,78	*2,42*	*1,91*	*2,63*	*3,50*	*3,39*	*7,27*	*9,59*	*7,21*	*5,06*		*4,61*
1,65	0,84	0,24	0,98	0,30	1,63	0,93	1,52	0,61	1,00		1,78
1,36	0,39	0,38	0,86	0,73	1,74	1,35	0,79	1,01	—		2,71
1,48	*0,58*	*0,32*	*0,91*	*0,54*	*1,70*	*1,18*	*1,11*	*0,83*	*0,46*		*2,31*
4,94	3,36	3,37	4,16	5,44	7,34	9,79	16,29	9,19	6,03		3,55
3,82	2,75	1,33	3,01	2,91	3,48	7,46	6,34	7,09	5,07		9,50
4,26	*3,00*	*2,23*	*3,54*	*4,04*	*5,08*	*8,45*	*10,70*	*8,04*	*5,51*		*6,92*
20,55	32,45	41,67	57,13	82,17	129,77	220,45	334,47	579,23	975,98		1654,29
23,12	22,61	27,25	43,82	65,99	106,10	156,35	309,31	539,01	927,71		1592,78
22,10	*26,67*	*33,62*	*50,06*	*73,20*	*115,93*	*183,35*	*320,33*	*557,22*	*949,78*		*1619,38*
Berlin					50—60		60—70		70—80		80 u. mehr
5,23	5,64	8,11	7,88		13,19		15,06		14,86		13,79
3,28	2,72	2,44	2,81		2,36		3,89		5,86		5,14
4,03	*3,87*	*4,74*	*5,01*		*6,56*		*8,33*		*9,25*		*7,70*
0,52	0,47	0,12	0,46		0,44		1,03		—		—
0,33	0,20	0,17	0,35		0,31		0,68		1,14		0,64
0,40	*0,31*	*0,15*	*0,40*		*0,37*		*0,82*		*0,71*		*0,45*
5,74	6,11	8,23	8,34		13,63		16,08		14,86		13,79
3,60	2,92	2,60	3,16		2,68		4,57		7,00		5,79
4,43	*4,17*	*4,90*	*5,41*		*6,92*		*9,15*		*10,00*		*8,16*
22,16	32,09	45,52	69,59		141,84		329,09		681,00		1460,76
18,83	25,41	35,91	50,20		84,12		205,83		574,76		1388,75
20,11	*28,03*	*39,84*	*58,63*		*106,49*		*254,89*		*614,94*		*1410,05*
Deutschland											80 u. mehr
3,95	3,85	4,87	6,53	8,43	9,88	10,62	12,03	12,38	10,89		6,72
2,42	2,25	1,86	2,06	2,21	2,68	3,62	4,75	6,75	5,39		4,77
3,07	*3,04*	*3,23*	*4,18*	*5,10*	*5,74*	*6,66*	*8,01*	*9,39*	*7,94*		*5,61*
0,49	0,50	0,45	0,51	0,69	0,56	0,81	1,18	0,99	1,06		1,10
0,43	0,33	0,34	0,44	0,42	0,58	0,71	1,12	1,50	1,81		2,10
0,45	*0,41*	*0,39*	*0,48*	*0,54*	*0,57*	*0,76*	*1,14*	*1,26*	*1,46*		*1,65*
4,44	4,35	5,32	7,04	9,12	10,44	11,43	13,21	13,37	11,95		7,82
2,85	2,58	2,20	2,50	2,63	3,26	4,33	5,87	8,25	7,20		6,87
3,52	*3,45*	*3,62*	*4,66*	*5,64*	*6,31*	*7,42*	*9,15*	*10,65*	*9,40*		*7,26*
23,82	30,05	41,26	62,86	100,64	150,17	224,26	354,21	568,36	927,98		1749,17
17,94	22,28	29,09	44,20	65,13	100,04	162,83	287,38	501,87	852,22		1659,07
20,29	*25,73*	*34,62*	*52,94*	*80,49*	*120,95*	*188,88*	*317,04*	*530,08*	*878,28*		*1671,11*

Bd. 61, „Gesundheitswesen, statistische Ergebnisse 1946—1950", Seite 104, 110, 108 u. 114

Tabelle XXI. *Allgemeine Sterblichkeit und Sterblichkeit an Tuberkulose in den Ländern der Bundesrepublik Deutschland und West-Berlin im Jahre 1951, nach Alter und Geschlecht; absolute Zahlen.*

Nach Angaben des Statistischen Bundesamtes Wiesbaden (endgültige Zahlen).

Todesursache		insgesamt	0 bis 1	1 bis 5	5 bis 10	10 bis 15	15 bis 20	20 bis 25	25 bis 30	30 bis 35	35 bis 40	40 bis 45	45 bis 50	50 bis 55	55 bis 60	60 bis 65	65 bis 70	70 bis 75	75 bis 80	80 bis 85	85 und mehr	unbekannt
											Schleswig-Holstein											
Tbc.d.Atmungsorgane	m	534	2	4	2	1	15	26	32	29	40	40	47	55	52	64	46	40	25	12	2	—
	w	273	—	3	3	2	12	28	29	20	31	25	19	18	12	20	15	14	11	10	1	—
Tbc. anderer Organe .	m	86	4	17	12	5	6	6	4	1	4	3	4	4	5	3	2	3	2	1	—	—
	w	72	2	10	7	11	3	3	5	—	2	5	2	1	5	2	—	3	6	4	1	—
Tbc. insgesamt . . .	m	620	6	21	14	6	21	32	36	30	44	43	51	59	57	67	48	43	27	13	2	—
	w	345	2	13	10	13	15	31	34	20	33	30	21	19	17	22	15	17	17	14	2	—
alle Todesursachen	m	13043	1039	176	81	93	128	145	120	115	184	318	500	684	824	1122	1361	1733	1901	1497	1022	—
zusammen	w	12320	723	106	47	55	72	102	123	126	194	319	377	515	647	908	1248	1730	2040	1712	1276	—
											Hamburg											
Tbc.d.Atmungsorgane	m	369	2	1	1	—	2	10	12	12	25	22	42	52	43	55	39	28	13	8	2	—
	w	166	—	—	1	2	8	10	20	8	9	14	13	15	11	11	14	17	4	7	2	—
Tbc. anderer Organe .	m	30	1	4	2	3	4	1	2	—	—	2	—	2	2	2	3	2	—	—	—	—
	w	19	1	2	—	1	2	1	1	1	1	1	—	2	2	1	1	2	—	—	—	—
Tbc. insgesamt . . .	m	399	3	5	3	3	6	11	14	12	25	24	42	54	45	57	42	30	13	8	2	—
	w	185	1	2	1	3	10	11	21	9	10	15	13	17	13	12	15	19	4	7	2	—
alle Todesursachen	m	9123	394	64	26	43	61	76	69	80	128	203	399	596	736	1040	1243	1471	1209	863	422	—
zusammen	w	8775	314	51	18	23	42	43	68	55	115	186	316	422	593	808	1040	1327	1440	1128	786	—
											Niedersachsen											
Tbc.d.Atmungsorgane	m	1268	4	9	4	3	15	71	108	51	91	98	126	171	116	104	110	99	63	21	4	—
	w	781	9	6	6	6	31	69	92	59	55	52	47	45	45	73	71	59	41	13	2	—
Tbc. anderer Organe .	m	207	7	46	20	8	15	20	14	2	12	7	11	6	10	10	5	7	5	2	—	—
	w	215	6	46	8	4	26	21	13	9	3	7	13	9	11	5	8	12	7	3	4	—
Tbc. insgesamt . . .	m	1475	11	55	24	11	30	91	122	53	103	105	137	177	126	114	115	106	68	23	4	—
	w	996	15	52	14	10	57	90	105	68	58	59	60	54	56	78	79	71	48	16	6	—
alle Todesursachen	m	34004	3106	500	188	208	272	454	440	336	546	881	1377	1904	2033	2710	3507	4567	5083	3603	2289	—
zusammen	w	33140	2326	392	112	133	201	330	377	336	525	807	1065	1387	1925	2364	3593	4806	5317	4044	3100	—

Anmerkung: Die Tabellen wurden nach Angaben des Statistischen Bundesamtes Wiesbaden angefertigt. Die angegebenen Zahlen weisen jedoch in einzelnen Fällen geringfügige Differenzen gegenüber den später vom St. B. A. erhaltenen und berichtigten Gesamtzahlen des Bundesgebietes auf.

Tabelle XXI. (Fortsetzung.)

Todesursache		ins-gesamt	0 bis 1	1 bis 5	5 bis 10	10 bis 15	15 bis 20	20 bis 25	25 bis 30	30 bis 35	35 bis 40	40 bis 45	45 bis 50	50 bis 55	55 bis 60	60 bis 65	65 bis 70	70 bis 75	75 bis 80	80 bis 85	85 und mehr	unbe-kannt
												Nordrhein-Westfalen										
Tbc.d.Atmungsorgane	m	3021	17	30	10	10	36	155	195	117	160	251	341	387	359	330	267	207	109	34	6	—
	w	1549	16	36	7	13	59	132	153	121	118	127	99	100	100	119	123	126	67	26	7	—
Tbc. anderer Organe .	m	395	17	60	32	12	42	26	25	12	17	19	18	20	21	10	19	22	15	4	4	—
	w	373	12	47	27	18	36	33	18	18	17	16	13	20	13	12	20	11	28	9	5	—
Tbc. insgesamt . . .	m	3416	34	90	42	22	78	181	220	129	177	270	359	407	380	340	286	229	124	38	10	—
	w	1922	28	83	34	31	95	165	171	139	135	143	112	120	113	131	143	137	95	35	12	—
alle Todesursachen	m	73912	7001	873	411	379	752	1196	998	783	1191	2095	3451	4586	5147	6558	8370	10339	10026	6426	3306	24
zusammen	w	66751	5305	677	313	242	364	580	702	704	1158	1727	2298	3094	3918	5513	7473	10116	10527	7453	4583	4
												Bremen										
Tbc.d.Atmungsorgane	m	115	—	3	—	1	2	1	8	8	6	9	12	12	9	9	10	17	6	1	1	—
	w	70	—	—	1	—	4	5	6	8	4	3	5	1	6	5	7	7	7	1	—	—
Tbc. anderer Organe .	m	19	1	5	1	1	—	—	1	—	3	—	—	—	2	1	2	1	1	—	—	—
	w	16	—	2	—	—	2	1	1	—	—	1	—	—	1	3	1	2	1	1	—	—
Tbc. insgesamt . . .	m	134	1	8	1	2	2	1	9	8	9	9	12	12	11	10	12	18	7	1	1	—
	w	86	—	2	1	—	6	6	7	8	4	4	5	1	7	8	8	9	8	2	—	—
alle Todesursachen	m	2894	160	28	14	10	25	32	34	25	59	98	126	175	217	281	357	451	411	259	132	—
zusammen	w	2866	137	21	8	5	22	19	26	27	48	63	109	151	177	252	331	443	464	326	237	—
												Hessen										
Tbc.d.Atmungsorgane	m	715	2	4	1	2	8	29	51	25	37	41	63	74	91	88	78	56	46	17	2	—
	w	446	1	4	—	4	12	41	39	27	31	42	29	20	24	46	42	45	26	12	1	—
Tbc. anderer Organe .	m	97	4	10	6	3	12	7	7	3	2	5	4	4	6	5	5	3	8	3	—	—
	w	115	2	15	5	6	7	9	3	2	5	6	3	2	4	9	9	13	8	3	4	—
Tbc. insgesamt . . .	m	812	6	14	7	5	20	36	58	28	39	46	67	78	97	93	83	59	54	20	2	—
	w	561	3	19	5	10	19	50	42	29	36	48	32	22	28	55	51	58	34	15	5	—
alle Todesursachen	m	23451	1646	260	107	116	199	266	278	218	317	522	893	1240	1499	1976	2671	3545	3746	2546	1398	8
zusammen	w	23123	1139	184	75	72	97	173	237	211	353	553	718	974	1343	1877	2677	3857	3887	2860	1830	6

Anmerkung: Zahlenangaben des Statistischen Bundesamtes Wiesbaden. Die angegebenen Zahlen weisen jedoch in einzelnen Fällen geringfügige Differenzen gegenüber den später vom St. B. A. erhaltenen und berichtigten Gesamtzahlen des Bundesgebietes auf.

Tabelle XXI. (Fortsetzung.)

Todesursache		ins-gesamt	0 bis 1	1 bis 5	5 bis 10	10 bis 15	15 bis 20	20 bis 25	25 bis 30	30 bis 35	35 bis 40	40 bis 45	45 bis 50	50 bis 55	55 bis 60	60 bis 65	65 bis 70	70 bis 75	75 bis 80	80 bis 85	85 und mehr	unbe-kannt
											Bayern											
Tbc.d.Atmungsorgane	m	1909	6	8	1	3	17	61	107	70	105	174	198	252	249	202	187	175	72	16	6	—
	w	1133	7	9	2	6	29	93	94	79	78	84	89	74	84	113	117	87	68	13	7	—
Tbc. anderer Organe .	m	235	14	35	16	13	11	15	10	6	5	17	16	12	10	12	19	12	8	4	—	—
	w	269	11	31	17	8	13	16	10	12	12	16	13	9	14	17	24	19	16	8	3	—
Tbc. insgesamt . . .	m	2144	20	43	17	16	28	76	117	76	110	191	214	264	259	214	206	187	80	20	6	—
	w	1402	18	40	19	14	42	109	104	91	90	100	102	83	98	130	141	106	84	21	10	—
alle Todesursachen	m	50288	5110	654	302	263	454	665	608	492	808	1388	1973	2955	3378	3971	5616	7005	7282	4987	2366	11
zusammen	w	49362	3732	571	202	174	281	399	475	536	785	1174	1683	2182	2760	3783	5705	7573	8307	5803	3233	4
											Rheinland-Pfalz											
Tbc.d.Atmungsorgane	m	662	2	4	1	5	8	35	40	24	37	50	93	95	57	60	61	56	28	4	2	—
	w	306	1	5	1	4	8	22	32	21	19	20	18	23	23	25	29	30	18	7	—	—
Tbc. anderer Organe .	m	101	3	17	4	3	11	9	6	3	3	6	5	3	5	5	8	5	5	—	—	—
	w	107	3	17	9	4	7	12	7	4	2	5	3	4	9	8	3	5	3	2	—	—
Tbc. insgesamt . . .	m	763	5	21	5	8	19	44	46	27	40	56	98	98	62	65	69	61	33	4	2	—
	w	413	4	22	10	8	15	34	39	25	21	25	21	27	32	33	32	35	21	9	—	—
alle Todesursachen	m	17398	1790	221	80	100	183	249	209	173	276	461	760	994	1046	1343	1866	2593	2598	1627	829	—
zusammen	w	16580	1285	169	73	58	89	142	176	145	234	383	509	742	904	1296	1886	2671	2730	1969	1119	—
											Württemberg-Baden											
Tbc.d.Atmungsorgane	m	698	4	4	2	2	9	22	35	33	47	50	83	80	93	62	79	63	24	5	1	—
	w	409	1	4	—	2	8	36	38	32	32	37	31	29	26	35	32	34	29	2	1	—
Tbc. anderer Organe .	m	93	7	8	—	3	7	7	5	3	8	4	6	6	9	5	6	5	2	2	—	—
	w	143	3	10	3	6	11	11	6	6	9	4	7	10	10	13	11	9	6	6	2	—
Tbc. insgesamt . . .	m	791	11	12	2	5	16	29	40	36	55	54	89	86	82	67	85	68	26	7	1	—
	w	552	4	14	3	8	19	47	44	38	41	41	38	39	36	48	43	43	35	8	3	—
alle Todesursachen	m	20770	1671	220	97	107	181	260	241	185	319	548	884	1137	1376	1714	2514	3182	3180	2043	910	1
zusammen	w	20563	1281	170	62	72	98	159	187	208	302	518	700	917	1181	1629	2404	3283	3455	2477	1460	—

Anmerkung: Zahlenangaben des Statistischen Bundesamtes Wiesbaden. Die angegebenen Zahlen weisen jedoch in einzelnen Fällen geringfügige Differenzen gegenüber den später vom St. B. A. erhaltenen und berichtigten Gesamtzahlen des Bundesgebietes auf.

Tabelle XXI. (Fortsetzung.)

Todesursache		ins-gesamt	0 bis 1	1 bis 5	5 bis 10	10 bis 15	15 bis 20	20 bis 25	25 bis 30	30 bis 35	35 bis 40	40 bis 45	45 bis 50	50 bis 55	55 bis 60	60 bis 65	65 bis 70	70 bis 75	75 bis 80	80 bis 85	85 und mehr	unbe-kannt
Baden																						
Tbc.d.Atmungsorgane	m	230	1	1	—	—	3	8	16	10	9	18	16	27	27	32	21	20	18	3	—	—
	w	148	2	2	1	1	3	7	15	9	11	14	13	16	10	20	11	7	6	—	—	—
Tbc. anderer Organe .	m	49	1	5	3	4	2	3	2	1	1	3	5	6	1	4	1	6	1	—	—	—
	w	64	1	9	1	5	3	2	1	1	5	4	1	1	4	5	7	7	4	3	—	—
Tbc. insgesamt . . .	m	279	2	6	3	4	5	11	18	11	10	21	21	33	28	36	22	26	19	3	—	—
	w	212	3	11	2	6	6	9	16	10	16	18	14	17	14	25	18	14	10	3	—	—
alle Todesursachen	m	7693	698	102	47	52	73	123	113	72	117	181	292	393	447	637	893	1176	1186	703	388	—
zusammen	w	7584	501	93	35	30	46	44	89	65	118	170	231	318	423	600	860	1212	1274	936	539	—
Württemberg-Hohenzollern																						
Tbc.d.Atmungsorgane	m	145	1	—	2	1	—	5	11	10	7	7	13	17	15	15	17	16	5	3	—	—
	w	91	1	1	—	—	4	2	13	4	4	5	9	6	8	4	7	12	8	1	2	—
Tbc. anderer Organe .	m	45	1	7	3	2	5	4	2	3	3	1	4	4	1	2	1	1	1	—	—	—
	w	40	—	4	1	1	—	1	5	1	4	3	4	1	1	2	2	6	4	—	—	—
Tbc. insgesamt . . .	m	190	2	7	5	3	5	9	13	13	10	8	17	21	16	17	18	17	6	3	—	—
	w	131	1	5	1	1	4	3	18	5	8	8	13	7	9	6	9	18	12	1	2	—
alle Todesursachen	w	6698	633	84	48	49	74	107	73	71	89	153	227	314	371	507	734	1017	1072	725	349	1
zusammen	m	6640	455	71	35	22	35	38	77	59	91	151	209	238	342	506	755	1054	1170	842	490	—
Berlin													50—60				70—80		80 und mehr		
Tbc.d.Atmungsorgane	m	628	—	3	2	—	4	18	13	23	38	41	80	181		66	72	78		9		—
	w	340	3	2	1	—	4	24	28	23	22	24	30	61		30	31	53		4		—
Tbc. anderer Organe .	m	56	2	6	4	7	1	4	1	—	3	3	4	4		5	4	5		3		—
	w	53	—	13	1	—	3	—	1	—	—	2	4	9		2	6	8		4		—
Tbc. insgesamt . . .	m	684	2	9	6	7	5	22	14	23	41	44	84	185		71	76	83		12		—
	w	393	3	15	2	—	7	24	29	23	22	26	34	70		32	37	61		8		—
alle Todesursachen	m	12506	539	76	49	76	56	79	70	113	192	320	586	2018		1701	1954	3556		1113		8
zusammen	w	14389	412	61	33	29	43	74	98	114	211	349	527	1819		1431	1879	4822		2479		8

Anmerkung: Zahlenangaben des Statistischen Bundesamtes Wiesbaden. Die angegebenen Zahlen weisen jedoch in einzelnen Fällen geringfügige Differenzen gegenüber den später vom St. B. A. erhaltenen und berichtigten Gesamtzahlen des Bundesgebietes auf.

Tabelle XXII. *Allgemeine Sterblichkeit und Sterblichkeit an Tuberkulose*
Nach Angaben des Statistischen Bundesamtes
Absolute

männlich

Todesursachen	insges.	0—1	1—5	5—10	10—15	15—20	20—25	25—30	30—35
Tbc. der Atmungsorgane .	9673	41	68	24	28	115	423	616	389
Tbc. der Hirnhäute und des Zentralnervensystems. .	570	33	172	75	31	71	53	27	11
Tbc. d. Darms u. Bauchfells	90	1	8	6	8	3	9	3	1
Tbc. der Wirbelsäule . . .	118	—	1	2	2	8	2	9	4
Tbc. d. Knochen u. Gelenke	137	1	4	3	2	3	7	6	3
Tbc.d. Haut u. d.Unterhautzellgewebes	21	—	—	—	—	1	—	2	—
Tbc. des Lymphsystems . .	34	—	—	1	3	2	1	1	—
Tbc. der Harn- u. Geschlechtsorgane	102	1	—	—	1	2	3	8	5
Tbc. anderer Organe . . .	21	1	—	—	—	1	1	—	1
Miliar-Tbc.	269	23	29	12	11	24	23	23	9
Tbc. insgesamt.	11035	101	.282	123	86	230	522	695	423
Sterbefälle insgesamt . . .	259570	23273	3185	1402	1421	2404	3577	3186	2554

Verhältniszahlen auf

Todesursachen	insges.	0—1	1—5	5—10	10—15	15—20	20—25	25—30	30—35
Tbc. der Atmungsorgane .	4,29	1,05	0,48	0,14	0,13	0,63	2,34	4,02	3,37
Tbc. der Hirnhäute und des Zentralnervensystems. .	0,25	0,84	1,21	0,44	0,14	0,39	0,29	0,18	0,10
Tbc. d. Darms u. Bauchfells	0,040	0,026	0,056	0,035	0,036	0,016	0,050	0,020	0,009
Tbc. der Wirbelsäule . . .	0,052	—	0,007	0,012	0,008	0,044	0,011	0,059	0,035
Tbc. d. Knochen u. Gelenke	0,061	0,026	0,028	0,018	0,008	0,016	0,039	0,039	0,026
Tbc.d. Haut u. d.Unterhautzellgewebes	0,009	—	—	—	—	0,005	—	0,013	—
Tbc. des Lymphsystems . .	0,015	—	—	0,006	0,013	0,011	0,006	0,007	—
Tbc. der Harn- u. Geschlechtsorgane	0,045	0,026	—	—	0,004	0,011	0,017	0,052	0,043
Tbc. anderer Organe . . .	0,009	0,026	—	—	—	0,005	0,006	—	0,009
Miliar-Tbc.	0,12	0,59	0,20	0,070	0,049	0,13	0,13	0,15	0,078
Tbc. insgesamt	4,89	2,58	1,99	0,72	0,39	1,26	2,89	4,53	3,66
Sterbefälle insgesamt . . .	115,02	594,46	22,44	8,23	6,36	13,16	19,80	20,78	22,11

Tabelle XXIII. *Allgemeine Sterblichkeit und Sterblichkeit an Tuberkulose*
Nach Angaben des Statistischen Bundesamtes
Absolute

weiblich

Todesursachen	insges.	0—1	1—5	5—10	10—15	15—20	20—25	25—30	30—35
Tbc. der Atmungsorgane .	5376	38	70	22	40	178	446	532	388
Tbc. der Hirnhäute und des Zentralnervensystems. .	541	29	158	57	44	63	56	39	16
Tbc. d. Darms u. Bauchfells	142	1	7	3	—	10	10	5	12
Tbc. der Wirbelsäule . . .	125	—	—	3	2	3	4	7	3
Tbc. d. Knochen u. Gelenke	203	—	—	1	6	5	4	3	3
Tbc.d. Haut u. d.Unterhautzellgewebes	37	—	—	—	—	1	—	—	—
Tbc. des Lymphsystems . .	53	1	2	—	1	1	2	1	1
Tbc. der Harn- u. Geschlechtsorgane	102	—	—	2	—	3	6	5	10
Tbc. anderer Organe . . .	20	—	1	1	1	2	—	—	3
Miliar-Tbc.	215	10	25	12	10	22	30	10	6
Tbc. insgesamt.	6814	79	263	101	104	288	558	602	442
Sterbefälle insgesamt . . .	248017	17219	2513	982	886	1347	2035	2539	2473

(alle Formen) in der *Bundesrepublik Deutschland 1951.*
Wiesbaden (endgültige Zahlen).
Zahlen.

35—40	40—45	45—50	50—55	55—60	60—65	65—70	70—75	75—80	80—85	85 u. m.	unbek.
566	760	1034	1223	1112	1022	916	777	409	124	26	—
16	20	19	13	13	4	10	1	1	—	—	—
5	6	6	11	6	4	4	6	1	1	1	—
11	13	9	3	11	12	15	10	6	—	—	—
6	2	6	12	9	8	14	23	19	7	2	—
—	—	2	—	—	4	2	1	6	2	1	—
—	2	3	1	2	4	1	5	5	3	—	—
9	7	11	13	10	10	7	7	5	3	—	—
2	2	—	2	3	2	2	4	—	—	—	—
9	16	17	12	18	12	16	10	5	—	—	—
624	828	1107	1290	1184	1082	987	844	457	140	30	—
4045	6856	10890	14990	17084	21886	29162	37134	37731	25315	13428	47

10000 der Bevölkerung

35—40	40—45	45—50	50—55	55—60	60—65	65—70	70—75	75—80	80—85	85 u. m.	unbek.
3,89	4,41	5,84	8,22	10,04	10,80	11,49	12,35	10,53	7,75	5,09	—
0,11	0,12	0,11	0,087	0,12	0,042	0,13	0,016	0,026	—	—	—
0,034	0,035	0,034	0,074	0,054	0,042	0,050	0,10	0,026	0,063	0,20	—
0,076	0,076	0,051	0,020	0,10	0,13	0,19	0,16	0,15	—	—	—
0,041	0,012	0,034	0,081	0,081	0,085	0,18	0,37	0,49	0,44	0,39	—
—	—	0,011	—	—	0,042	0,025	0,016	0,15	0,13	0,20	—
—	0,012	0,017	0,007	0,018	0,042	0,013	0,079	0,13	0,19	—	—
0,062	0,041	0,062	0,087	0,090	0,11	0,088	0,11	0,13	0,19	—	—
0,014	0,012	—	0,013	0,027	0,021	0,025	0,064	—	—	—	—
0,062	0,093	0,10	0,081	0,16	0,13	0,20	0,16	0,13	—	—	—
4,29	4,81	6,25	8,67	10,69	11,43	12,38	13,41	11,76	8,76	5,87	—
27,83	39,82	61,48	100,75	154,24	231,28	365,85	590,08	971,20	1583,18	2627,79	—

(alle Formen) in der Bundesrepublik Deutschland 1951.
Wiesbaden (endgültige Zahlen).
Zahlen.

35—40	40—45	45—50	50—55	55—60	60—65	65—70	70—75	75—80	80—85	85 u. m.	unbek.
392	423	372	347	350	471	469	438	285	92	23	—
19	17	13	7	12	4	3	1	2	—	1	—
6	14	7	15	12	12	13	5	8	1	1	—
5	5	4	13	9	18	14	19	11	5	—	—
7	6	8	6	10	18	23	35	34	20	14	—
1	1	2	2	3	3	6	3	6	7	2	—
1	1	2	2	5	1	5	12	11	3	1	—
9	12	12	6	12	7	8	4	5	1	—	—
—	1	2	—	3	2	3	—	—	1	—	—
12	11	9	8	8	12	12	10	6	2	—	—
452	491	431	406	424	548	556	527	368	132	42	—
3924	6061	8223	10948	14233	19561	28003	38126	40667	29585	18678	14

Tabelle XXIII.

Todesursachen	insges.	0—1	1—5	5—10	10—15	15—20	20—25	25—30	30—35
						Verhältniszahlen auf			
Tbc. der Atmungsorgane	2,10	1,04	0,52	0,13	0,19	1,01	2,51	2,67	2,47
Tbc. der Hirnhäute und des Zentralnervensystems	0,21	0,79	1,17	0,35	0,20	0,36	0,31	0,20	0,10
Tbc. d. Darms u. Bauchfells	0,056	0,027	0,052	0,018	—	0,057	0,056	0,025	0,076
Tbc. der Wirbelsäule	0,049	—	—	0,018	0,009	0,017	0,022	0,035	0,019
Tbc. d. Knochen u. Gelenke	0,079	—	—	0,006	0,028	0,028	0,022	0,015	0,019
Tbc.d. Haut u. d.Unterhautzellgewebes	0,014	—	—	—	—	0,006	—	—	—
Tbc. des Lymphsystems	0,021	0,027	0,015	—	0,005	0,006	0,011	0,005	0,006
Tbc. der Harn- u. Geschlechtsorgane	0,040	—	—	0,012	—	0,017	0,034	0,025	0,064
Tbc. anderer Organe	0,008	—	0,007	0,006	0,005	0,011	—	—	0,019
Miliar-Tbc.	0,084	0,27	0,19	0,073	0,047	0,13	0,17	0,050	0,038
Tbc. insgesamt	2,67	2,15	1,95	0,62	0,48	1,64	3,14	3,02	2,82
Sterbefälle insgesamt	97,07	469,18	18,65	6,01	4,12	7,66	11,43	12,76	15,75

Tabelle XXIV. *Tuberkulose-Sterblichkeit (alle Formen) in Bayern 1939, 1948—1951 nach Alter und Geschlecht.*

Entnommen aus: „Die Tuberkulose in Bayern“ 1951, Heft 178, S. 56, Tab. 26.

Alter	männlich						weiblich					
	1939	1948	1949	1950	1951		1939	1948	1949	1950	1951	
	auf 10000 der Altersgruppen					absolut	auf 10000 der Altersgruppen					absolut
unter 1	4,5	4,7	3,2	3,3	2,8	20	3,6	2,6	2,3	3,3	2,7	18
1 bis „ 5	2,4	2,6	2,0	1,9	1,6	43	2,1	2,9	1,9	1,5	1,5	40
5 „ „ 10	1,0	0,9	0,7	0,6	0,5	17	0,9	1,1	1,0	0,5	0,6	19
10 „ „ 15	0,6	0,5	0,4	0,3	0,4	16	1,6	1,0	0,6	0,5	0,3	14
15 „ „ 20	3,1	2,5	1,5	1,1	0,8	28	4,2	3,0	2,4	1,3	1,3	42
20 „ „ 25	3,6	9,7	4,3	2,5	2,3	76	6,4	6,0	3,4	2,6	3,1	109
25 „ „ 30	6,3	9,8	6,2	3,9	4,0	117	7,2	5,1	3,7	2,6	2,6	104
30 „ „ 35	7,4	8,3	4,7	5,0	3,8	76	6,3	6,3	3,7	3,1	3,3	91
35 „ „ 40	9,1	9,2	5,9	4,6	3,7	110	5,8	5,0	3,1	2,8	2,3	90
40 „ „ 45	9,7	9,7	6,4	4,8	5,9	191	6,3	4,5	3,3	2,6	2,5	100
45 „ „ 50	11,5	11,2	8,3	7,2	6,6	214	4,9	5,2	3,0	3,0	2,8	102
50 „ „ 55	12,6	12,9	10,4	10,8	10,0	264	5,9	4,8	4,0	3,7	2,5	83
55 „ „ 60	14,0	17,4	12,3	12,4	12,9	259	5,6	5,0	4,8	4,2	3,5	98
60 „ „ 65	12,8	17,8	15,0	13,2	12,6	214	7,7	7,2	6,5	5,0	5,7	130
65 „ „ 70	13,4	16,7	15,2	14,7	14,3	206	9,0	9,3	7,5	7,3	7,5	141
70 und mehr	8,6	13,6	13,1	14,1	13,2	293	7,4	10,9	9,6	8,1	7,9	221
alle Altersgruppen	6,6	8,2	5,9	5,3	5,1	2144	5,1	4,8	3,5	3,0	2,9	1402

(Fortsetzung.)

35—40	40—45	45—50	50—55	55—60	60—65	65—70	70—75	75—80	80—85	85 u. m.	unbek.
10000 der Bevölkerung											
2,04	1,99	1,90	1,99	2,35	3,82	4,72	5,77	6,14	4,54	3,01	—
0,10	0,080	0,066	0,040	0,081	0,032	0,030	0,013	0,043	—	0,13	—
0,031	0,066	0,036	0,086	0,081	0,10	0,13	0,066	0,17	0,049	0,13	—
0,026	0,024	0,020	0,075	0,060	0,15	0,14	0,25	0,24	0,25	—	—
0,036	0,028	0,041	0,034	0,067	0,15	0,23	0,46	0,73	0,98	1,83	—
0,005	0,005	0,010	0,011	0,020	0,024	0,060	0,039	0,13	0,35	0,26	—
0,005	0,005	0,010	0,011	0,034	0,008	0,050	0,16	0,24	0,15	0,13	—
0,047	0,057	0,061	0,034	0,081	0,057	0,081	0,053	0,11	0,049	—	—
—	0,005	0,010	—	0,020	0,016	0,030	—	—	0,049	—	—
0,062	0,052	0,046	0,046	0,054	0,10	0,12	0,13	0,13	0,10	—	—
2,36	2,31	2,20	2,33	2,85	4,44	5,60	6,94	7,93	6,52	5,50	—
20,46	28,54	41,97	62,75	95,53	158,54	281,95	501,99	876,44	1460,99	2447,97	—

Tabelle XXV. *Neuerkrankungen* (E) *und Sterbefälle* (T) *an extrapulmonaler Tuberkulose 1951 in den Ländern Nordrhein-Westfalen, Bremen und Schleswig-Holstein.*

Entnommen aus den Länderstatistiken 1951.

Alter	Geschlecht	Knochen und Gelenke		Drüsen		Haut		Meningitis		Sonstige		Insgesamt	
		E	T	E	T	E	T	E	T	E	T	E	T
0—1	m	1	—	2	—	3	2	26	14	11	2	43	18
	w	2	—	2	1	3	2	22	15	10	6	39	24
1—5	m	33	—	64	2	9	1	85	74	29	11	220	88
	w	28	1	51	—	2	—	80	58	44	14	205	73
5—15	m	148	4	273	5	27	—	65	44	70	10	583	63
	w	114	4	249	1	29	—	66	46	92	13	550	64
15—25	m	212	2	154	2	32	1	49	42	141	20	588	67
	w	183	5	263	1	52	2	60	41	271	29	829	78
25—45	m	221	32	110	6	63	—	32	24	257	23	683	85
	w	262	12	211	9	110	2	43	28	445	38	1071	89
45—65	m	133	19	37	7	74	7	23	20	147	40	414	93
	w	148	25	105	8	114	—	12	11	130	21	509	65
65—75	m	50	14	11	3	18	1	1	2	18	11	98	31
	w	56	13	24	3	32	2	3	—	23	16	138	34
75 u. mehr	m	17	8	8	—	8	5	—	—	10	4	43	17
	w	26	10	11	5	19	—	1	1	10	6	67	22
zusammen	m	815	79	659	25	234	17	281	220	683	121	2672	462
	w	819	70	916	28	361	8	287	200	1025	143	3408	449
	m	30,4%		24,7%		8,8%		10,5%		25,6%		100%	
	w	24,0%		26,9%		10,6%		8,4%		30,1%		100%	

Nach *Tab. XXV* (infolge verschiedenartiger Alterseinteilung war nur die Zusammenfassung der Angaben von Nordrhein-Westfalen, Bremen und Schleswig-Holstein möglich) stellen die tuberkulösen Erkrankungen der Knochen und Gelenke und der Drüsen die Hauptanteile der Neuerkrankungen an extrapulmonaler Tuberkulose dar. Der Anteil der Meningitis beträgt für die Männer 10,5%, für die Frauen sogar nur 8,4% aller Neuerkrankungen. Daß jedoch die Meningitis auch heute noch ein außerordentlich wichtiges Problem darstellt, ersehen wir aus Tab. 37, „Standesamtlich gemeldete Todesfälle an extrapulmonaler Tuberkulose 1951", nach der von allen im Bundesgebiet an extrapulmonaler Tuberkulose verstorbenen Personen 47%(m) bzw. 40% (w) auf die Meningitis entfallen. Aus der Altersverteilung der an Meningitis erkrankten Personen ist zu ersehen, daß nicht nur das Kindesalter davon betroffen wird, sondern auch die mittleren und höheren Altersklassen.

Tabelle XXVI. *Tuberkulose-Sterblichkeit (alle Formen) in Niedersachsen 1947—1951, nach Alter und Geschlecht; auf 10000 Einwohner. Relativzahlen.*

(Entnommen aus: „Die Tuberkulose in Niedersachsen 1950", Tab. 35b und 1951, Tab. 47.)

Alter	1947			1948			1949			1950			1951		
	männl.	weibl.	insges.	männl.	weibl.	insges.	männl.	weibl.	insges.	männl.	weibl.	insges.	männl.	weibl.	insges.
1	2	3	4	5	6	7	8	9	10	11	12	13	14	15	16
0—1 Jahr	10,6	7,2	9,0	8,4	6,5	7,5	4,1	5,8	5,0	5,4	3,7	4,6	1,9	2,8	2,4
1—5 Jahre	4,5	4,8	4,7	4,3	4,6	4,5	3,5	2,9	3,2	2,7	2,7	2,7	2,7	2,7	2,7
5—10 „	1,6	2,2	1,9	1,3	1,6	1,4	1,0	1,1	1,1	0,7	0,7	0,7	0,9	0,5	0,7
10—15 „	1,5	1,9	1,7	1,0	1,9	1,4	0,8	0,9	0,8	0,5	0,5	0,5	0,3	0,3	0,3
15—20 „	6,3	5,8	6,1	4,8	6,4	5,6	2,8	2,9	2,8	1,7	2,5	2,1	1,1	2,3	1,7
20—25 „	16,1	9,2	12,0	13,9	8,7	11,0	8,1	5,0	6,3	4,4	3,2	3,8	3,7	3,6	3,6
25—30 „	13,6	7,0	9,6	13,4	6,9	9,5	11,3	5,2	7,7	5,7	3,8	4,6	5,8	3,7	4,6
30—35 „	10,8	6,6	8,3	11,1	6,5	8,4	7,5	3,1	5,0	4,0	2,1	2,9	3,6	3,4	3,5
35—40 „	10,8	5,2	7,6	9,7	4,2	6,6	6,8	3,8	5,2	4,4	2,7	3,4	4,6	2,0	3,2
40—45 „	10,4	4,7	7,3	9,0	3,9	6,2	6,6	2,9	4,6	5,2	2,3	3,7	4,3	2,1	3,1
45—50 „	11,5	4,3	7,6	10,1	4,5	7,1	9,1	3,6	6,2	7,0	1,9	4,3	5,7	2,3	4,0
50—55 „	11,8	4,8	7,8	12,6	3,8	7,6	11,5	3,8	7,2	9,0	2,9	5,5	9,1	2,3	5,4
55—60 „	13,9	6,1	9,5	14,1	4,1	8,2	11,1	4,0	7,1	9,0	3,7	6,0	8,4	2,8	5,3
60—65 „	13,6	7,1	10,0	13,0	5,6	8,8	11,2	5,3	7,8	9,6	5,1	7,1	8,9	4,7	6,5
65—70 „	13,2	7,8	10,3	14,0	8,1	10,8	11,9	7,2	9,3	12,3	5,3	8,4	11,0	6,0	8,2
70 Jahre u.mehr	10,9	7,4	9,0	10,3	7,2	8,6	13,4	8,1	10,4	12,6	7,1	9,6	11,7	6,8	9,0
Zusammen . .	8,9	5,5	7,3	8,4	5,0	6,6	6,7	3,7	5,1	4,9	2,8	3,9	4,6	2,8	3,6

Anmerkung: Die angegebenen Zahlen weisen in einzelnen Fällen geringfügige Differenzen gegenüber den später vom Statistischen Bundesamt Wiesbaden erhaltenen und berichtigten Gesamtzahlen des Bundesgebietes auf.

Tabelle XXVII. *Sterbefälle an Tuberkulose in verschiedenen außerdeutschen Ländern, auf 10000 Einwohner.*

Alter	(5) Kanada 1950				(10) USA 1949				(22) Japan 1950			
	pulmonal		extrapulmonal		pulmonal		extrapulmonal		pulmonal		extrapulmonal	
	m	w	m	w	m	w	m	w	m	w	m	w
Total	2,85	2,33	0,50	0,53	3,22	1,63	0,24	0,18	13,70	10,71	2,25	2,65
0—1	0,53	0,62	1,25	1,14	0,42	0,33	0,47	0,49	2,25	1,80	3,07	3,11
1—4					0,21	0,21	0,42	0,49	2,44	2,72	4,00	4,10
5—9	0,40	0,40	0,56	0,76	0,07	0,07	0,12	0,11	1,16	1,65	1,72	1,67
10—14	0,45	0,89	0,36	0,45	0,09	0,18	0,06	0,07	1,12	2,54	0,82	1,10
15—19	1,36	2,67	0,59	0,75	0,66	1,09	0,13	0,13	7,91	11,18	1,66	2,13
20—24	2,47	3,61	0,52	0,48	1,45	2,12	0,16	0,16	22,67	21,51	2,93	3,80
25—29	2,85	3,52	0,38	0,54	1,93	2,48	0,14	0,14	28,12	23,18	3,56	4,28
30—34	2,52	3,29	0,32	0,31	2,49	2,32	0,15	0,13	24,90	18,90	2,64	3,45
35—39	3,44	3,32	0,36	0,36	3,38	2,24	0,23	0,16	23,64	15,58	2,34	2,77
40—44	3,70	2,44	0,26	0,23	4,76	2,02	0,25	0,16	22,29	12,77	1,94	2,52
45—49	4,29	2,17	0,21	0,17	5,64	1,94	0,24	0,17	21,30	11,46	1,74	2,46
50—54	4,70	2,40	0,29	0,19	6,79	1,56	0,29	0,14	22,04	11,66	1,83	1,95
55—59	5,45	2,18	0,36	0,39	7,54	1,68	0,35	0,13	23,77	11,97	1,75	2,06
60—64	6,87	3,00	0,41	0,33	8,79	2,27	0,43	0,19	24,21	11,15	1,70	1,94
65—69	7,78	2,78	0,47	0,52	10,23	2,79	0,51	0,22	22,35	9,30	1,87	1,85
70—74												
75—79	7,00	4,34	0,40	0,40	8,74	3,87	0,39	0,24	13,68	5,27	1,62	1,35
80 u.mehr												

Tabelle XXVII. (Fortsetzung.)

Alter	(23) Bundesrepublik Deutschland 1950				(25) West-Berlin 1951				(34) Frankreich 1950			
	pulmonal		extrapulmonal		pulmonal		extrapulmonal		pulmonal		extrapulmonal	
	m	w	m	w	m	w	m	w	m	w	m	w
Total	4,48	2,21	0,69	0,66	7,34	2,72	0,59	0,56	6,48	3,15	1,18	0,91
0—1	1,35	1,10	1,60	1,80	—	1,98	6,65	0,99	1,89	1,20	5,04	4,39
1—4	0,63	0,59	1,71	1,69	0,84	0,88	1,11	4,08	0,18	0,16	2,28	2,18
5—9	0,17	0,23	0,57	0,49	0,27	0,57	0,69	0,71	0,13	0,09	1,03	0,90
10—14	0,12	0,31	0,38	0,30	—	0,14	0,44	0,27	0,12	0,18	0,66	0,78
15—19	0,71	1,18	0,68	0,78	1,86	2,04	0,56	0,55	0,60	1,25	0,83	1,11
20—24	2,92	2,57	0,58	0,69	3,21	2,41	0,60	0,86	2,87	3,34	1,01	1,07
25—29	4,28	2,88	0,57	0,48	5,61	3,64	0,47	0,15	5,25	4,46	0,90	0,75
30—34	3,95	2,42	0,49	0,43	5,23	3,28	0,52	0,33	5,97	4,95	0,87	0,64
35—39	3,85	2,25	0,50	0,33	5,64	2,72	0,47	0,20	7,34	4,25	0,87	0,65
40—44	4,87	1,66	0,45	0,34	8,11	2,44	0,12	0,17	9,38	3,47	1,07	0,63
45—49	6,53	2,06	0,51	0,44	7,88	2,81	0,46	0,35	11,59	3,61	1,11	0,47
50—54	8,43	2,21	0,69	0,42	13,19	2,36	0,44	0,31	13,21	3,10	1,19	0,46
55—59	9,88	2,68	0,56	0,58					14,56	3,29	1,08	0,65
60—64	10,62	3,62	0,81	0,71	15,06	3,89	1,03	0,68	13,91	3,99	1,14	0,59
65—69	12,03	4,75	1,18	1,12					13,70	5,23	1,31	0,68
70—74	12,38	6,75	0,99	1,50	14,86	5,86	—	1,14	12,19	6,16	1,17	0,90
75—80	10,89	5,39	1,06	1,81					8,84	5,94	0,88	0,87
80 u. mehr	6,72	4,77	1,10	2,10	13,79	5,14	—	0,64				

Alter	(37) Italien 1950				(40) Niederlande 1950				(42) Portugal 1950			
	pulmonal		extrapulmonal		pulmonal		extrapulmonal		pulmonal		extrapulmonal	
	m	w	m	w	m	w	m	w	m	w	m	w
Total	4,23	2,48	0,90	0,95	1,63	1,14	0,43	0,60	14,48	8,84	2,52	2,34
0—1	1,43	1,12	2,76	3,40	0,43	0,18	0,43	0,36	12,82	10,60	16,80	17,40
1—4	0,80	0,73	2,34	2,30	0,22	0,25	0,58	0,80	5,50	6,10	9,24	9,10
5—9	0,19	0,21	1,04	0,92	0,08	0,07	0,25	0,22	1,21	1,55	3,29	3,31
10—14	0,20	0,46	0,63	0,88	0,12	0,07	0,14	0,32	1,62	2,42	1,37	2,09
15—19	1,06	2,09	0,87	1,08	0,31	0,43	0,48	0,38	8,07	9,84	1,40	1,91
20—24	6,86	4,64	0,83	0,96	0,64	1,14	0,32	0,71	20,12	16,22	1,66	1,41
25—29					1,72	1,25	0,25	0,45	21,79	14,67	1,06	1,30
30—34					1,76	1,17	0,23	0,49	17,42	10,87	0,86	0,98
35—39					1,67	1,29	0,33	0,52	21,40	10,69	1,01	1,10
40—44					2,33	1,08	0,60	0,72	24,18	9,70	1,10	1,02
45—49	5,91	1,74	0,47	0,48	2,11	1,02	0,52	0,36	24,95	8,89	1,39	0,77
50—54					2,57	1,04	0,67	0,33	25,25	9,04	1,29	0,81
55—59					3,35	1,86	0,64	0,65	23,48	7,43	1,26	0,82
60—64	7,50	2,92	0,69	0,61	3,70	2,33	0,27	0,83	22,74	8,77	1,71	0,91
65—69	6,61	3,07	0,59	0,82	5,15	3,57	0,81	0,76	18,34	8,86	1,98	0,65
70—74	3,50	2,65	0,85	0,88	7,72	4,26	0,81	1,68	18,06	8,52	1,04	1,17
75—79					6,10	5,39	1,22	2,66	7,76	5,42	0,33	0,36
80 u. mehr												

Quelle: Rapp. épidém démogr. 1952, 5, 371—568. Für Bundesrepublik Deutschland: Angaben des Statistischen Bundesamtes Wiesbaden.

Die eingeklammerten Zahlen vor den Ländern bezeichnen die entsprechende Tabelle in der WHO-Veröffentlichung.

Vorbemerkungen und Quellenangaben zu den Tabellen über die Tuberkulosemortalität in Preußen, Bayern, Sachsen und Hamburg

(Tab. XXVIII bis XXXV.)

Zur Ergänzung der im ersten Jahrbuch 1950/51 veröffentlichten Statistiken über die Sterblichkeit an Tuberkulose in den Ländern des früheren Deutschen Reiches, die im allgemeinen den Zeitraum von 1892 bis 1938 umfaßten, werden im Folgenden Altersgliederungen der Todesursachen von 4 Ländern gebracht, und zwar den drei größten deutschen Ländern Preußen, Bayern und Sachsen sowie der Großstadt Hamburg. Wesentlich für die Auswahl war die Überlegung, daß Preußen als das größte deutsche Land einen repräsentativen Durchschnitt für das Reich ergibt; Bayern, das zweitgrößte Land, war zur Zeit der Erhebungen vornehmlich landwirtschaftlichen Charakters, während schließlich Sachsen, das drittgrößte Land, im wesentlichen Industriegebiet war. Hamburg wurde als Repräsentant einer Großstadt dazugenommen.

Die einzelnen Veröffentlichungen wurden nach Möglichkeit den amtlichen Quellenwerken der betreffenden Länder entnommen. Die einzige statistische Veröffentlichung, die vom Beginn umfassender Statistiken überhaupt bis zur Gegenwart in ununterbrochen gleicher, zweckmäßiger Aufgliederung geführt worden ist, ist wohl die Bayerische Gesundheitsstatistik. Die hier abgedruckten Zahlen sind dem amtlichen bayerischen Quellenwerk entnommen, während die im ersten Jahrbuch veröffentlichten Angaben der Reichsstatistik entstammen. Es treten infolgedessen geringfügige Abweichungen bei drei Jahren vor dem ersten Weltkrieg auf, die nicht mehr geklärt werden konnten.

Ebenfalls umfassend, wenn auch erst einige Jahre später beginnend, ist die Statistik des Landes Sachsen. Sie wird hier für den Zeitraum 1901—1937 gebracht.

Die Preußische Statistik, die im Jahre 1875 begonnen wurde, endete wegen Auflösung der betreffenden Dienststellen im Jahre 1932. Die Zahlen für 1938 sind der Reichsstatistik entnommen.

Hamburg hat die Veröffentlichung in der vor dem Ersten Weltkrieg gebräuchlichen Form 1922 eingestellt. Es wurden für die Jahre 1922—1938 ebenfalls die Angaben der Reichsstatistik verwendet.

Die Ermittlung der auf 10000 Einwohner bezogenen Relativzahlen bereitete keine Schwierigkeiten bei Preußen und Bayern, da hier umfangreiche Veröffentlichungen über die Bevölkerungsbewegung und -zusammensetzung vorlagen.

Für Sachsen lagen uns leider nur die Bevölkerungszahlen von den Jahren 1910, 1925 und 1933 vor, für Hamburg 1905, 1910 und 1922. Die Relativzahlen für andere Jahre konnten deshalb nicht ermittelt werden.

Quellenverzeichnis.

Bei jeder Tabelle sind die herangezogenen Werke zitiert worden. Hier werden noch einmal alle Quellen zusammengefaßt.

Land: *Preußen.*

Quelle: Preußische Statistik.

Erhebungsjahr	veröff. in Band:	Erhebungsjahr	veröff. in Band:
1876	50	1881	72
1886	95	1891	124
1896	152	1900	171
1905	199		

Medizinalstatistische Nachrichten des Preuß. Stat. Landesamtes:

1910	3	1921	12
1925	15		

Statistisches Jahrbuch für Preußen:

1932	30

Statistik des Deutschen Reiches:

1938	587

Land: *Bayern.*

Quelle: Generalberichte über die Sanitätsverwaltung in Bayern:

1890	XXII	1895	XXVII
1900	XXXI	1905	XXXVI

Berichte über das Bayerische Gesundheitswesen:

1910	38	1919	41
1925	46	1933	53
1939	58		

Land: *Sachsen.*

Quelle: Zeitschrift des Sächsischen Statistischen Landesamtes:

1901	53 (1907)

Statistisches Jahrbuch für das Land Sachsen:

1905	36	1910	40
1921	45	1925	46
1933	50	1937	51

Land: *Hamburg.*

Quelle: Statistik des Hamburgischen Staates:

1875	VIII	1880	XI
1885	XIV	1890	XV
1895	XX	1900	XXII
1905	XXVI	1910	XXVII

1922—1938: Statistik des Deutschen Reiches, Bände 316—587.

Tabelle XXVIII. *Allgemeine und Tuberkulose-Sterblichkeit in Preußen (absolute Zahlen).*

	Todesursache		insges.	0—1	1—2	2—3	3—5	5—10	10–15	15–20	20—25	25—30	30—40	40—50	50—60	60—70	70—80	80 u. m.	unbek.
1876	Tuberkulose .	m	43723	1015	739	405	394	531	555	2189	3742	3623	7104	7068	8002	6217	1677	124	338
		w	36047	907	750	422	406	694	995	2249	2845	3220	6418	5086	5702	4652	1305	115	281
	alle Todesurs.	m	349000	119940	26761	12645	13564	12989	5216	6600	8455	8114	18029	21091	27529	30017	25368	9268	3414
	zusammen. .	w	310528	96459	25627	12058	13036	12619	5398	5598	6937	8081	17376	15968	21829	28617	27453	10911	2561
1881	Tuberkulose .	m	45315	1068	743	457	507	698	694	2178	3667	3631	7480	7301	7979	6897	1867	137	11
		w	39048	884	722	532	564	897	1116	2525	3055	3511	6582	5685	6031	5407	1399	132	6
	alle Todesurs.	m	355642	110893	25961	13059	15379	15301	5745	6563	8825	8213	19135	22972	28681	34796	28328	11195	596
	zusammen. .	w	326517	90932	25127	12692	15141	15244	6124	6086	7608	8419	17996	17819	24007	34382	30987	13794	159
1886	Tuberkulose .	m	47560	1420	902	530	483	771	766	2569	3926	3938	8001	7989	7666	6658	1812	122	7
		w	40723	1112	896	512	641	1167	1426	2762	3272	3881	7096	5691	5460	5316	1359	124	8
	alle Todesurs.	m	387815	132778	31788	14460	15876	15955	6025	6738	8542	8450	19472	23895	27498	35818	28837	11349	334
	zusammen. .	w	354918	109231	30358	13972	16111	16394	6825	6062	7471	8711	18164	17539	22025	35705	32047	14210	93
1891	Tuberkulose .	m	42553	1301	860	427	490	811	910	2554	3547	3457	7010	6970	6741	5555	1798	116	6
		w	37598	1085	809	455	587	1109	1736	2928	3011	3367	6545	5112	4841	4419	1472	119	3
	alle Todesurs.	m	357032	126612	24378	10167	11296	10761	5027	6899	7757	7409	16862	21412	26906	34609	34017	12585	335
	zusammen. .	w	332385	101840	23069	9753	11269	11148	5949	6141	6734	7720	16739	17117	22657	36315	39485	16339	110
1896	Tuberkulose .	m	37870	1247	756	388	446	710	796	2495	3606	3115	6398	6357	5873	4342	1259	80	2
		w	32503	1006	715	418	476	954	1433	2739	3106	3148	5768	4276	3887	3351	1122	102	2
	alle Todesurs.	m	349165	125350	24338	9981	9851	9731	4644	6740	7941	6925	16981	21485	27168	32329	33250	12142	309
	zusammen. .	w	317512	101492	23133	9459	9598	9965	5072	5893	6949	7296	15887	15779	21477	32205	37689	15515	105
1900	Tuberkulose .	m	37984	1317	751	369	485	752	814	2418	3856	3328	6319	6338	5787	4183	1171	93	3
		w	32618	1025	752	398	535	1003	1420	2657	3314	3376	5848	4179	3799	3184	1013	113	2
	alle Todesurs.	m	390089	145240	24800	9038	9586	9670	4890	7012	8784	7721	17766	23879	30451	37605	37087	16221	339
	zusammen. .	w	355334	117310	23441	8651	9373	9895	5441	6052	7475	7993	16857	16825	23872	37539	43250	21261	99
1905	Tuberkulose .	m	36626	1833	1097	561	649	1006	912	2649	3745	3442	5755	5647	4985	3350	897	96	2
		w	33697	1532	996	568	730	1234	1845	3139	3561	3816	5721	3826	3141	2624	867	94	3
	alle Todesurs.	m	379209	136234	23655	8184	8732	9261	5138	7601	8492	8312	17257	23813	30254	38538	35966	17582	190
	zusammen. .	w	347470	109747	22307	7905	8477	9506	5871	6736	7482	8649	16656	16988	23789	38355	41967	22969	66
1910	Tuberkulose .	m	31090	1269	825	495	584	890	852	2340	3331	2944	5242	4894	4172	2494	684	73	1
		w	29389	998	701	425	615	1111	1455	2848	3371	3345	5572	3433	2560	2103	770	82	—
	alle Todesurs.	m	329951	106574	17850	6601	7100	7992	4648	7061	7991	7364	16258	21924	29176	36909	35700	16604	199
	zusammen. .	w	308031	85327	16959	6112	6707	7986	4908	6123	7173	7649	16597	16391	23149	37463	42832	22579	76
1921	Tuberkulose .	m	25522	795	454	192	258	710	755	2698	4135	2661	3788	3344	2955	2133	580	53	11
		w	26885	653	389	172	256	843	1224	2996	3556	3231	4897	3360	2419	1953	826	99	11
	alle Todesurs.	m	267674	73133	9201	2338	2394	5163	4331	8732	10828	7377	13526	18284	26071	35912	34991	15019	374
	zusammen. .	w	262196	56806	7943	2143	2223	4625	4027	6815	8678	8891	16932	17599	23403	37062	43783	21109	157

1925	Tuberkulose	m	17298	259	124	65	88	119	243	1439	2877	2271	2839	2542	2287	1613	482	50	—
	d. Atmg.-Org.	w	17948	232	110	75	94	158	517	1971	2926	2599	3437	2250	1617	1368	526	67	1
	Tuberkulose	m	3225	267	244	159	270	239	211	284	300	229	270	236	243	181	86	6	—
	and. Organe .	w	3128	225	202	153	234	259	219	246	254	211	291	223	227	240	124	20	—
	alle Todesurs.	m	228268	47071	6138	2407	2934	2480	2795	6043	8987	6749	11369	16521	26340	37107	35736	15496	95
	zusammen. .	w	222645	36039	5452	2156	2624	2176	2529	5013	6802	6954	13609	15739	22388	36544	42818	21775	27

	Todesursache		insges.	0—1	1—2	2—5	5—10	10—15	15—20	20—25	25—30	30—40	40—50	50—60	60—70	70 u. m.	unbek.
1932	Tuberkulose	m	13189	100	65	71	58	66	692	1558	1697	2811	2128	1984	1404	555	—
	der Atmungsorgane .	w	12025	82	59	69	87	167	1016	1821	1853	2636	1405	1149	1081	600	—
	Tuberkulose anderer	m	2687	227	223	375	327	159	182	189	174	218	167	188	149	109	—
	Organe	w	2742	192	182	388	308	179	164	214	167	231	193	162	207	155	—
	alle Todesursachen	m	212113	26975	2899	3459	3234	1921	3788	6248	5902	11075	14570	27025	41074	63943	—
	zusammen.	w	211564	20973	2443	2820	2642	1502	2894	4809	5489	11686	14621	23819	38827	79039	—

	Todesursache		insges.	0—1	1—5	5—20	20—25	25—45	45—60	60—70	70 u. m.	unbek.
1938	Tuberkulose der	m	12835	117	160	159	2776	4091	3215	1662	655	—
	Atmungsorgane . .	w	10047	80	142	274	3360	3002	1546	1015	627	1
	Tuberkulose anderer	m	1944	147	382	302	413	268	203	139	90	—
	Organe	w	1852	101	322	328	329	262	185	165	160	—
	alle Todesursachen	m	247264	28888	6725	5381	14458	21762	38481	49363	82173	33
	zusammen.	w	233512	20829	5419	4623	10698	18319	33610	44680	95316	18

Entnommen aus: Preußische Statistik (1876—1905); Medizinalstatistische Nachrichten (1910—1925); Statistisches Jahrbuch für Preußen (1932); Statistik des Deutschen Reiches (1938).

Tabelle XXIX. *Allgemeine und Tuberkulose-Sterblichkeit in Preußen, auf 10000 Einwohner.*

	Todesursache		insges.	0—1	1—2	2—3	3—5	5—10	10—15	15—20	20—25	25—30	30—40	40—50	50—60	60—70	70—80	80 u. m.
1876	Tuberkulose	m	34,4	23,2	20,2	11,5	6,4	3,6	4,1	17,5	35,3	38,1	42,7	55,5	78,2	108,0	71,5	30,2
		w	27,4	21,3	20,7	12,1	6,6	4,7	7,4	17,9	25,4	32,1	37,1	38,4	52,4	72,4	48,2	22,4
	alle Todesursachen	m	274,6	2738,9	732,1	360,4	219,8	88,0	38,1	52,8	79,7	85,4	108,5	165,6	269,2	521,2	1081,9	2260,3
	zusammen.	w	237,7	2262,3	705,9	345,7	212,6	86,3	40,1	44,6	62,0	80,6	100,4	120,3	200,7	445,7	1015,1	2123,3
1881	Tuberkulose	m	33,7	24,8	18,9	12,0	6,9	4,4	4,8	16,7	31,8	36,4	43,9	54,3	79,2	105,9	77,0	30,3
		w	28,1	21,1	18,7	14,1	7,7	5,7	7,9	19,3	25,1	33,9	36,8	40,0	54,5	74,1	49,0	22,4
	alle Todesursachen	m	264,8	2578,9	660,7	343,0	208,0	97,1	40,1	50,4	76,4	82,4	112,2	170,7	284,7	534,4	1168,1	2476,4
	zusammen.	w	235,2	2169,3	649,2	335,3	206,3	97,3	43,3	46,5	62,5	81,2	100,7	125,4	216,9	470,9	1085,6	2341,8

Tabelle XXIX. Preußen (Fortsetzung).

	Todesursache		insges.	0—1	1—2	2—3	3—5	5—10	10—15	15—20	20—25	25—30	30—40	40—50	50—60	60—70	70—80	80 u. m.
1886	Tuberkulose	m	34,2	39,3	23,5	14,4	6,8	4,5	5,0	19,1	33,1	36,8	45,6	56,6	76,5	95,5	68,4	24,5
		w	28,2	25,2	23,6	14,1	9,2	6,9	9,5	20,4	26,2	34,7	38,6	37,7	49,0	66,5	42,8	18,6
	alle Todesursachen	m	278,8	2930,4	827,4	394,1	225,5	94,0	39,7	50,0	71,9	79,0	111,0	169,3	274,3	513,8	1088,7	2278,8
	zusammen.	w	245,8	2478,2	799,9	383,6	230,9	97,4	45,9	44,8	59,9	77,9	98,8	116,2	197,6	446,4	1009,3	2130,9
1891	Tuberkulose	m	28,9	28,5	21,2	10,6	6,4	4,7	5,5	17,5	28,5	30,6	36,9	47,5	62,7	80,1	58,1	22,5
		w	24,6	34,3	20,2	11,4	7,7	6,6	10,6	20,1	23,0	28,7	33,2	32,4	40,3	54,2	39,4	16,8
	alle Todesursachen	m	242,5	2771,9	600,1	252,4	146,6	63,1	30,4	47,3	62,3	65,6	88,8	146,0	250,3	499,0	1100,0	2444,0
	zusammen.	w	217,6	2283,8	575,0	245,5	147,6	66,0	36,4	42,2	51,5	65,9	84,9	108,6	188,5	445,4	1056,9	2313,0
1896	Tuberkulose	m	24,2	25,6	17,4	9,1	5,6	3,8	4,8	15,7	26,8	25,8	31,1	41,1	50,9	61,4	37,4	14,1
		w	20,0	21,0	16,6	9,9	6,0	5,2	8,7	17,3	22,2	25,3	27,1	26,0	29,9	40,1	27,1	13,2
	alle Todesursachen	m	222,9	2569,8	549,5	233,0	123,1	52,6	27,8	42,5	59,0	57,4	82,5	139,0	235,7	457,4	986,7	2137,3
	zusammen.	w	195,6	2221,8	536,9	223,4	120,7	54,3	30,8	37,3	49,9	58,7	74,7	95,1	165,4	385,5	913,9	2006,1
1900	Tuberkulose	m	23,1	25,7	16,4	8,3	5,9	3,8	4,8	14,3	27,1	26,2	28,9	39,4	47,5	58,3	32,6	15,2
		w	19,2	20,3	16,5	9,0	6,5	5,1	8,6	15,8	22,4	25,9	25,9	24,6	27,6	37,4	22,8	13,7
	alle Todesursachen	m	237,6	2833,5	541,5	202,3	116,4	49,2	29,1	41,6	61,7	60,8	81,2	148,4	250,2	524,2	1033,1	2656,6
	zusammen.	w	209,1	2326,6	515,7	194,8	114,2	50,4	32,8	36,1	50,6	61,4	74,8	99,1	173,4	440,8	975,3	2570,9
1905	Tuberkulose	m	20,2	38,0	22,7	11,4	6,8	4,7	4,6	15,5	22,9	23,6	24,0	30,9	39,0	40,9	24,5	12,0
		w	18,1	29,0	20,7	11,7	7,7	5,8	9,4	18,8	22,5	26,3	23,6	20,0	21,6	26,7	19,5	8,7
	alle Todesursachen	m	209,2	2513,1	489,7	166,7	91,6	43,2	26,1	44,6	52,0	57,1	72,1	130,3	236,5	470,9	1036,7	2202,7
	zusammen.	w	186,4	2074,7	463,5	161,7	89,7	44,6	30,1	40,4	44,8	59,5	68,8	88,8	163,8	390,3	946,5	2115,8
1910	Tuberkulose	m	15,9	23,1	16,1	10,0	5,8	3,8	4,0	12,0	20,5	18,1	19,8	24,4	30,8	28,5	18,6	8,8
		w	14,7	18,7	14,0	8,7	6,2	4,8	6,9	14,9	20,6	20,5	21,0	16,4	16,9	19,7	16,2	7,0
	alle Todesursachen	m	169,0	1139,7	349,5	133,7	70,4	34,4	21,9	36,3	49,2	45,3	71,4	109,3	215,7	422,4	970,1	2001,4
	zusammen.	w	153,8	1597,0	338,6	125,4	67,3	34,6	23,3	31,9	43,9	46,9	62,7	78,4	152,7	350,5	901,3	1931,0
1921	Tuberkulose	m	14,0	18,0	10,7	8,3	5,7	3,7	3,6	13,2	23,8	18,3	14,9	14,5	17,9	21,2	15,2	6,3
		w	13,6	15,3	9,6	7,6	5,8	4,4	5,9	14,5	18,5	18,6	16,8	13,9	13,6	16,4	16,2	8,5
	alle Todesursachen	m	145,6	1657,5	216,1	101,6	53,4	26,9	20,5	42,6	62,2	50,7	53,2	79,5	157,9	357,4	918,7	1879,5
	zusammen.	w	133,2	1332,9	196,2	95,4	50,6	24,4	19,3	33,1	45,1	51,2	58,2	72,7	131,9	310,9	361,4	1815,7
1925	Tuberkulose der	m	9,3	6,9	3,6	1,8	1,1	0,9	1,3	7,1	15,3	14,9	11,5	11,2	13,1	15,0	11,3	6,1
	Atmungsorgane . .	w	9,1	6,4	3,4	2,2	1,3	1,3	2,7	9,9	15,6	15,0	11,5	9,2	8,9	11,2	9,4	5,5
	Tuberkulose anderer	m	1,8	7,1	7,1	4,5	3,5	1,9	1,1	1,4	1,6	1,5	1,1	1,0	1,4	1,7	2,0	0,7
	Organe	w	1,5	6,3	6,0	4,5	3,2	2,1	1,2	1,2	1,3	1,2	1,0	0,9	1,2	2,0	2,2	1,6
	alle Todesursachen	m	123,4	1255,1	179,9	68,5	38,2	19,8	14,5	30,0	47,7	44,4	45,9	73,1	150,5	346,0	836,5	1883,4
	zusammen.	w	113,5	1002,5	166,7	63,5	35,4	18,0	13,4	25,2	36,5	40,1	45,5	64,6	122,8	298,9	767,1	1779,6

	Todesursache		insges.	0—1	1—2	2—5	5—10	10—15	15—20	20—25	25—30	30—40	40—50	50—60	60—70	70 u. m.
1932	Tuberkulose der	m	6,8	3,3	2,0	0,7	0,3	0,4	4,1	8,6	9,0	9,8	9,2	9,8	11,1	8,6
	Atmungsorgane . .	w	5,9	2,8	1,9	0,7	0,5	1,2	6,2	9,4	9,8	7,9	5,2	5,3	7,8	7,3
	Tuberkulose anderer	m	1,4	7,5	6,9	3,9	1,9	1,1	1,1	1,0	0,9	0,8	0,7	0,9	1,2	1,7
	Organe	w	1,3	6,7	5,9	4,1	2,3	1,3	1,0	1,1	0,9	0,7	0,7	0,6	1,5	1,9
	alle Todesursachen	m	109,3	885,6	90,2	35,5	18,8	13,1	22,7	31,6	31,5	38,4	63,1	134,1	325,4	988,9
	zusammen.	w	103,6	723,4	79,3	30,1	15,9	10,6	17,7	24,7	29,2	35,2	54,6	110,7	280,7	958,0

Tabelle XXX. *Allgemeine und Tuberkulose-Sterblichkeit in Bayern (absolute Zahlen).*

	Todesursache		insgesamt	0—1	1—5	5—10	10—15	15—20	20—30	30—40	40—50	50—60	60—70	70—80	80 u. mehr	unbek.
1890	Tuberkulose	m	9807	351	677	223	221	517	1709	1558	1666	1496	1102	271	15	1
		w	8905	311	740	310	423	655	1646	1550	1182	1001	832	237	16	2
	alle Todesursachen	m	77867	29838	8558	1965	882	1147	2989	3112	4276	5748	8007	8202	3117	26
	zusammen.	w	73881	23740	8614	2148	1077	1181	2953	3537	3886	5269	8522	9263	3648	43
1895	Tuberkulose der	m	8502	331	468	129	156	533	1569	1405	1473	1312	872	241	13	—
	Atmungsorgane . .	w	7819	241	538	208	340	679	1683	1399	1026	838	669	187	9	2
	Tuberkulose anderer	m	902	153	209	84	52	46	72	75	62	72	62	14	1	—
	Organe	w	820	125	245	91	58	50	70	48	35	36	45	16	1	—
	alle Todesursachen	m	75049[1]	32067	6246	1165	696	1225	2868	2994	4095	5571	7463	7700	2945	14
	zusammen.	w	70179[1]	25952	6305	1241	843	1196	2968	3305	3447	4933	7515	8897	3560	17
1900	Tuberkulose der	m	8849	355	477	131	107	452	1688	1512	1429	1423	1012	246	15	2
	Atmungsorgane . .	w	7747	295	516	237	317	592	1804	1418	926	766	693	170	12	1
	Tuberkulose anderer	m	1002	180	295	91	50	49	90	56	63	59	46	21	2	—
	Organe	w	846	118	243	100	53	47	58	67	47	38	50	19	6	—
	alle Todesursachen	m	81474[1]	34825	6905	1126	642	1095	3260	3208	4196	6166	8302	8319	3430	—
	zusammen.	w	74930[1]	28112	6886	1224	736	1091	3114	3358	3432	5089	8244	9387	4257	—
1905	Tuberkulose der	m	8145	307	332	102	97	424	1550	1571	1345	1209	913	280	15	—
	Atmungsorgane . .	w	7509	276	370	211	322	611	1864	1536	866	686	579	168	20	—
	Tuberkulose anderer	m	1422	266	328	140	66	66	141	109	96	99	79	30	2	—
	Organe	w	1465	231	326	157	119	83	140	119	68	89	95	31	7	—
	alle Todesursachen	m	75681	30057	5746	1099	656	1109	3047	3380	4149	5944	8469	8388	3631	6
	zusammen.	w	71629	24247	5712	1176	925	1174	3398	3713	3503	5087	8771	9503	4420	—

Tabelle XXX. Bayern (Fortsetzung).

	Todesursache		insgesamt	0—1	1—5	5—10	10—15	15—20	20—30	30—40	40—50	50—60	60—70	70—80	80 u. mehr	unbek.
1910	Tuberkulose der	m	6620	252	264	82	110	358	1197	1240	1152	1008	717	227	12	1
	Atmungsorgane . .	w	6288	213	298	156	272	569	1442	1359	723	591	484	171	10	—
	Tuberkulose anderer	m	1182	166	247	135	70	73	105	94	88	87	86	28	3	—
	Organe	w	1252	169	258	122	90	76	120	117	72	94	86	44	4	—
	alle Todesursachen	m	66997[1]	24371	5100	1149	668	1030	2546	3164	3913	5445	8020	8204	3380	7
	zusammen.	w	63696[1]	19410	4938	1129	796	1105	2760	3545	3222	4782	8324	9316	4364	5
1919	Tuberkulose der	m	5309	83	84	59	97	514	1100	937	1004	788	519	114	8	2
	Atmungsorgane . .	w	5802	57	85	101	199	632	1534	1205	973	532	370	108	4	2
	Tuberkulose anderer	m	1020	66	124	83	61	113	126	95	108	116	81	42	5	—
	Organe	w	1098	51	94	113	81	85	149	99	110	131	111	67	7	—
	alle Todesursachen	m	56905	13267	2878	1151	856	1915	3718	2951	4092	5495	8173	8869	3506	34
	zusammen.	w	57511	10070	2634	1080	854	1508	3611	3614	4193	5419	8701	10962	4834	31
1925	Tuberkulose der	m	3011	51	65	17	32	178	725	471	506	534	321	105	6	—
	Atmungsorgane . .	w	3338	38	49	22	72	341	935	666	526	372	229	76	12	—
	Tuberkulose anderer	m	613	72	102	39	36	37	72	37	69	66	51	29	3	—
	Organe	w	735	47	111	31	32	46	88	100	65	86	78	45	6	—
	alle Todesursachen	m	49924	13048	2712	467	522	906	2292	1767	3219	5566	7773	8126	3521	5
	zusammen.	w	49548	9700	2439	402	460	836	2356	2567	3377	5105	8018	9658	4630	—

[1] Diese Zahlen weichen von den Angaben des Tbc.-Jahrbuches 1950/51 infolge Verwendung anderer Quellen geringfügigab.

	Todesursache		insges.	0—1	1—5	5—10	10—15	15 20	20–25	25—30	30—35	35—40	40—45	45—50	50—55	55—60	60—65	65—70	70—75	75—80	80u.m.
1933	Tuberkulose der	m	2487	17	27	13	11	71	211	237	258	215	239	229	284	250	186	126	78	23	12
	Atmungsorgane.	w	2268	9	10	21	36	126	318	326	268	236	185	162	135	156	112	73	62	19	14
	Tuberkulose	m	379	29	49	23	19	21	19	24	21	24	22	13	24	27	21	16	16	7	4
	anderer Organe .	w	447	20	57	35	32	16	30	27	14	19	14	25	24	21	34	20	25	26	8
	alle Todesurs.	m	45499[1]	7125	1445	659	422	538	927	1035	1084	994	1162	1576	2354	3328	4194	4813	4917	4493	4429
	zusammen . . .	w	45185	5377	1272	650	354	427	909	1043	1059	1130	1334	1663	2220	3075	3917	4633	5387	5129	5606
1939	Tuberkulose der	m	2378	19	24	11	12	90	85	221	246	282	229	224	223	238	207	159	63	32	13
	Atmungsorgane .	w	1816	12	16	7	35	132	137	245	211	182	177	116	124	106	124	105	49	29	9
	Tuberkulose	m	297	19	46	21	7	31	14	16	20	17	11	12	16	17	14	14	14	6	2
	anderer Organe .	w	324	17	44	22	18	22	14	17	15	16	16	12	12	12	22	22	18	17	8
	alle Todesurs.	m	54898	7890	1808	688	457	843	738	1247	1368	1537	1488	1787	2393	3570	5193	6193	6418	5622	5645
	zusammen . . .	w	50936	5664	1487	570	400	598	467	929	1069	1249	1457	1710	2259	3057	4605	5710	6520	6103	7080

[1] Einschließlich 4 Personen unbekannten Alters.

Entnommen aus: Berichte über das Bayrische Gesundheitswesen.

Tabelle XXXI. *Allgemeine und Tuberkulose-Sterblichkeit in Bayern, auf 10000 Einwohner.*

	Todesursache		insges.	0—1	1—5	5—10	10—15	15—20	20—30	30—40	40—50	50—60	60—70	70—80	80 und mehr
1890	Tuberkulose	m	35,9		20,0	7,7	7,2	19,3	40,3	46,1	56,2	64,8	71,9	38,8	12,9
		w	31,1		21,1	10,0	13,7	24,0	37,6	43,6	37,3	39,9	47,3	29,0	11,3
	alle Todesursachen	m	285,1		256,7	64,7	28,9	43,0	70,5	92,1	145,0	248,5	522,6	1173,4	2678,5
	zusammen	w	257,9		254,3	69,5	34,8	43,4	67,4	99,6	122,9	209,7	484,2	1134,7	2567,0
1895	Tuberkulose der	m	29,9		13,1	4,2	5,2	18,4	33,1	39,7	50,4	54,6	56,4	34,1	10,9
	Atmungsorgane	w	26,3		15,0	6,7	11,2	23,0	34,2	37,9	33,0	31,7	38,3	22,2	6,0
	Tuberkulose anderer	m	3,2		5,9	2,8	1,7	1,6	1,5	2,1	2,1	3,0	4,0	2,0	0,8
	Organe	w	2,8		6,8	2,9	1,9	1,7	1,4	1,3	1,1	1,4	2,6	1,9	0,7
	alle Todesursachen	m	263,6		209,2	35,0	23,4	42,2	60,5	84,6	140,0	232,0	482,4	1088,9	2477,3
	zusammen	w	236,1		175,4	40,0	27,8	40,6	61,0	89,5	110,7	186,8	430,6	1057,0	2383,2
1900	Tuberkulose der	m	29,2		12,2	3,9	3,5	15,7	32,3	38,6	47,0	58,2	62,3	34,9	11,3
	Atmungsorgane	w	24,6		13,2	6,9	10,3	20,2	33,8	35,3	28,9	28,1	37,5	20,1	7,2
	Tuberkulose anderer	m	3,3		7,6	2,7	1,0	1,7	1,7	1,4	2,1	2,4	2,8	3,0	1,5
	Organe	w	2,7		6,2	2,9	1,7	1,6	1,1	1,7	1,5	1,4	2,7	2,2	3,6
	alle Todesursachen	m	269,1		177,2	33,3	21,2	38,1	62,3	81,8	138,0	252,3	511,0	1180,0	2525,3
	zusammen	w	238,0		175,7	25,9	23,8	37,3	58,4	83,7	107,0	186,9	446,7	1107,7	2534,8
1905	Tuberkulose der	m	25,6		8,2	2,8	2,9	13,9	29,6	36,2	41,0	48,4	54,5	37,8	11,2
	Atmungsorgane	w	22,6		9,1	5,7	9,5	19,9	34,7	34,5	25,3	24,8	29,9	17,9	11,5
	Tuberkulose anderer	m	4,5		8,1	3,8	2,0	2,2	2,7	2,5	2,9	4,0	4,7	4,0	1,5
	Organe	w	4,4		8,0	4,2	3,5	2,7	2,7	2,7	2,0	3,2	4,9	3,3	4,0
	alle Todesursachen	m	236,9		141,5	29,9	19,6	36,4	58,3	77,8	126,4	238,1	535,1	1131,5	2713,8
	zusammen	w	215,2		140,1	31,8	27,3	38,2	63,2	83,5	102,2	184,3	451,9	1013,0	2542,5
1910	Tuberkulose der	m	19,6		6,2	2,1	3,0	11,2	22,9	26,0	32,7	39,6	41,5	29,2	8,8
	Atmungsorgane . . .	w	17,9		7,0	3,9	7,4	17,6	26,6	27,8	19,8	21,1	23,7	18,2	5,5
	Tuberkulose anderer	m	3,5		5,8	3,4	1,9	2,3	2,0	2,0	2,5	3,4	5,0	3,6	2,2
	Organe	w	3,6		6,1	3,0	2,4	2,4	2,2	2,4	2,0	3,4	4,2	4,7	2,2
	alle Todesursachen	m	198,8		120,7	28,8	18,2	32,2	48,7	66,3	111,1	213,7	464,4	1055,9	2491,7
	zusammen	w	181,5		116,7	28,2	21,6	34,2	50,9	72,4	88,3	170,9	408,5	992,0	2410,2
1919	Tuberkulose der	m	15,8	17,3	4,4	1,5	2,4	13,4	22,1	22,1	23,5	26,2	28,0	13,7	5,3
	Atmungsorgane	w	15,7	12,3	4,5	2,6	2,5	16,2	23,7	23,2	21,5	16,7	17,3	10,4	1,9
	Tuberkulose anderer	m	3,0	13,8	6,5	2,1	1,5	2,9	2,4	2,2	2,5	3,9	4,4	5,0	3,3
	Organe	w	3,0	11,0	5,0	2,9	2,0	2,2	2,2	1,9	2,4	4,1	5,2	6,4	3,4
	alle Todesursachen	m	170,0	2773,7	152,1	29,2	21,1	49,9	74,1	69,6	95,6	182,8	440,8	1064,5	2326,2
	zusammen	w	155,0	2180,8	139,9	27,4	20,9	38,6	55,8	69,7	92,7	170,0	406,6	1051,7	2357,4

Tabelle XXXI. Bayern. (Fortsetzung.)

	Todesursache		insges.	0—1	1—5	5—10	10—15	15—20	20—30	30—40	40—50	50—60	60—70	70—80	80 und mehr
1925	Tuberkulose der	m	8,5	6,9	2,2	0,5	0,8	4,6	11,5	10,8	11,7	15,4	15,7	11,9	3,7
	Atmungsorgane	w	8,7	5,2	1,7	0,9	1,9	8,7	13,4	12,2	11,1	10,3	10,0	7,1	5,4
	Tuberkulose anderer	m	1,8	9,7	3,4	1,5	0,9	0,9	1,1	0,8	1,6	1,9	2,5	3,3	1,9
	Organe	w	1,9	6,4	3,8	1,2	0,8	1,2	1,2	1,8	1,4	2,4	3,4	4,2	2,7
	alle Todesursachen	m	140,5	1757,6	91,7	18,5	13,8	23,3	35,0	40,5	74,6	160,5	379,4	921,9	2177,2
	zusammen	w	129,5	1323,7	83,6	16,0	12,1	21,4	33,9	46,9	71,1	140,8	351,1	905,2	2102,5

	Todesursache		insges.	0—1	1—5	5—10	10—15	15—20	20—25	25—30	30—35	35—40	40—45	45—50	50—55	55—60	60—65	65—70	70—75	75—80	80 u. m.
1933	Tuberkulose der	m	6,7	2,8	1,1	0,4	0,3	2,8	5,7	6,8	8,0	8,8	11,5	11,6	14,6	13,0	12,2	11,6	11,2	6,1	5,7
	Atmungsorgane .	w	5,7	1,6	0,4	0,6	1,0	5,0	8,6	9,2	8,0	7,8	7,0	6,8	6,2	7,6	7,0	6,2	7,8	4,1	5,0
	Tuberkulose	m	1,0	4,8	2,0	0,7	0,5	0,8	0,5	0,7	0,7	1,0	1,1	0,7	1,2	1,4	1,4	1,5	2,3	1,9	1,9
	anderer Organe .	w	1,1	3,5	2,3	1,1	0,9	0,6	0,8	0,8	0,4	0,6	0,5	1,0	1,1	1,0	2,1	1,7	3,1	5,6	2,8
	alle Todesurs.	m	122,3	1178,3	57,5	19,5	11,7	21,1	24,8	30,0	33,7	40,7	55,9	79,8	120,7	173,9	276,0	443,2	709,0	1197,3	2153,0
	zusammen . . .	w	114,1	932,7	51,4	19,5	10,0	16,9	24,6	29,3	31,4	37,1	50,5	69,9	101,3	150,2	143,5	390,5	680,3	1114,5	1993,4
1939	Tuberkulose der	m	5,9	2,3	0,8	0,3	0,3	2,3	3,1	5,9	6,9	8,6	9,2	10,9	11,8	13,1	12,0	12,3	7,6	7,2	5,5
	Atmungsorgane .	w	4,3	1,5	0,6	0,2	1,0	3,6	5,8	6,7	5,9	5,4	5,8	4,4	5,3	5,1	6,5	7,5	5,2	5,5	2,8
	Tuberkulose	m	0,7	2,3	1,6	0,7	0,2	0,8	0,5	0,4	0,6	0,5	0,4	0,6	0,8	0,9	0,8	1,1	1,7	1,4	0,9
	anderer Organe .	w	0,8	2,1	1,6	0,7	0,2	0,6	0,6	0,5	0,4	0,5	0,5	0,5	0,5	0,6	1,0	1,3	1,9	3,2	2,5
	alle Todesurs.	m	136,1	943,1	61,9	21,9	13,3	21,6	27,0	33,1	38,2	47,0	59,9	87,4	126,6	196,6	300,5	479,2	773,3	1269,6	2403,3
	zusammen. . .	w	121,6	707,6	52,7	18,6	11,9	16,2	19,9	25,4	29,9	36,9	47,7	65,1	97,1	146,1	241,6	407,0	697,7	1163,8	2236,9

Tabelle XXXII. *Allgemeine und Tuberkulose-Sterblichkeit in Sachsen (absolute Zahlen).*

	Todesursache	insgesamt	0—1	1—5	5—10	10—15	15—20	20—30	30—40	40—50	50—60	60—70	70—80	80 u. m.	unbek.
1901	Tuberkulose der Lungen . . .	7160	108	236	80	130	508	1909	1513	1137	872	510	144	11	2
	Tuberkulose anderer Organe .	1199	189	459	100	56	50	91	84	54	48	49	16	2	1
	alle Todesursachen zusammen .	90020	40328	8188	1033	790	1401	3957	3946	4685	6038	8021	8197	3367	69
1905	Tuberkulose der Lungen . . .	6812	80	186	62	127	514	1825	1496	1110	828	459	109	16	—
	Tuberkulose anderer Organe .	1264	392	354	80	47	54	94	66	60	51	39	22	5	—
	Miliar-Tuberkulose	154	11	25	11	9	16	38	18	15	8	2	1	—	—
	alle Todesursachen zusammen .	88432	36863	7374	1096	825	1474	3871	4090	4878	6517	8639	8777	4008	20
1910	Tuberkulose der Lungen . . .	5875	73	129	79	107	449	1498	1329	885	730	467	120	9	—
	Tuberkulose anderer Organe .	927	153	281	104	46	39	88	75	41	47	34	19	—	—
	Miliar-Tuberkulose	117	9	18	16	6	7	23	11	11	9	6	1	—	—
	alle Todesursachen zusammen .	72251	22676	5327	1463	885	1409	3434	3810	4556	6430	8815	9243	4200	3

1921	Tuberkulose der Lungen . . .	4840	47	34	52	58	419	1337	934	778	621	424	128	8	—
	Tuberkulose anderer Organe .	707	89	126	61	36	44	83	73	54	61	56	23	1	—
	Miliar-Tuberkulose	73	6	5	9	2	9	13	9	7	8	4	—	1	—
	alle Todesursachen zusammen .	60383	13800	2227	915	688	1489	3877	3556	4436	6396	9138	9880	3976	5
1925	Tuberkulose der Lungen . . .	3935	27	50	15	40	265	1217	705	588	540	355	123	10	—
	Tuberkulose anderer Organe .	609	66	176	34	30	31	57	46	40	38	55	34	2	—
	Miliar-Tuberkulose	95	10	16	4	3	13	21	7	10	4	5	1	1	—
	alle Todesursachen zusammen .	52554	7922	1902	411	466	1091	3388	2895	4134	6410	9652	10121	4158	4
1933	Tuberkulose der Lungen . . .	2826	7	12	6	25	117	701	652	815		480		11	—
	Tuberkulose anderer Organe .	322	23	82	41	19	12	31	28	35		48		3	—
	Miliar-Tuberkulose	86	12	15	7	5	5	9	5	16		12		—	—
	alle Todesursachen zusammen .	55447	3709	949	567	442	594	2538	2903	11120		25386		7238	1

	Todesursache	insgesamt	0—1	1—5	5—10	10—15	15—20	20—30	30—40	40—60	60—80	80 u. m.	unbekannt
1937	Tuberkulose der Atmungsorgane	2602	4	11	9	20	74	512	592	777	577	26	—
	Tuberkulose and. Organe und Miliar-Tuberkulose . .	363	37	74	37	27	18	33	32	56	46	3	—
	alle Todesursachen zus. . .	58076	3773	871	446	444	550	1991	3039	10979	27910	8069	4

Entnommen Zaus: eitschrift des Sächsischen Statistischen Landesamtes (1901); Statistisches Jahrbuch für das Land Sachsen (1905—1937).

Tabelle XXXIII. *Allgemeine und Tuberkulose-Sterblichkeit in Sachsen, auf 10000 Einwohner.*

	Todesursache	insgesamt	0—1	1—5	5—10	10—15	15—20	20—30	30—40	40—50	50—60	60—70	70—80	80 u. m.
1910	Tuberkulose der Lungen. .	12,2	6,5	3,0	1,5	2,1	9,3	18,2	19,2	16,9	19,7	20,6	12,5	3,2
	Tuberkulose and. Organe .	1,9	13,6	6,6	2,0	0,9	0,8	1,1	1,1	0,8	1,3	1,5	2,0	—
	Miliar-Tuberkulose	0,3	0,8	0,4	0,3	0,1	0,1	0,3	0,2	0,2	0,2	0,3	0,1	—
	alle Todesursachen zus. . .	150,3	2011,5	125,4	28,1	17,2	29,3	41,7	55,0	87,1	173,6	389,5	958,0	1475,0
1925	Tuberkulose der Lungen. .	7,9	3,6	1,4	0,5	0,9	5,2	12,9	9,3	9,2	10,7	11,2	9,3	4,4
	Tuberkulose and. Organe .	1,2	8,8	5,0	1,2	0,7	0,6	0,6	0,6	0,6	0,8	1,7	2,6	0,9
	Miliar-Tuberkulose	0,2	1,3	0,5	0,1	0,1	0,3	0,2	0,1	0,2	0,1	0,2	0,1	0,4
	alle Todesursachen zus. . .	105,3	1585,0	54,6	14,7	10,2	21,4	35,8	38,4	64,4	127,0	306,5	766,8	1824,8
1933	Tuberkulose der Lungen. .	5,4	1,3	0,5	0,2	0,6	0,4	7,1	7,2	6,3		8,1		2,7
	Tuberkulose and. Organe .	0,6	4,3	3,2	1,1	0,4	0,4	0,3	0,3	0,3		0,8		—
	Miliar-Tuberkulose	0,2	2,2	0,6	0,2	0,1	0,2	0,1	0,1	0,1		0,2		—
	alle Todesursachen zus. . .	106,1	695,9	37,4	15,3	10,4	21,2	25,6	32,0	85,5		427,9		1768,3

Tabelle XXXIV. *Allgemeine und Tuberkulose-Sterblichkeit in Hamburg (absolute Zahlen).*

	Todesursache		insgesamt	0—1	1—2	2—5	5—10	10—15	15—20	20—25	25—30	30—40	40—50	50—60	60—70	70—80	80 u. mehr
1875	Schwindsucht.		1281	5	32	20	44	37	85	132	158	340	192	149	64	23 (70 u. mehr)	
	alle Todesursachen zus.		9822	3308	735	506	260	106	203	296	329	798	585	675	831	1190 (70 u. mehr)	
1880	Schwindsucht.		1348	5	32	45	43	35	68	132	171	379	240	121	63	14 (70 u. mehr)	
	alle Todesursachen zus.		11188	3635	967	872	443	147	157	303	348	878	738	630	828	1242 (70 u. mehr)	
1885	Schwindsucht.	m	970	—	3	18	23	13	59	90	117	290	190	103	59	5	—
		w	653	—	1	20	38	34	50	62	88	164	98	55	36	6	1
	alle Todesursachen zus.	m	6945	2320	549	452	259	97	135	172	232	664	586	465	492	353	169
		w	6038	2045	537	391	233	90	122	139	172	371	327	324	469	539	279
1890	Schwindsucht.	m	962	—	—	12	28	17	40	84	104	269	238	114	47	9	—
		w	590	—	3	10	28	39	39	71	86	130	95	50	39	—	—
	alle Todesursachen zus.	m	7075	2570	501	364	193	83	131	209	223	565	654	509	477	423	173
		w	6118	2071	529	326	188	86	119	169	174	359	347	341	517	599	293
1895	Tuberkulose d. Lungen .	m	853	25	22	16	13	12	48	70	104	198	162	118	54	8	3
		w	564	15	17	19	16	27	42	53	66	136	76	52	39	5	1
	Tuberkulose and. Organe	m	233	71	38	39	22	5	6	6	4	17	6	12	6	1	—
		w	185	41	36	33	19	8	5	8	9	10	8	5	1	2	—
	alle Todesursachen zus.	m	6938	2531	459	242	149	52	133	149	230	540	650	635	548	446	174
		w	5788	1998	445	219	121	70	100	141	166	349	353	415	505	593	313
1900	Tuberkulose d. Lungen .	m	910	20	20	28	17	7	44	89	76	218	191	118	64	15	3
		w	593	15	14	10	16	19	48	60	67	139	84	61	41	17	2
	Tuberkulose and. Organe	m	181	42	28	30	16	6	3	7	10	13	9	11	4	2	—
		w	153	31	19	31	19	12	9	4	7	6	2	2	9	2	—
	alle Todesursachen zus.	m	7127	2232	424	266	134	70	123	191	203	576	696	779	688	518	227
		w	6100	1818	402	240	121	62	110	156	168	377	393	464	643	749	397
1905	Tuberkulose d. Lungen .	m	794	9	14	12	11	6	36	87	94	162	158	126	58	21	—
		w	548	9	12	11	13	18	42	69	75	116	66	57	47	13	—
	Tuberkulose and. Organe	m	172	30	20	36	18	10	9	6	4	9	13	7	5	4	1
		w	160	20	17	35	27	10	6	5	4	14	7	9	5	1	—
	Miliar-Tuberkulose . .	m	25	2	1	4	2	1	1	1	1	2	2	5	1	1	1
		w	25	3	—	4	1	3	6	2	1	1	1	2	1	—	—
	alle Todesursachen zus. .	m	7179	2096	336	191	139	70	138	213	243	535	736	839	830	574	239
		w	6392	1759	320	192	131	88	116	182	222	380	430	530	739	790	513

1910	Tuberkulose d. Lungen .	m	673	14	10	8	6	9	33	63	85	154	130	105	43	11	2
		w	554	8	8	12	8	27	61	86	62	116	61	45	46	14	—
	Tuberkulose and. Organe	m	189	23	24	31	18	11	12	20	5	9	19	10	4	2	1
		w	146	11	24	37	19	6	11	8	5	6	6	5	4	3	1
	Miliar-Tuberkulose . .	m	17	—	2	5	—	—	—	—	1	3	2	—	3	1	—
		w	22	1	2	3	3	1	6	1	3	1	—	—	—	1	—
	alle Todesursachen zus..	m	7495	1951	325	273	189	96	177	238	228	571	734	916	898	642	257
		w	6501	1453	304	248	180	94	145	202	201	440	451	617	814	902	450

Hamburg (Fortsetzung.)

	Todesursache		insgesamt	0—1	1—5	5—15	15—30	30—45	45—60	60—70	70 und mehr
1922	Tuberkulose der Lungen	m	687	18	11	18	267	296		61	16
		w	644	6	10	23	250	265		54	36
	Tuberkulose anderer Organe	m	91	5	14	11	28	25		4	4
		w	90	9	22	9	15	20		8	7
	Miliar-Tuberkulose	m	21	—	3	3	7	7		1	—
		w	14	—	3	3	4	3		1	—
	alle Todesursachen zusammen	m	7489	1030	227	177	804	2390		1341	1520
		w	7355	842	200	144	710	2034		1195	2230
1925	Tuberkulose der Lungen	m	571	5	5	6	202	296		44	13
		w	528	3	8	21	223	216		36	21
	Tuberkulose anderer Organe	m	78	7	23	9	14	19		3	3
		w	76	1	20	7	12	31		3	2
	Miliar-Tuberkulose	m	20	1	4	2	4	7		2	—
		w	12	—	5	4	1	1		1	—
	alle Todesursachen zusammen	m	6674	769	189	135	634	2212		1326	1409
		w	6323	617	160	109	608	1900		1073	1856
1933	Tuberkulose der Atmungsorgane	m	467	4	4	5	116	150	108	55	25
		w	359	3	2	4	132	112	51	34	21
	Tuberkulose anderer Organe[1]	m	53	3	13	6	8	10	6	5	2
		w	55	2	14	8	7	10	4	7	3
	alle Todesursachen zusammen	m	6724	491	92	101	377	691	1371	1499	2102
		w	6606	360	75	53	375	685	1169	1219	2670
1938	Tuberkulose der Atmungsorgane	m	592	3	6	4	76	203	193	71	36
		w	387	4	8	1	128	128	60	36	22
	Tuberkulose anderer Organe[1]	m	71	2	13	10	13	16	9	5	3
		w	57	3	14	7	4	4	8	5	12
	alle Todesursachen zusammen	m	10524	803	176	130	393	968	2087	2351	3616
		w	9895	611	129	99	365	810	1672	1944	4265

[1] Einschl. Miliar-Tuberkulose.

Entnommen aus: Statistik des Hamburgischen Staates (1875—1910); Statistik des Deutschen Reiches (1922—1938).

Tabelle XXXV. *Allgemeine und Tuberkulose-Sterblichkeit in Hamburg*[1], *auf 10000 Einwohner.*

	Todesursache		insgesamt	0—1	1—2	2—5	5—10	10—15	15—20	20—25	25—30	30—40	40—50	50—60	60—70	70—80	80 u. m.
1905	Tuberkulose d. Lungen .	m	18,3	9,4	16,0	4,6	2,5	1,5	9,6	21,0	21,0	22,4	30,0	39,9	35,0	37,4	—
		w	12,4	9,5	13,8	4,2	3,0	4,4	10,4	15,9	17,7	16,9	13,3	16,4	21,9	13,9	—
	Tuberkulose and.Organe	m	4,0	31,2	22,9	13,7	4,1	2,4	2,4	1,4	0,9	1,2	2,5	2,2	3,0	7,1	8,2
		w	3,6	21,1	19,6	13,5	6,2	2,4	1,5	1,2	0,9	2,0	1,4	2,6	2,3	1,1	—
	Miliar-Tuberkulose . .	m	0,6	2,1	1,1	1,5	0,5	0,2	0,3	0,2	0,2	0,3	0,4	1,6	0,6	1,8	8,2
		w	0,6	3,1	—	1,5	0,2	0,7	1,5	0,5	0,2	0,1	0,2	0,6	0,5	—	—
	alle Todesursachen zus..	m	165,6	2181,0	383,4	72,8	31,6	17,0	37,0	51,4	54,3	73,9	139,7	265,1	500,6	1020,0	1955,5
		w	144,8	1853,0	369,2	74,0	30,0	21,4	28,7	42,1	52,7	55,5	86,5	152,1	345,0	842,2	2053,5
1910	Tuberkulose d. Lungen .	m	13,3		6,4		1,3	2,0	7,2	12,8	16,0	17,7	20,8	27,9	22,3	18,1	14,4
		w	10,9		5,7		1,8	5,9	12,3	16,8	13,0	14,2	10,3	11,0	17,9	12,2	—
	Tuberkulose and.Organe	m	3,7		15,5		3,9	2,4	2,4	4,1	0,9	1,0	3,0	2,7	2,1	3,3	7,5
		w	2,9		14,8		4,2	1,3	2,2	1,6	1,0	0,7	1,0	1,2	1,6	2,6	3,7
	Miliar-Tuberkulose . .	m	0,4		1,4		—	—	—	—	0,2	0,3	0,3	—	1,6	1,6	—
		w	0,4		1,8		0,7	0,2	1,2	0,2	0,6	0,1	—	—	—	0,9	—
	alle Todesursachen zus..	m	148,4		508,3		41,0	21,0	38,6	48,5	42,9	65,6	117,5	233,5	466,1	1054,0	1853,0
		w	127,5		410,5		39,6	20,6	29,2	39,6	42,1	53,7	76,6	151,4	317,6	786,6	1659,0
1922	Tuberkulose d. Lungen .	m	12,6		10,9		2,0			24,2			14,6		25,5	70 und	17,2
		w	11,0		6,3		2,6			16,7			12,4		17,7	mehr:	21,5
	Tuberkulose and.Organe	m	1,8		7,2		1,2			2,5			1,2		1,7		4,3
		w	1,5		12,1		1,0			1,0			0,9		2,6		4,2
	Miliar-Tuberkulose . .	m	0,3		1,1		0,3			0,6			0,3		0,4		—
		w	0,2		1,2		0,3			0,3			0,1		0,7		—
	alle Todesursachen zus..	m	137,5		475,0		20,0			72,9			117,5		562,0		1632,6
		w	125,5		408,0		16,5			47,5			95,0		395,1		1328,0

[1] Relativzahlen für 1925, 1933 und 1938 konnten nicht errechnet werden, da Bevölkerungsangaben fehlen.

Tabelle XXXVI. *Die in stationärer Behandlung untergebrachten Tuberkulösen nach Alter, Geschlecht und Tuberkulosegruppen am Ende der Jahre 1948, 1949, 1950 und 1951 in Hessen.*

(Entnommen aus: „Beiträge zur Statistik Hessens", Nr. 43, S. 53, Tab. 2 für 1948—1950; für 1951 Angaben des Hess. Ministeriums d. Innern vom 16. 12. 1952.)

Tuberkuloseart	Jahr	Alter						Alle Altersgruppen
		0—5	5—15	15—25	25—45	45—65	65 u. m.	
				männlich				
Bakt. u. klin. offene Tuberkulose der Atmungsorgane	1948	6	20	336	622	276	46	1306
	1949	3	20	382	720	374	49	1548
	1950	3	19	340	718	447	61	1588
	1951	6	29	376	839	461	67	1778
Aktiv geschlossene Tuberkulose der Atmungsorgane	1948	89	160	150	181	74	8	662
	1949	83	167	159	191	114	11	725
	1950	107	168	162	225	119	14	795
	1951	137	190	202	280	146	17	972
Tbc. anderer Organe . . .	1948	17	41	62	70	33	7	230
	1949	24	63	81	99	29	9	305
	1950	31	73	91	120	70	10	395
	1951	42	72	100	129	89	11	443
Aktive Tbc. insgesamt . .	1948	112	221	548	873	383	61	2198
	1949	110	250	622	1010	517	69	2578
	1950	141	260	593	1063	636	85	2778
	1951	185	291	678	1248	696	95	3193
vH. an akt. Tbc. Erkrankten waren in stat. Behandlung	1948	8,5	5,3	19,1	13,8	8,0	5,4	
	1949	12,0	7,8	21,1	15,0	9,9	5,5	
	1950	19,1	11,3	19,9	15,5	12,3	6,7	
	1951	26,4	15,5	23,6	17,7	13,5	7,2	16,8
				weiblich				
Bakt. u. klin. offene Tuberkulose der Atmungsorgane	1948	4	31	275	447	142	19	918
	1949	2	36	291	476	140	39	984
	1950	4	41	301	493	181	34	1054
	1951	8	42	343	532	190	47	1162
Aktiv geschlossene Tuberkulose der Atmungsorgane	1948	77	191	121	135	32	3	559
	1949	75	164	139	184	65	5	632
	1950	84	138	183	220	51	3	679
	1951	113	187	223	293	82	10	908
Tbc. anderer Organe . . .	1948	15	36	50	80	40	8	229
	1949	14	62	59	86	42	15	278
	1950	17	69	69	119	92	17	383
	1951	38	80	109	173	103	32	535
Aktive Tbc. insgesamt . .	1948	36	258	446	662	214	30	1646
	1949	91	262	489	746	247	59	1894
	1950	105	248	553	832	324	54	2116
	1951	159	309	675	998	375	89	2605
vH. an akt. Tbc. Erkrankten waren in stat. Behandlung	1948	7,5	7,2	17,5	13,2	7,2	3,3	
	1949	10,4	9,3	18,7	14,0	7,8	5,9	
	1950	16,3	12,0	20,5	15,6	10,7	5,3	
	1951	25,4	17,3	24,7	18,0	12,6	9,0	17,8

Tabelle XXXVII. *Allgemeine Sterbetafel für die Bundesrepublik Deutschland 1949/51.* (Entnommen aus: Wirtschaft und Statistik, *5*, 1 (1953).)

Alter	männl. Personen	weibl. Personen	Alter	männl. Personen	weibl. Personen
	mittlere Lebenserwartung in Jahren			mittlere Lebenserwartung in Jahren	
0	64,56	68,48	50	23,75	25,75
1	67,79	71,01	51	22,95	24,88
2	67,08	70,26	52	22,16	24,03
3	66,24	69,41	53	21,38	23,18
4	65,37	68,52	54	20,61	22,34
5	64,47	67,61	55	19,85	21,50
6	63,54	66,68	56	19,10	20,68
7	62,61	65,73	57	18,36	19,86
8	61,67	64,77	58	17,63	19,05
9	60,72	63,81	59	16,91	18,25
10	59,76	62,84	60	16,20	17,46
11	58,80	61,87	61	15,50	16,68
12	57,84	60,90	62	14,82	15,92
13	56,88	59,93	63	14,15	15,17
14	55,93	58,96	64	13,49	14,43
15	54,98	57,99	65	12,84	13,72
16	54,03	57,03	66	12,21	13,02
17	53,10	56,08	67	11,60	12,34
18	52,17	55,12	68	10,99	11,68
19	51,25	54,18	69	10,41	11,04
20	50,34	53,23	70	9,84	10,42
21	49,43	52,29	71	9,28	9,82
22	48,53	51,36	72	8,75	9,25
23	47,63	50,42	73	8,24	8,71
24	46,73	49,49	74	7,75	8,18
25	45,83	48,55	75	7,28	7,68
26	44,93	47,62	76	6,83	7,21
27	44,03	46,68	77	6,40	6,76
28	43,13	45,75	78	5,99	6,33
29	42,23	44,82	79	5,60	5,94
30	41,32	43,89	80	5,24	5,56
31	40,41	42,96	81	4,89	5,22
32	39,51	42,03	82	4,57	4,89
33	38,60	41,11	83	4,26	4,58
34	37,70	40,18	84	3,98	4,29
35	36,80	39,26	85	3,71	4,01
36	35,90	38,34	86	3,47	3,75
37	35,00	37,42	87	3,24	3,51
38	34,10	36,50	88	3,02	3,28
39	33,21	35,58	89	2,82	3,06
40	32,32	34,66	90	2,64	2,87
41	31,43	33,75	91	2,48	2,70
42	30,55	32,84	92	2,34	2,56
43	29,67	31,94	93	2,22	2,42
44	28,80	31,04	94	2,10	2,30
45	27,93	30,14	95	1,98	2,19
46	27,07	29,25	96	1,88	2,08
47	26,23	28,37	97	1,77	1,98
48	25,39	27,49	98	1,68	1,89
49	24,57	26,61	99	1,60	1,80
			100	1,52	1,72

Anhang.

1. Mitteilungen des DZK.

1. Arbeitseinsatz von Tuberkulose-Kranken in Italien.
2. Ärztliche und Fürsorge-Richtlinien für die Arbeitsvermittlung von Lungentuberkulösen.
3. Inkubationszeit und Intervalle bei Tuberkulose.
4. Gesichtspunkte zur Nomenklatur bei der Begutachtung der Tuberkulose als Berufskrankheit.
5. Formular zum Abschnitt „Tuberkulose" des „Jahresgesundheitsberichtes".
6. Ansteckende bzw. offene oder bacilläre Lungentuberkulose.
7. Richtlinien für die Eingliederung von aktiven Tuberkulosefällen in die statistischen Gruppen Ia—Id bzw. Fa—Fd.
8. Diagnoseschlüssel für Tuberkulose-Fürsorgestellen im Anschluß an das neue deutsche Verzeichnis der Krankheiten und Todesursachen.
9. Erläuterungen zur Führung der Tuberkulosestatistik in den Gesundheitsämtern.
10. Verlautbarung des Arbeitsausschusses für Chemotherapie des DZK über die Anwendungsbreite von Conteben, PAS und Streptomycin.
11. Vorläufiges Merkblatt über die Resistenz von Tuberkelbakterien gegenüber Conteben, PAS und Streptomycin.
12. Nährbodenrezepte.
13. Leitsätze betr. Notwendigkeit des Kulturverfahrens für den Nachweis von Tuberkelbakterien.
14. Abgabe von Streptomycin, PAS und Conteben durch Krankenanstalten und freipraktizierende Ärzte.
15. Objektträger-Methode zur Kultur von Tuberkelbacillen aus dem Sputum; nach Berry und Lowry (Übersetzung).
16. Desinfektionsmaßnahmen bei Tuberkulose, 1. und 2. Auflage.
17. Nachprüfung der Leistungsfähigkeit von Dampfdesinfektionsapparaten mittels Bacillensporen.
18. Desinfektionsmittel für die Stalldesinfektion bei Tuberkulose.
19. Wohnraumbeschlagnahme bei Tuberkulösen.
20. Memorandum des Arbeitsausschusses für Tuberkulosefürsorge.
21. Vorschläge des Landesgesundheitsrates Niedersachsen für eine Wohnungsfürsorge-Verordnung für Tuberkulöse.
22. Leitsätze von Dr. Breu betr. Zwangsabsonderung von uneinsichtigen Offentuberkulösen.
23. Auszug aus Birkhäuser und Martha Stoll: Über asoziale Tuberkulöse.
24. Schweigepflicht des Personals der Röntgenschirmbildstellen.
25. British Tuberculosis Association, Report of Research Committee for 1950 Mass Radiography.
26. Schema zur Auswertung der Schirmbildaufnahmen.
27. Erfahrungen über die Wirtschaftlichkeit der Röntgenröhren im Betrieb der Schirmbildstellen.
28. Entwicklung der Kindertuberkulose nach dem Zweiten Weltkrieg.
29. Milch für die Schulspeisung.
30. Anlieferung von ansaurer Milch.
31. Intracutane Tuberkulinprobe bei der Bekämpfung der Rindertuberkulose.
32. Intensivierung der Arbeit in den Tuberkulose-Fürsorgestellen.
33. BCG.-Schutzimpfung (Kindertuberkulosen nach BCG.-Schutzimpfung in Vasa-Finnland).
34. Tuberkulose-Schutzimpfung mit dem Vole-Bacillus.
35. Vorschläge für die Länderregierungen über die Weiterführung der BCG-Schutzimpfung nach Beendigung der ersten Massenimpfungsperiode.

36. Richtlinien für die Tuberkulose-Schutzimpfung mit BCG.
37. Gesetzliche Vorschriften über Milcherhitzung.
38. Ausführungsbestimmungen zum französischen Tuberkulose-Schutzimpfungs-Gesetz vom 5. Januar 1950, Verordnung vom 9. Juli 1951.
39. Satzung der „Internationalen Union gegen die Tuberkulose".
40. Liste der Organisationen, die der „Internationalen Union gegen die Tuberkulose" angeschlossen sind.
41. Merkblatt für Ärzte zur Frühdiagnose der tuberkulösen Meningitis.
42. Zur Verwendung der hochtourigen Phywe-Zentrifuge „Pirouette" bei Tuberkulose-Untersuchungen.
43. Auszug aus Napt: „Erfahrungen mit der Odelca-Spiegelkamera für Röntgenkleinbildaufnahmen".
44. Bericht über die Bekämpfung der Tuberkulose in der Schweiz (50jährige Jubiläumstagung der Schweizerischen Vereinigung gegen die Tuberkulose am 25./26. Oktober 1952).
45. 3. Thema auf der Internationalen Tuberkulose-Tagung in Rio de Janeiro: „Organisation und Ergebnisse der systematischen Massenuntersuchungen im Kampf gegen die Tuberkulose" (Gomez).
46. Tuberkulose-Jahresbericht.
47. Tuberkulosebetten im Bundesgebiet (nach dem Vortrag von Prof. Schmitz, Düsseldorf).
48. Das Programm der „Internationalen Union gegen die Tuberkulose".
49. Nährboden-Rezepte zur Kultur von Tuberkelbakterien.
50. Vorläufige Stellungnahme zur Anwendung der Isonicotinsäurehydrazid-Präparate (INH).
51. Über die Notwendigkeit der Anstellung einer Tuberkulinprobe bei den im Gesundheitsdienst und in der Wohlfahrtspflege tätigen Personen.
52. Umgebungsuntersuchungen bei Tuberkulose von Kindern.

2. Wissenschaftliche Rundschreiben des DZK.

1. Erfolgsstatistik nach BCG.-Schutzimpfung.
2. Lungensegmente und Bronchialbaum.
3. Lungen- und Bronchialcarcinom.
4. Bestand und Neuzugänge an Tuberkulosekranken im Norden und Süden der Bundesrepublik.
5. Ergebnisse der Untersuchungen von Sputum, Kehlkopfabstrich und Magensaft auf Tuberkelbacillen.
6. Virulenz der Tuberkelbacillen.
7. Übertragung von streptomycinresistenten Tuberkulosen.
8. Tuberkulinproben.
9. Tuberkulosedienst in allgemeinen Krankenhäusern.
10. Inkubationszeit für die Primärherdtuberkulose.
11. Streptomycin-Resistenz.
12. Rindertuberkulose und Kindertuberkulose.
13. Gesetzliche Vorschriften über Milcherhitzung.
14. BCG. und Schwangerschaft. — Über die diagnostische Anwendung von BCG. (nach einem Bericht aus Oslo).
15. Ist die soziale Indikation zur Schwangerschaftsunterbrechung ein Fortschritt? — Betr. BCG.-Schutzimpfung.
16. Isonicotinsäurehydrazid-Abkömmlinge.
17. Vorläufige Ergebnisse der chemotherapeutischen Behandlung der Lungentuberkulose vom seuchenhygienischen Standpunkt aus. — Bacillenbefund und Blutsenkungsgeschwindigkeit als Index prognosticus bei Lungentuberkulose. — Hat der Beruf irgendeinen Einfluß auf die Prognose bei offener Lungentuberkulose?
18. BCG-Schutzimpfung in Brasilien.
19. Über Isonicotinsäurehydrazide. — Über die Globuline im Bluteiweiß während der exsudativen und produktiven Phase des Tuberkuloseschubes.
20. Die Bedeutung des Nordseeklimas und des Gebirgsklimas für extrapulmonale Tuberkulose.

21. Über die BCG-Wirksamkeit, Art und Dauer der postvaccinalen Allergie.
22. Tuberkulinziffern in England 1949/50.
23. Das österreichische Bundesgesetz vom 23. Februar 1949, BGBl. Nr. 89 über Schutzimpfungen gegen Tuberkulose.
24. Nomenklatur.
25. Lutzsche Krankheit — Paracoccidioidomycose.
26. Tuberkulose des Lymphsystems — Statistik.
27. Abschrift der „V. Verordnung über Ausdehnung der Unfallversicherung auf Berufskrankheiten (Fünfte Berufskrankheiten-Verordnung)" vom 26. Juli 1952 — (BGBl. Teil 1. Nr. 30 vom 31. Juli 1952, S. 395).
28. Pilzerkrankungen der Lunge.
29. Resistenz von Tuberkelbakterien gegen die neuen Tuberkulose-Heilmittel.
30. Röntgenreihenuntersuchungen als Maßnahme zur Erfassung des Lungenkrebses.
31. Über die Adnextuberkulose des Mannes und ihre heutige Behandlung unter Berücksichtigung der Antibiotica und Bacteriostatica.
32. Die Tuberkulinreaktion nach tuberkulöser Infektion und nach BCG.-Schutzimpfung.
33. Das Problem der sog. „gutartigen Chronisch-Tuberkulösen".
34. Über Tb-Infektion von Rindern durch Typus humanus.
35. Die Überlebensdauer von Tuberkulosekranken.
36. Beobachtungen über das erste Auftreten einer Lungenkaverne nach Erstinfektion.
37. Die Genitaltuberkulose der Frau.

Um den Vortrag von Reg.-Rat Dr. Robert Koch über „die Aetiologie der Tuberkulose" der Vergessenheit zu entreißen, wird er nachstehend in vollem Wortlaut zum Abdruck gebracht.

„Die Aetiologie der Tuberculose"

am 24. 3. 1882 in der physiologischen Gesellschaft zu Berlin. — Aus: Berliner Klinische Wochenschrift vom 10. 4. 1882.

Die von Villemin gemachte Entdeckung, dass die Tuberculose auf Thiere übertragbar ist, hat bekanntlich vielfache Bestätigung, aber auch anscheinend wohlbegründeten Widerspruch gefunden, so dass es bis vor wenigen Jahren unentschieden bleiben musste, ob die Tuberculose eine Infectionskrankheit sei oder nicht. Seitdem haben aber die zuerst von Cohnheim und Salomonsen, später von Baumgarten ausgeführten Impfungen in die vordere Augenkammer, ferner die Inhalationsversuche von Tappeiner und Anderen die Uebertragbarkeit der Tuberculose gegen jeden Zweifel sicher gestellt und es muss ihr in Zukunft ein Platz unter den Infectionskrankheiten angewiesen werden.

Wenn die Zahl der Opfer, welche eine Krankheit fordert, als Massstab für ihre Bedeutung zu gelten hat, dann müssen alle Krankheiten, namentlich aber die gefürchtetsten Infectionskrankheiten, Pest, Cholera u. s. w. weit hinter der Tuberculose zurückstehen. Die Statistik lehrt, dass $^1/_7$ aller Menschen an Tuberculose stirbt und dass, wenn nur die mittleren productiven Altersklassen in Betracht kommen, die Tuberculose ein Drittel derselben und oft mehr dahinrafft. Die öffentliche Gesundheitspflege hat also Grund genug, ihre Aufmerksamkeit einer so mörderischen Krankheit zu widmen, ganz abgesehen davon, dass noch andere Verhältnisse, von denen nur die Beziehungen der Tuberculose zur Perlsucht erwähnt werden sollen, das Interesse der Gesundheitspflege in Anspruch nehmen.

Da es nun zu den Aufgaben des Gesundheitsamtes gehört, die Infectionskrankheiten vom Standpunkte der Gesundheitspflege aus, also in erster Linie in Bezug auf ihre Aetiologie, zum Gegenstand von Ermittelungsarbeiten zu machen, so erschien es als eine dringende Pflicht, vor Allem über die Tuberculose eingehende Untersuchungen anzustellen.

Das Wesen der Tuberculose zu ergründen, ist schon wiederholt versucht, aber bis jetzt ohne Erfolg. Die zum Nachweis der pathogenen Microorganismen so vielfach bewährten Färbungsmethoden haben dieser Krankheit gegenüber im Stich gelassen und die zum Zwecke der Isolirung und Züchtung der Tuberkel-Virus angestellten Versuche konnten bis jetzt nicht als gelungen angesehen werden, so dass Cohnheim in der soeben erschienenen neuesten Auflage seiner Vorlesungen über allgemeine Pathologie „den directen Nachweis des tuberculösen Virus als ein bis heute noch ungelöstes Problem" bezeichnen musste.

Bei meinen Untersuchungen über die Tuberculose habe ich mich anfangs auch der bekannten Methoden bedient, ohne damit eine Aufklärung über das Wesen der Krankheit zu erlangen. Aber durch einige gelegentliche Beobachtungen wurde ich dann veranlasst, diese Methoden zu verlassen und andere Wege einzuschlagen, die schliesslich auch zu positiven Resultaten führten.

Das Ziel der Untersuchung musste zunächst auf den Nachweis von irgend welchen, dem Körper fremdartigen, parasitischen Gebilden gerichtet sein, die möglicherweise als Krankheitsursache gedeutet werden konnten. Dieser Nachweis gelang auch in der That durch ein bestimmtes Färbungsverfahren, mit Hülfe dessen in allen tuberculös veränderten Organen characteristische, bis dahin nicht bekannte Bacterien zu finden waren. Es würde zu weit führen, den Weg, auf welchem ich zu diesem neuen Verfahren gelangte, zu schildern und ich will deswegen sofort zur Beschreibung desselben übergehen.

Die Untersuchungsobjecte werden in der bekannten, für Untersuchungen auf pathogene Bacterien üblichen Weise, vorbereitet und entweder auf dem Deckglas ausgebreitet, getrocknet und erhitzt, oder nach Erhärtung in Alkohol in Schnitte zerlegt. Die Deckgläschen oder Schnitte gelangen in eine Farblösung von folgender Zusammensetzung. 200 Ccm. destillirten Wassers werden mit 1 Ccm. einer concentrirten alcoholischen Methylenblau-Lösung vermischt, umgeschüttelt und erhalten dann unter wiederholtem Schütteln noch einen Zusatz von 0,2 Ccm. einer 10% Kalilauge. Diese Mischung darf selbst nach tagelangem Stehen keinen Niederschlag geben. Die zu färbenden Objecte bleiben in derselben 20 bis 24 Stunden. Durch Erwärmen der Farblösung auf 40° C. im Wasserbade kann diese Zeit auf $^1/_2$ bis 1 Stunde abgekürzt werden. Die Deckgläschen werden hierauf mit einer concentrirten wässrigen Lösung von Vesuvin, welche vor jedesmaligem Gebrauche zu filtriren ist, übergossen und nach ein bis zwei Minuten mit destillirtem Wasser abgespült. Wenn die Deckgläschen aus dem Methylenblau kommen, sieht die ihnen anhaftende Schicht dunkelblau aus und ist stark überfärbt, durch die Behandlung mit dem Vesuvin geht die blaue Farbe derselben verloren und sie erscheint schwach braun gefärbt. Unter dem Microscop zeigen sich nun alle Bestandteile thierischer Gewebe, namentlich die Zellkerne und deren Zerfallsproducte braun, die Tubercelbacterien dagegen schön blau gefärbt. Auch alle anderen bis jetzt von mir darauf hin untersuchten Bacterien, mit Ausnahme der Leprabacillen, nehmen bei diesem Färbungsverfahren eine braune Farbe an. Der Farbencontrast zwischen dem braun gefärbten Gewebe und den blauen Tuberkelbacterien ist so auffallend, dass letztere, welche oft nur in sehr geringer Zahl vorhanden sind, trotzdem mit der grössten Sicherheit aufzufinden und als solche zu erkennen sind.

Ganz ähnlich sind die Schnitte zu behandeln. Sie werden aus der Methylenblau-Lösung in die filtrirte Vesuvinlösung gebracht, bleiben darin 15 bis 20 Minuten und werden dann in destillirtem Wasser so lange gespült, bis die blaue Farbe geschwunden und eine mehr oder weniger stark braune Tinction zurückgeblieben ist. Hiernach entwässert man sie mit Alkohol, hellt sie in Nelkenöl auf und kann sie sofort in dieser Flüssigkeit microscopisch untersuchen oder auch schliesslich in Canadabalsam einlegen. In diesen Präparaten erscheinen ebenfalls die Gewebsbestandtheile braun und die Tuberkelbacterien lebhaft blau gefärbt.

Uebrigens sind die Bacterien nicht etwa ausschliesslich mit Methylenblau zu färben, sondern sie nehmen mit Ausnahme von braunen Farbstoffen auch andere Anilinfarben unter der gleichzeitigen Einwirkung von Alkalien auf, doch fällt die Färbung bei Weitem nicht so schön aus wie mit Methylenblau. Ferner kann bei dem angegebenen Färbungsverfahren die Kalilösung durch Natron oder Ammoniak ersetzt werden, woraus zu schliessen ist, dass nicht etwa dem Kali an sich dabei eine wesentliche Rolle zufällt, sondern dass es nur auf die stark alkalische Beschaffenheit der Lösung ankommt. Dafür spricht auch, dass durch einen noch stärkeren Kalizusatz die Bacterien noch an Stellen gefärbt werden können, wo sie mit einer weniger kalihaltigen Lösung nicht mehr zum Vorschein kommen. Doch schrumpfen die Gewebstheile des Schnittpräparates und verändern sich unter dem Einfluss stärkerer Kalilösungen so sehr, dass letztere nur ausnahmsweise von Vortheil sein werden.

Die durch dieses Verfahren sichtbar gemachten Bacterien zeigen ein in mancher Beziehung eigenthümliches Verhalten. Sie haben eine stäbchenförmige Gestalt und gehören also zur Gruppe der Bacillen. Sie sind sehr dünn und ein viertel bis halb so lang als der Durchmesser eines rothen Blutkörperchens beträgt, mitunter können sie auch eine grössere Länge, bis zum vollen Durchmesser eines Blutkörperchens, erreichen. Sie besitzen in Bezug auf Gestalt und Grösse eine auffallende Aehnlichkeit mit den Leprabacillen. Doch unterscheiden sich letztere von ihnen dadurch, dass sie ein wenig schlanker und an den Enden zugespitzt erscheinen.

Auch nehmen die Leprabacillen bei dem WEIGERTschen Kernfärbungsverfahren den Farbstoff an, was die Tuberkelbacillen nicht thun. An allen den Punkten, wo der tuberculöse Process in frischem Entstehen und in schnellem Fortschreiten begriffen ist, sind die Bacillen in grosser Menge vorhanden; sie bilden dann gewöhnlich dicht zusammengedrängte und oft bündelartig angeordnete kleine Gruppen, welche vielfach im Innern von Zellen liegen und stellenweise eben solche Bilder geben, wie die in Zellen angehäuften Leprabacillen. Daneben finden sich aber auch zahlreiche freie Bacillen. Namentlich am Rande von grösseren käsigen Herden kommen fast nur Schaaren von Bacillen vor, die nicht in Zellen eingeschlossen sind.

Sobald der Höhepunkt der Tuberkeleruption überschritten ist, werden die Bacillen seltener, finden sich nur noch in kleinen Gruppen oder ganz vereinzelt am Rande des Tuberkelherdes neben schwach gefärbten und mit unter kaum noch erkennbaren Bacillen, welche vermuthlich im Absterben begriffen oder schon abgestorben sind. Schliesslich können sie ganz verschwinden, doch fehlen sie vollständig nur selten und dann auch nur an solchen Stellen, an denen der tuberculöse Process zum Stillstand gekommen ist.

Wenn in dem tuberculösen Gewebe Riesenzellen vorkommen, dann liegen die Bacillen vorzugsweise im Innern dieser Gebilde. Bei sehr langsam fortschreitenden tuberculösen Prozessen ist das Innere der Riesenzellen gewöhnlich die einzige Stätte, wo die Bacillen zu finden sind. In diesem Falle umschliesst die Mehrzahl der Riesenzellen einen oder wenige Bacillen und es macht einen überraschenden Eindruck, in weiten Strecken des Schnittpräparates immer neuen Gruppen von Riesenzellen zu begegnen, von denen fast jede einzelne in dem weiten, von braungefärbten Kernen umschlossenenen Raum ein oder zwei winzige, fast im Centrum der Riesenzelle schwebende, blaugefärbte Stäbchen enthält. Oft sind die Bacillen nur in kleinen Gruppen von Riesenzellen, selbst nur in einzelnen Exemplaren anzutreffen, während gleichzeitig viele andere Riesenzellen frei davon sind. Dann sind die bacillenhaltigen, wie aus ihrer Grösse und Lage zu schliessen ist, die jüngeren Riesenzellen, die bacillenfreien dagegen die älteren und es lässt sich annehmen, dass auch die letzteren ursprünglich Bacillen umschlossen, dass diese aber abgestorben oder in den bald zu erwähnenden Dauerzustand übergegangen sind. Nach Analogie der von WEISS, FRIEDLAENDER und LAULAMIÉ beobachteten Bildung von Riesenzellen um Fremdkörper, wie Pflanzenfasern und Strongyluseier, wird man sich das Verhältnis der Riesenzellen zu den Bacillen so vorstellen können, dass auch hier die Bacillen als Fremdkörper von den Riesenzellen eingeschlossen werden und deswegen ist selbst dann, wenn die Riesenzelle leer gefunden wird, alle übrigen Verhältnisse aber auf tuberculöse Processe deuten, die Vermuthung gerechtfertigt, dass sie früher einen oder mehrere Bacillen beherbergt hat und diese zu ihrer Entstehung Veranlassung gegeben haben.

Auch ungefärbt in unpräparirtem Zustande sind die Bacillen der Beobachtung zugänglich. Es ist dazu erforderlich, von solchen Stellen, welche bedeutende Mengen von Bacillen enthalten, z. B. von einem grauen Tuberkelknötchen aus der Lunge eines an Impftuberculose gestorbenen Meerschweinchens ein wenig Substanz unter Zusatz von destillirtem Wasser oder besser Blutserum zu untersuchen, was, um Strömungen in der Flüssigkeit zu vermeiden, am zweckmässigsten im hohlen Objectträger geschieht. Die Bacillen erscheinen dann als sehr feine Stäbchen, welche nur Molecularbewegung zeigen, aber nicht die geringste Eigenbewegung besitzen.

Unter gewissen später zu erwähnenden Verhältnissen bilden die Bacillen schon im thierischen Körper Sporen und zwar enthalten die einzelnen Bacillen mehrere, meistens 2 bis 4 Sporen von ovaler Gestalt, welche in gleichmäßigen Abständen auf die Länge des Bacillus vertheilt sind.

In Bezug auf das Vorkommen der Bacillen bei den verschiedenen tuberculösen Erkrankungen des Menschen und der Thiere konnte bis jetzt folgendes Material untersucht werden:

I) Vom Menschen: 11 Fälle von Miliartuberculose. Die Bacillen wurden in den Miliartuberkeln der Lungen niemals vermisst; oft waren allerdings in solchen Knötchen, deren Centrum keine Kernfärbung mehr annimmt, auch keine Bacillen mehr zu finden, dann waren sie aber am Rande des Tuberkels noch in kleinen Gruppen vorhanden und in jüngeren, noch nicht im Centrum verkästen Knötchen in um so grösserer Menge zu finden. Sie konnten ausser in den Lungen auch in den Miliartuberkeln der Milz, Leber und Niere nachgewiesen werden. Sehr reichlich fanden sie sich in den grauen Knötchen der Pia mater bei Meningitis basilaris. Auch die bei mehreren Fällen untersuchten verkästen Bronchialdrüsen enthielten zum Theil dichte Schwärme von Bacillen und darunter viele sporenhaltige, zum Theil in das Drüsengewebe eingebettete Tuberkel mit einer von epitheloiden Zellen umgebenen Riesenzelle im Centrum und im Innern der Riesenzelle einige Bacillen.

12 Fälle von käsiger Bronchitis und Pneumonie (in 6 Fällen Cavernenbildung). Das Vorkommen der Bacillen beschränkte sich meistens auf den Rand des käsig infiltrirten Gewebes, war daselbst aber mehrfach ein sehr reichliches. Auch im Innern der infiltrirten Lungenpartien trifft man bisweilen auf Bacillennester. Ungemein zahlreich finden sich die Bacillen in den meisten Cavernen. Die bekannten kleinen käsigen Bröckchen im Caverneninhalt bestehen fast ganz aus Bacillenmassen. Unter den Bacillen, welche in den käsig erweichten Herden und in den Cavernen sich befinden, wurden einige Male zahlreiche mit Sporen versehene angetroffen. In grösseren Cavernen kommen sie mit anderen Bacterien vermischt vor, waren aber leicht von diesen zu unterscheiden, weil bei der angegebenen Färbungsmethode nur die Tuberkelbacillen die blaue Tinction behalten, die anderen Bacterien, wie schon erwähnt wurde, eine braune Farbe annehmen.

1 Fall von solitärem, mehr als haselnussgrossen Tuberkel des Gehirns. Die käsige Masse des Tuberkels war von einem zellenreichen Gewebe eingeschlossen, in welches viele Riesenzellen sich eingebettet fanden. Die meisten Riesenzellen enthielten keine Parasiten, aber stellenweise traf man Gruppen von Riesenzellen, von denen jede einen oder auch zwei Bacillen enthielt.

2 Fälle von Darmtuberculose. In den Tuberkelknötchen, welche sich um die Darmgeschwüre gruppirten, konnten die Bacillen besonders gut nachgewiesen werden und zwar fanden sie sich auch hier wieder vorzugsweise zahlreich in den jüngsten und kleinsten Knötchen. In den zu diesen beiden Fällen gehörigen Mesenterialdrüsen waren die Bacillen ebenfalls in grosser Menge vorhanden.

3 Fälle von frisch exstirpirten scrophulösen Drüsen. Nur in zweien derselben konnten in Riesenzellen eingeschlossene Bacillen nachgewiesen werden.

4 Fälle von fungöser Gelenksentzündung. In zwei Fällen wurden ebenfalls nur in vereinzelten kleinen Gruppen von Riesenzellen Bacillen gefunden.

II) Von Thieren: 10 Fälle von Perlsucht mit verkalkten Knoten in den Lungen, mehrfach auch im Peritoneum und einmal am Pericardium. In sämmtlichen Fällen fanden sich die Bacillen und zwar vorwiegend im Innern von Riesenzellen, welche in dem die kalkigen Massen umschliessenden Gewebe sich befinden. Die Vertheilung der Bacillen ist meistens eine so gleichmässige, dass unter zahlreichen Riesenzellen kaum eine zu finden ist, welche nicht einen oder mehrere, mitunter bis zu 20 Bacillen umschliesst. In einem dieser Fälle konnten die Bacillen zugleich in den Bronchialdrüsen und in einem zweiten in den Mesenterialdrüsen nachgewiesen werden.

3 Fälle, in denen die Lungen von Rindern nicht die bekannten verkalkten, mit höckeriger Oberfläche versehenen Knoten der gewöhnlichen Perlsucht, sondern glattwandige, mit dickbreiiger, käseartiger Masse gefüllte kuglige Knoten enthielten. Gewöhnlich wird diese Form nicht zur Tuberculose gerechnet, sondern als eine Bronchiectasis aufgefasst. Auch in der Umgebung dieser Knoten fanden sich Riesenzellen und in diesen die Tuberkelbacillen.

Eine verkäste Hals-Lymphdrüse vom Schwein enthielt ebenfalls die Bacillen.

In den Organen eines an Tuberculose gestorbenen Huhnes und zwar sowohl in den Tuberkelknoten des Knochenmarks, als in den eigenthümlichen grossen Knoten des Darms, der Leber und Lunge befanden sich grosse Mengen von Tuberkelbacillen.

Von 3 spontan an Tuberculose gestorbenen Affen wurden die mit unzähligen Knötchen durchsetzten Lungen, Milz, Leber, Netz und die verkästen Lymphdrüsen untersucht und überall in den Knötchen oder deren nächsten Umgebung die Bacillen gefunden.

Von spontan erkrankten Thieren kamen noch 9 Meerschweinchen und 7 Kaninchen zur Untersuchung, welche ebenfalls sämmtlich in den Tuberkelknötchen die Bacillen aufwiesen.

Ausser diesen Fällen von spontaner Tuberculose stand mir noch eine nicht unbedeutende Zahl von Thieren zur Verfügung, welche durch Impfung mit den verschiedensten tuberculösen Substanzen inficirt waren, nämlich mit grauen und verkästen Tuberkeln menschlicher Lungen, mit Sputum von Phthisikern, mit Tuberkelmassen von spontan erkrankten Affen, Kaninchen und Meerschweinchen, mit Massen aus verschiedenen sowohl verkalkten, als auch käsigen perlsüchtigen Rinderlungen und schliesslich auch durch Weiterimpfung der in dieser Weise erhaltenen tuberculösen Affectionen. Die Zahl der so inficirten Thiere belief sich auf 172 Meerschweinchen, 32 Kaninchen und 5 Katzen. Der Nachweis der Bacillen mußte sich in der Mehrzahl dieser Fälle auf die Untersuchung der immer in grosser Menge vorhandenen Tuberkelknötchen der Lungen beschränken. In diesen wurden die Bacillen nicht ein einziges Mal vermisst; oft waren sie ausserordentlich zahlreich, mitunter auch sporenhaltig, aber nicht selten waren sie in den angefertigten Präparaten auch nur in wenigen, jedoch unzweifelhaften Exemplaren aufzufinden.

Bei der Regelmässigkeit des Vorkommens der Tuberkelbacillen muß es auffallend erscheinen, dass sie bisher von Niemandem gesehen sind. Doch erklärt sich dies daraus, dass die Bacillen ausserordentlich kleine Gebilde und meistens so spärlich an Zahl sind, namentlich wenn sich ihr Vorkommen auf das Innere der Riesenzellen beschränkt, dass sie schon aus diesem Grunde ohne ganz besondere Farbenreactionen dem aufmerksamsten Beobachter entgehen müssen. Wenn sie sich aber auch in grösseren Mengen beisammen finden, sind sie mit feinkörnigem Detritus in einer Weise untermengt und dadurch verdeckt, dass auch dann ihr Erkennen im höchsten Grade erschwert ist.

Uebrigens existiren einige Angaben über Befunde von Microorganismen in tuberculös veränderten Geweben. So erwähnt Schüller in seiner Schrift über scrophulöse und tuberculöse Gelenkleiden, daß er constant Micrococcen gefunden habe. Zweifellos muss es sich dabei, ebenso wie bei den von Klebs in Tuberkeln gefundenen kleinsten beweglichen Körnchen um etwas anderes, als die von mir gesehenen Tuberkelbacillen, welche unbeweglich und stäbchenförmig sind, gehandelt haben. Ferner hat Aufrecht, wie er in dem ersten Heft seiner pathologischen Mittheilungen berichtet, unter einer Anzahl von Kaninchen, welche er mit perlsüchtigen oder tuberculösen Substanzen inficirt hatte, bei drei von diesen Thieren im Centrum der Tuberkelknötchen neben zwei verschiedenen Micrococcusarten auch kurze stäbchenförmige Gebilde gefunden, deren Längsdurchmesser den Querdurchmesser nur um die Hälfte übertraf. Die Tuberkelbacillen sind aber mindestens 5 Mal so lang als dick, oft noch viel länger im Verhältnis zur Dicke, ausserdem kommen sie bei reiner Tuberculose niemals mit Micrococcen oder anderen Bacterien vermengt im Tuberkel vor. Es ist deswegen ausserordentlich unwahrscheinlich, dass Aufrecht die wirklichen Tuberkelbacillen gesehen hat; wäre es der Fall, dann hätte er auch in menschlichen Tuberkeln und in der Perlsuchtlunge die Bacillen nachweisen müssen und es hätte ihm das auffallende Verhältnis zwischen Bacillen und Riesenzellen nicht entgehen können.

Auf Grund meiner zahlreichen Beobachtungen halte ich es für erwiesen, dass bei allen tuberculösen Affectionen des Menschen und der Thiere constant die von mir als Tuberkelbacillen bezeichneten und durch characteristische Eigenschaften von allen anderen Microorganismen sich unterscheidenden Bacterien vorkommen. Aus diesem Zusammentreffen von tuberculöser Affection und Bacillen folgt indessen noch nicht, dass diese beiden Erscheinungen in einem ursächlichen Zusammenhange stehen, obwohl ein nicht geringer Grad von Wahrscheinlichkeit für diese Annahme sich aus dem Umstande ergiebt, dass die Bacillen sich vorzugsweise da finden, wo der tuberculöse Process im Entstehen oder Fortschreiten begriffen ist, und dort verschwinden, wo die Krankheit zum Stillstand kommt.

Um zu beweisen, dass die Tuberculose eine durch die Einwanderung der Bacillen veranlasste und in erster Linie durch das Wachsthum und die Vermehrung derselben bedingte parasitische Krankheit sei, mussten die Bacillen vom Körper isoliert, in Reinculturen so lange fortgezüchtet werden, bis sie von jedem etwa noch anhängenden, dem thierischen Organismus entstammenden Krankheitsprodukt befreit sind, und schliesslich durch die Uebertragung der isolirten Bacillen auf Thiere dasselbe Krankheitsbild der Tuberculose erzeugt werden, welches erfahrungsgemäss durch Impfung mit natürlich entstandenen Tuberkelstoffen erhalten wird.

Mit Uebergehung der vielen Vorversuche, welche zur Lösung dieser Aufgabe dienten, soll auch hier wieder die fertige Methode geschildert werden. Das Princip derselben beruht auf der Verwerthung eines festen durchsichtigen Nährbodens, welcher auch bei Bruttemperatur seine feste Consistenz behält. Die Vortheile dieser von mir in die Bacterienforschung eingeführten Methode der Reincultur habe ich in einer früheren Publication ausführlich auseinandergesetzt. Dass durch dieselbe die Lösung der gewiss nicht einfachen Aufgabe, die Tuberkelbacillen rein zu cultiviren, erreicht wurde, ist mir ein neuer Beweis für die Leistungsfähigkeit dieser Methode.

Serum von Rinder- oder Schafblut, welches möglichst rein gewonnen ist, wird in durch Wattepfropf verschlossene Reagensgläschen gefüllt und sechs Tage hindurch täglich eine Stunde lang auf 58° C. erwärmt. Durch dieses Verfahren gelingt es, wenn auch nicht immer, so doch in den meisten Fällen, das Serum vollkommen zu sterilisiren. Dann wird es auf 65° C. mehrere Stunden hindurch und zwar so lange erwärmt, bis es eben erstarrt und fest geworden ist. Das Serum erscheint nach dieser Behandlung als eine bernsteingelbe, vollkommen durchscheinende oder nur schwach opalescirende, fest gallertartige Masse und darf, wenn es sich mehrere Tage lang in Bruttemperatur befindet, nicht die geringste Entwicklung von Bacteriencolonien zeigen. Geht die Erhitzung über 75° hinaus, oder dauert sie zu lange, dann wird das Serum undurchsichtig. Um eine große Fläche zur Anlage der Culturen zu erhalten, läßt man das Serum bei einer möglichst geneigten Lage der Reagensgläser erstarren. Für solche Culturen, welche der unmittelbaren microscopischen Untersuchung zugänglich gemacht werden sollen, wird das Serum in flachen Uhrgläschen oder in hohlen Glasklötzchen zum Erstarren gebracht.

Auf dieses erstarrte Blutserum, welches einen durchsichtigen, bei Bruttemperatur fest bleibenden Nährboden bildet, werden die tuberculösen Substanzen und zwar in folgender Weise gebracht.

Der einfachste Fall, in welchem das Experiment fast ohne Ausnahme gelingt, ist gegeben, wenn ein soeben an Tuberculose gestorbenes, oder ein zu diesem Zwecke getödtetes tuberculöses Thier zur Verfügung steht. Zuerst wird die Haut mit kurz vorher ausgeglühten Instrumenten über Brust und Bauch zur Seite gelegt. Mit einer ebenfalls geglühten Scheere und Pincette werden alsdann die Rippen in der Mitte durchschnitten, die Vorderwand des Brustkorbes, ohne dass die Bauchhöhle dabei eröffnet wird, entfernt, so dass die Lungen zu einem grossen Theil freigelegt sind. Die Instrumente sind nun nochmals mit anderen eben desinficirten zu vertauschen, einzelne Tuberkelknötchen oder Partikelchen derselben von der Grösse eines Hirsekornes mit der Scheere schnell aus dem Lungengewebe herauszupräpariren und sofort mit einem kurz vorher ausgeglühten, in einem Glasstab eingeschmolzenen Platindraht in das Reagensglas auf die Fläche des erstarrten Blutserum zu übertragen. Selbstverständlich darf der Wattepfropf nur möglichst kurze Zeit gelüftet werden. In dieser Weise werden eine Anzahl Reagensgläser, etwa sechs bis zehn an der Zahl mit Tuberkelsubstanz versehen, weil selbst bei der vorsichtigsten Manipulation nicht alle Gläser frei von zufälligen Verunreinigungen bleiben.

Lymphdrüsen, die in beginnender Verkäsung sich befinden, eignen sich ebenso gut zu diesem Experiment, wie Lungentuberkel; weniger gut dagegen der Eiter aus geschmolzenen Lymphdrüsen, welcher meistens nur sehr wenige oder gar keine Bacillen enthält.

Schwieriger ist die Cultur der Bacillen unmittelbar aus menschlichen tuberculösen Organen, oder aus perlsüchtiger Lunge. Ich habe Objecte dieser Art, deren Entnahme aus dem Körper ich nicht selbst mit den vorher erwähnten Vorsichtsmassregeln besorgen konnte, sorgfältig und wiederholt mit Sublimatlösung abgewaschen, dann die oberflächlichen Schichten mit geglühten Instrumenten abgetragen und die Impfsubstanz aus einer Tiefe genommen, von der sich erwarten liess, dass Fäulnissbacterien bis dahin noch nicht gedrungen sein konnten.

Die in der geschilderten Weise mit Tuberkelsubstanz versehenen Reagensgläschen kommen in den Brutapparat und müssen dauernd bei einer Temperatur von 37 bis 38° C. gehalten werden. In der ersten Woche ist keine merkliche Veränderung zu bemerken. Tritt eine solche ein und bilden sich schon in den ersten Tagen etwa von der Impfsubstanz ausgehend oder gar entfernt von derselben schnell um sich greifende Bacterienwucherungen, die sich gewöhnlich als weisse, graue oder gelbliche Tropfen, oft auch unter Verflüssigung des festen Blutserum, zu erkennen geben, so handelt es sich um Verunreinigungen, und das Experiment ist missglückt.

Die aus dem Wachsthum der Tuberkelbacillen hervorgehenden Culturen erscheinen dem unbewaffneten Auge zuerst in der zweiten Woche nach der Aussaat, gewöhnlich erst nach dem zehnten Tage, als sehr kleine Pünktchen und trocken aussehende Schüppchen, welche, je nachdem die Tuberkelmasse bei der Aussaat mehr oder weniger zerquetscht und durch reibende Bewegungen mit einer grösseren Fläche des Nährbodens in Berührung gebracht wurde, das ausgelegte Tuberkelstückchen in geringerem oder weiterem Umkreise umlagern. Wenn sich nur sehr wenige Bacillen in dem Aussaatmaterial befanden, dann gelingt es kaum, die Bacillen aus dem Gewebe frei zu machen und unmittelbar auf den Nährboden zu bringen, in diesem Falle entwickeln sich ihre Colonien im Innern des ausgelegten Gewebsstückchens und man sieht, wenn dasselbe transparent genug ist, z. B. in Stückchen, welche scrophulösen Drüsen entnommen sind, bei durchfallendem Licht dunklere, bei auffallendem Licht dagegen weisslich erscheinende Punkte auftreten. Mit Hülfe einer schwachen, ungefähr 30 bis 40fachen Vergrösserung sind die Bacillencolonien schon gegen Ende der ersten Woche wahrzunehmen. Sie erscheinen als sehr zierliche, spindelförmige und meistens S-förmige, aber auch in anderen ähnlichen Figuren gekrümmte Gebilde, welche, wenn sie am Deckglas ausgebreitet, gefärbt und mit starken Vergrösserungen untersucht werden, nur aus den bekannten äusserst feinen Bacillen bestehen. Bis zu einem gewissen Grade schreitet im Laufe von drei bis vier Wochen das Wachsthum dieser Colonien fort, sie vergrössern sich zu platten, den Umfang eines Mohnkornes meistens nicht erreichenden, schuppenartigen Stückchen, welche dem Nährboden lose aufliegen, niemals selbstständig in denselben eindringen, oder ihn verflüssigen. Die Colonie der Bacillen bildet ausserdem eine so compakte Masse, dass das kleine Schüppchen von dem starren Blutserum mit einem Platindraht im Zusammenhang leicht abgehoben und nur unter Anwendung eines gewissen Druckes zerbröckelt werden kann. Das überaus langsame Wachsthum, welches nur bei Bruttemperatur zu erreichen ist, die eigenthümliche schuppenartige trockene und feste Beschaffenheit dieser Bacillencolonieen findet sich bei keiner anderen bis jetzt bekannten Bacterienart wieder, so dass eine Verwechslung der Culturen von Tuberkelbacillen mit denjenigen anderer Bacterien unmöglich und schon bei nur geringer Uebung nichts leichter ist, als zufällige Verunreinigungen der Culturen sofort zu erkennen. Das Wachsthum der Colonien ist, wie gesagt, nach einigen Wochen beendigt und eine weitere Vergrösserung tritt wahrscheinlich aus dem Grunde nicht ein, weil die Bacillen jeder Eigenbewegung entbehren und nur durch den Wachsthumsprocess selbst auf dem Nährboden verschoben werden, was bei der langsamen Vermehrung der Bacillen natürlich nur in sehr geringen Dimensionen erfolgen kann. Um nun eine solche Cultur im Gange zu erhalten, muss sie einige Zeit nach der ersten Aussaat, ungefähr nach 10 bis 14 Tagen auf einen neuen Nährboden übertragen werden. Dies geschieht so, dass einige Schüppchen mit dem geglühten Platindraht abgenommen und in ein frisches mit sterilisirtem, erstarrten Blutserum versehenes Reagensglas übertragen, daselbst auf dem Nährboden zerdrückt und möglichst ausgebreitet werden. Es entstehen dann in dem gleichen Zeitraum wieder schuppenartige, trockene Massen, welche zusammenfliessen und je nach der Ausdehnung der Aussaat einen mehr oder weniger grossen Theil der Blutserumfläche überziehen. In dieser Weise werden die Culturen fortgesetzt.

Die Tuberkelbacillen lassen sich auch noch auf anderen Nährsubstraten kultiviren, wenn letztere ähnliche Eigenschaften wie das erstarrte Blutserum besitzen. So wachsen sie beispielsweise auf einer mit Agar-Agar bereiteten, bei Brutwärme hart bleibenden Gallerte, welche einen Zusatz von Fleischinfus und Pepton erhalten hat. Doch bilden sie auf dem Nährboden nur unförmliche kleine Brocken, niemals so characteristische Vegetationen, wie auf dem Blutserum.

Ursprünglich habe ich die Tuberkelbacillen nur aus den Lungentuberkeln von Meerschweinchen kultivirt, die mit tuberculösen Substanzen inficirt waren. Die aus verschiedenen Quellen abstammenden Culturen hatten also eine Art Zwischenstufe, den Körper des Meerschweinchens, zu passiren. Hierbei hätte es aber, ebenso wie bei der Uebertragung einer Cultur von einem Reagensglas in ein anderes, leicht zu Irrthümern kommen können, wenn zufällig andere Bacterien mit verimpft wurden oder wenn etwa bei den Versuchsthieren, was garnicht selten ist, spontane Tuberculose auftritt. Um diese Fehlerquellen zu vermeiden, bedurfte es besonderer Massregeln, welche sich aus den Beobachtungen über das Verhalten der diese Versuche am meisten gefährdenden spontanen Tuberculose ergaben. Unter hunderten von eben angekauften Meerschweinchen, welche gelegentlich anderer Versuche zur Section kamen, habe ich nicht ein einziges tuberculöses gefunden. Die spontane Tuberculose kam immer nur vereinzelt und niemals vor Ablauf von drei Monaten vor, nachdem die Thiere sich mit tuberculös inficirten in dem nämlichen Raume befunden hatten. Bei Thieren, welche spontan tuberculös erkrankt waren, fanden sich ausnahmslos die Bronchialdrüsen ungemein vergrössert und eitrig geschmolzen, meistens auch in der Lunge ein grosser käsiger Heerd mit weit vorgeschrittenem Zerfall im Centrum, so dass es einige Male ganz wie in menschlichen Lungen zu ächter Cavernenbildung gekommen war. Die Tuberkelentwicklung in den Unterleibsorganen war hinter derjenigen in den Lungen weit zurück. Die Schwellung der Bronchialdrüsen und der Beginn des Processes in den Athmungsorganen lassen keinen Zweifel darüber, dass die spontane Tuberculose dieser Thiere eine Inhalationstuberculose ist, welche aus der Aufnahme einiger weniger oder möglicherweise nur eines einzelnen Infectionskeimes entstanden ist und deswegen sehr langsam verläuft. Ganz anders verhält sich die Impftuberculose. Die Impfstelle befand sich bei den Thieren am Bauch, in der Nähe der Inguinaldrüsen. Diese schwollen auch zuerst an und gaben damit ein frühes und untrügliches Kennzeichen für das Gelingen der Impfung. Die Tuberculose verlief, weil von vornherein eine grössere Menge des Infectionsstoffes einverleibt wurde, unvergleichlich schneller als die spontane Tuberculose, und bei der Section dieser Thiere wurden die Milz und Leber stärker tuberculös verändert gefunden, als die Lunge. Es ist deswegen durchaus nicht schwierig, die spontane Tuberculose von der Impftuberculose bei den Versuchstieren zu unterscheiden. Mit Berücksichtigung aller dieser Verhältnisse liesse sich wohl annehmen, dass, wenn mehrere eben angekaufte Meerschweinchen in gleicher Weise und mit dem gleichen Material geimpft und von anderen Thieren getrennt in einem besonderen Käfig gehalten wurden, und dann sämmtlich gleichzeitig und schon nach kurzer Frist in der geschilderten, für Impftuberculose characteristischen Weise erkrankten, dass dann die Entstehung der Tuberculose nur auf die Wirkung der verimpften Substanz zurück zu führen ist. In der angedeuteten Weise wurde denn auch verfahren und unter allen Cautelen (vorhergehende Desinfection der Impfstelle, Benutzung von kurz vorher geglühten Instrumenten) mit der auf ihre Virulenz zu prüfenden Substanz jedesmal vier bis sechs Meerschweinchen geimpft. Der Erfolg war ein durchweg gleichmässiger; bei sämmtlichen Thieren, welche mit frischen tuberkelbacillenhaltigen Massen geimpft wurden, war die kleine Impfwunde fast immer schon am folgenden Tage verklebt, sie blieb etwa acht Tage lang unverändert, dann bildete sich ein Knötchen, welches sich entweder vergrösserte ohne aufzubrechen oder, was meistens der Fall war, sich in ein flaches trockenes Geschwür verwandelte. Schon nach 2 Wochen waren die auf der Seite der Impfwunde gelegenen Leistendrüsen, bisweilen auch die Achseldrüsen, bis zur Erbsengrösse geschwollen. Von da ab magerten die Thiere schnell ab und starben nach vier bis sechs Wochen oder wurden, um jede Combination mit etwa später eintretender spontaner Tuberculose auszuschließen, getödtet. In den Organen aller dieser Thiere, und zwar vorzugsweise in der Milz und Leber, fanden sich die bei Meerschweinchen so sehr characteristischen, bekannten tuberculösen Veränderungen. Dass in der That bei dieser Versuchsanordnung die Infection der Meerschweinchen nur durch die verimpften Substanzen bewirkt wurde, geht auch noch daraus hervor, dass in mehreren Versuchsreihen mit Impfung einer scrophulösen Drüse, fungöser Massen von einem Gelenk, in welchen beiden Fällen keine Tuberkelbacillen aufgefunden werden konnten, ferner nach Verimpfung von Lungentuberkeln eines Affen, welche 2 Monate lang trocken und mit eben solchen, welche einen Monat lang in Alcohol aufbewahrt gewesen waren, auch nicht ein einziges von den geimpften Thieren erkrankte, während die mit bacillenhaltigen Massen geimpften ausnahmslos vier Wochen nach der Impfung schon hochgradig tuberculös waren.

Von solchen Meerschweinchen, welche durch Impfung mit Tuberkeln aus der Affenlunge, mit Miliartuberkeln aus Gehirn und Lunge vom Menschen, mit käsigen Massen aus phthisischer Lunge, mit Knoten aus den Lungen und vom Peritoneum perlsüchtiger Rinder inficirt waren, wurden nun in der früher geschilderten Weise Culturen der Tuberkelbacillen ausgeführt. Es stellte sich heraus, dass ebenso wie das Krankheitsbild, welches die aufgezählten verschiedenen Substanzen beim Meerschweinchen hervorrufen, immer das gleiche ist, so auch die erhaltenen Bacillenculturen sich nicht im Geringsten von einander unterscheiden. Im Ganzen wurden 15 solcher Reinculturen von Tuberkelbacillen gemacht, und zwar 4 von Meerschweinchen, welche mit Affentuberculose inficirt waren, 4 von mit Perlsucht, 7 von mit menschlichen tuberculösen Massen inficirten Meerschweinchen.

Um aber auch jeden Einwand auszuschliessen, dass durch die vorhergehende Verimpfung der tuberculösen Massen auf Meerschweinchen eine Aenderung in der Natur der Bacillen, möglicherweise ein Gleichwerden der bis dahin verschiedenen Organismen bewirkt sei, wurde versucht, die Tuberkel-Bacillen unmittelbar aus den spontan tuberculös erkrankten Organen von Menschen und Thieren zu cultiviren.

Dieser Versuch gelang mehrfach, und es wurden Reinculturen erhalten aus zwei menschlichen Lungen mit Miliartuberkeln, aus einer eben solchen mit käsiger Pneumonie, zweimal aus dem Inhalt von kleinen Cavernen phthisischer Lungen, einmal aus verkästen Mesenterialdrüsen und zweimal aus frisch exstirpirten scrophulösen Drüsen, ferner zweimal aus perlsüchtiger Rinderlunge und dreimal aus den Lungen von spontan an Tuberculose erkrankten Meerschweinchen. Auch diese Culturen glichen einander vollkommen und ebenso denen, welche auf dem Umwege der Verimpfung auf Meerschweinchen erhalten waren, so dass an der Identität der bei den verschiedenen tuberculösen Processen vorkommenden Bacillen nicht gezweifelt werden kann. In Bezug auf diese Reinculturen habe ich noch zu erwähnen, dass Klebs, Schüller und Toussaint ebenfalls Microorganismen aus tuberculösen Massen gezüchtet haben. Alle drei Forscher fanden, dass die Culturflüssigkeiten nach der Infection mit Tuberkelstoff schon nach zwei bis drei Tagen sich trübten und zahlreiche Bacterien enthielten. Bei den Versuchen von Klebs traten schnell bewegliche kleine Stäbchen auf, Schüller und Toussaint erhielten Micrococcen. Ich habe mich wiederholt davon überzeugt, dass die Tuberkelbacillen in

Flüssigkeiten nur sehr kümmerlich wachsen, dieselben auch niemals trübe machen, weil sie ganz unbeweglich sind, und wenn ein Wachsthum stattfindet, dies sich erst im Verlauf von drei bis vier Wochen zu erkennen giebt. Die genannten Forscher müssen es daher mit anderen Organismen als mit den Tuberkelbacillen zu thun gehabt haben.

Bis dahin war durch meine Untersuchungen also festgestellt, dass das Vorkommen von characteristischen Bacillen regelmässig mit Tuberculose verknüpft ist, und dass diese Bacillen sich aus tuberculösen Organen gewinnen und in Reinculturen isoliren lassen. Es blieb nunmehr noch die wichtige Frage zu beantworten, ob die isolirten Bacillen, wenn sie dem Thierkörper wieder einverleibt werden, den Krankheitsprocess der Tuberculose auch wieder zu erzeugen vermögen.

Um bei der Lösung dieser Frage, in welcher der Schwerpunkt der ganzen Untersuchung über das Tuberkelvirus liegt, jeden Irrthum auszuschliessen, wurden möglichst verschiedene Reihen von Experimenten angestellt, welche wegen der Bedeutung der Sache einzeln aufgezählt werden sollen.

Zunächst wurden Versuche mit einfacher Verimpfung der Bacillen in der früher geschilderten Weise angestellt.

1. Versuch. Von sechs eben angekauften und in einem und demselben Käfig gehaltenen Meerschweinchen wurden vier am Bauch mit Bacillen-Cultur geimpft, welche aus menschlichen Lungen mit Miliartuberkeln gewonnen und 54 Tage lang in fünf Umzüchtungen cultivirt waren. Zwei Thiere blieben ungeimpft. Bei den geimpften Thieren schwollen nach 14 Tagen die Inguinaldrüsen, die Impfstellen verwandelten sich in ein Geschwür und die Thiere magerten ab. Nach 32 Tagen starb eines der geimpften Thiere. Nach 35 Tagen wurden die übrigen getödtet. Die geimpften Meerschweinchen, sowohl das spontan gestorbene, als die drei getödteten, wiesen hochgradige Tuberculose der Milz, Leber und Lungen auf; die Inguinaldrüsen waren stark geschwollen und verkäst, die Bronchialdrüsen wenig geschwollen. Die beiden nicht geimpften Thiere zeigten keine Spur von Tuberculose in den Lungen, der Leber oder Milz.

2. Versuch. Von acht Meerschweinchen wurden 6 mit Bacillen-Cultur geimpft, welche aus der tuberculösen Lunge eines Affen abstammend 95 Tage lang in acht Umzüchtungen cultivirt war. Zwei Thiere blieben zur Controle ungeimpft. Der Verlauf war genau derselbe, wie im ersten Versuch. Die 6 geimpften Thiere wurden bei der Section hochgradig tuberculös, die beiden ungeimpften gesund gefunden, als sie nach 32 Tagen getödtet wurden.

3. Versuch. Von 6 Meerschweinchen wurden 5 mit Cultur geimpft, die von perlsüchtiger Lunge herrührte, 72 Tage alt und 6 mal umgezüchtet war. Die 5 geimpften Thiere zeigten sich, als nach 34 Tagen sämmtliche Thiere getödtet wurden, tuberculös, das ungeimpfte gesund.

4. Versuch. Eine Anzahl Thiere (Mäuse, Ratten, Igel, ein Hamster, Tauben, Frösche). über deren Empfänglichkeit für Tuberculose noch nichts bekannt ist, wurden mit Cultur geimpft, welche von tuberculöser Lunge eines Affen gewonnen und 113 Tage lang ausserhalb des Thierkörpers fortgezüchtet war. 4 Feldmäuse, welche 53 Tage nach der Impfung getödtet wurden, hatten zahlreiche Tuberkelknötchen in der Milz, Leber und Lunge, ebenso verhielt sich ein gleichfalls 53 Tage nach der Impfung getödteter Hamster.

In diesen 4 ersten Versuchsreihen hatte die Verimpfung von Bacillen-Culturen am Bauch der Versuchsthiere also eine ganz genau ebenso verlaufende Impftuberculose hervorgebracht, wie wenn frische tuberculöse Substanzen verimpft gewesen wären.

In den nächstfolgenden Versuchen wurde die Impfsubstanz in die vordere Augenkammer von Kaninchen gebracht, um zu erfahren, ob auch bei dem so modificirten Impfverfahren das künstlich cultivierte Tuberkelvirus denselben Effect haben würde, wie das natürliche.

5. Versuch. Drei Kaninchen erhielten ein kleines Bröckchen einer Cultur (von käsiger Pneumonie menschlicher Lunge abstammend und 89 Tage lang fortgezüchtet) in die vordere Augenkammer. Es entwickelte sich schon nach wenigen Tagen eine intensive Iritis, die Hornhaut wurde bald trübe und gelbgrau gefärbt. Die Thiere magerten sehr schnell ab, wurden nach 25 Tagen getödtet und ihre Lungen von zahllosen Tuberkelknötchen durchsetzt gefunden.

6. Versuch. Von 3 Kaninchen erhält eines eine Injection von reinem Blutserum in die vordere Augenkammer, die beiden anderen eine Injection mit dem nämlichen Blutserum, mit welchem aber einige Bröckchen von einer Cultur (aus Perlsuchtlungen abstammend und 91 Tage lang fortgezüchtet) verrieben sind. Bei den beiden letzten Kaninchen traten dieselben Erscheinungen wie im vorigen Versuch ein. Schnell verlaufende Iritis und Trübung der Cornea. Nach 28 Tagen werden die Thiere getödtet. Das erste mit reinem Blutserum injicirte Kaninchen

ist vollkommen gesund, die Lungen der beiden andern Thiere sind mit unzähligen Tuberkelknötchen gleichsam überschüttet.

7. Versuch. Von 4 Kaninchen erhält das erste reines Blutserum in die vordere Augenkammer, dem zweiten wird die Kanüle der Spritze, welche Blutserum mit Zusatz von Bacillen-Cultur (von Affentuberculose abstammend, 132 Tage lang fortgezüchtet) enthält, in die vordere Augenkammer geführt, der Stempel aber nicht bewegt, so dass nur eine minimale Menge der Flüssigkeit in den Humor aq. gelangen kann. Dem 3. und 4. Kaninchen werden von dem mit der Bacillen-Cultur versetzten Blutserum mehrere Tropfen in die vordere Augenkammer injicirt. Bei den beiden letzten Thieren entwickelt sich wieder Iritis, Panophthalmitis und es folgt sehr schnelle Abmagerung.

Bei dem zweiten Kaninchen dagegen bleibt das Auge anfangs unverändert, aber im Verlauf der 2. Woche entstehen einzelne weissgelbliche Knötchen auf der Iris in der Nähe der Einstichstelle und es entwickelt sich von da ausgehend eine regelrechte Iristuberculose. Auf der Iris entstehen immer neue Knötchen, sie faltet sich, allmälig trübt sich dann die Cornea und die weiteren Veränderungen entziehen sich der Beobachtung. Nach 30 Tagen werden diese vier Thiere getödtet. Das erste ist vollkommen gesund, beim zweiten finden sich ausser den erwähnten Veränderungen am Auge, die Lymphdrüsen am Kiefer und neben der Ohrwurzel geschwollen und von gelbweissen Herden durchsetzt, die Lungen und übrigen Organe sind noch frei von Tuberculose. Die beiden letzten Kaninchen haben wieder unzählige Tuberkeln in den Lungen.

8. Versuch. 6 Kaninchen werden mit Cultur, welche von menschlicher Lunge mit Miliartuberkeln abstammt und 105 Tage lang fortgezüchtet ist, in derselben Weise wie im vorhergehenden Versuch, das zweite Thier nur durch Einstich in die vordere Augenkammer ohne Injection, inficirt. Es entwickelt sich bei allen 6 Thieren Iristuberculose, bei einigen auch eine über die Nachbarschaft der Impfstelle sich langsam ausbreitende Infiltration der Conjunctiva mit Tuberkelknötchen.

Das Resultat dieser Versuche mit Impfung in die vordere Augenkammer war, wenn möglichst geringe Mengen von Tuberkelbacillen eingeführt wurden, ein ganz dem von Cohnheim, Salomonsen und Baumgarten erhaltenen entsprechendes.

Ich begnügte mich damit aber noch nicht, sondern stellte noch fernere Versuche an mit Injection der Bacillen-Culturen in die Bauchhöhle oder direct in den Blutstrom und suchte schliesslich auch noch solche Thiere, deren Infection mit Tuberculose nicht leicht gelingt, durch den künstlich gezüchteten Infectionsstoff tuberculös zu machen.

9. Versuch. Von zwölf Meerschweinchen erhielten zehn Blutserum, welches mit Bacillen-Cultur (von Affentuberculose abstammend und 142 Tage gezüchtet) versetzt war, in die Bauchhöhle injicirt. Dem elften wurde reines Blutserum in die Bauchhöhle injicirt und das zwölfte, welches eine ganz frische, bedeutende Bisswunde am Bauch hatte, blieb ohne Einspritzung.

Von den Thieren, welche die Injection erhalten hatten, starb je eins nach 10, 13, 16, 17, 18 Tagen. Die übrigen wurden am 25. Tage nebst den Controlthieren getödtet. Bei dem zuerst gestorbenen war das grosse Netz stark verdickt zusammengeballt und mit einer derben gelblichweissen Masse infiltrirt. Unter dem Microscop stellte sich diese Masse als aus zahllosen Tuberkelbacillen bestehend heraus, welche fast sämmtlich mit sehr deutlichen Sporen versehen waren. Die später gestorbenen resp. getödteten Thiere dieser Reihe hatten, ausser der Infiltration des Netzes, bereits Tuberkeleruptionen in Milz und Leber. Die Controlthiere wurden vollkommen gesund befunden.

10. Versuch. Eine Anzahl weisser Ratten war zwei Monate lang fast ausschliesslich mit den Leichen tuberculöser Thiere gefüttert. Von Zeit zu Zeit wurde eine Ratte getödtet und untersucht. Einige Male wurden vereinzelte kleine graue Knötchen in den Lungen dieser Thiere gefunden, die meisten waren ganz gesund geblieben. Auch einfache Impfungen mit tuberculösen Substanzen und mit Culturen aus denselben hatten keinen Effect bei diesen Thieren gehabt, obwohl sie wiederholt versucht wurden. Nachdem die Fütterung mit tuberculösen Massen mehrere Wochen aufgehört hatte, erhielten 5 von diesen Ratten eine Injection mit Bacillen-Cultur (von Affentuberculose und 142 Tage gezüchtet) in die Bauchhöhle. Fünf Wochen später wurden dieselben getödtet und in den Lungen, sowie in der stark vergrösserten Milz dieser Thiere, zahllose Tuberkelknötchen gefunden. Dieser Versuch ist nicht rein, weil die Fütterung mit tuberculösen Massen vorhergegangen war, aber ich erwähne ihn deshalb, weil es gelungen war, bei Ratten, welche allen Infectionsstoffen gegenüber sich mindestens

ebenso resistent verhalten wie Hunde, durch die Injection der Bacillen-Culturen eine regelrechte Tuberculose zu erzeugen.

11. Versuch. Von 12 Kaninchen erhielten 2 einen halben Ccm. reinen Blutserums in die Ohrvene injicirt. 4 Kaninchen erhielten in derselben Weise Blutserum mit Cultur (von Affentuberculose abstammend und 178 Tage fortgezüchtet), 3 Kaninchen Blutserum mit Cultur (aus menschlicher phthisischer Lunge abstammend und 103 Tage fortgezüchtet) und die 3 letzten Blutserum mit Cultur (von Perlsuchtlungen abstammend und 121 Tage lang gezüchtet). Für jede dieser Gruppen wurde eine besondere Spritze benutzt. Die beiden ersten Kaninchen blieben munter und kräftig, alle übrigen magerten rapide ab und fingen schon in der zweiten Woche an schwer zu athmen. Nach 18 Tagen stirbt das erste Thier (Einspritzung mit Cultur phthisischer Lunge), nach 19 Tagen das zweite und dritte (beide hatten Einspritzungen mit Cultur von Affentuberculose erhalten), nach 21 Tagen das vierte (Einspritzung mit Cultur von Perlsucht), nach 25 Tagen das fünfte (mit Cultur von Phthisis inficirt), nach 26 und 27 Tagen das sechste und siebente (mit Cultur von Affentuberculose inficirt), am 30. und 31. Tage zwei weitere Thiere. Das letzte und die beiden Controlthiere wurden am 38. Tage nach der Injection getödtet.

In dem Verhalten der Lunge und der übrigen Organe der mit verschiedenen Culturen inficirten Thiere konnte kein Unterschied wahrgenommen werden. Bei sämmtlichen Thieren fanden sich zahllose Miliartuberkel in den Lungen. Auch die Leber und die Milz von allen diesen Thieren enthielten ausserordentlich viele Tuberkel, doch waren dieselben bei den zuerst gestorbenen nur microscopisch klein; bei den später gestorbenen hatten sie sich schon so weit entwickelt, dass sie macroscopisch sichtbar wurden und bei einem Kaninchen zeigten sich auch im Netz, im Zwerchfell und im Mesenterium viele mit blossem Auge erkennbare Miliartuberkel. Die beiden Controlthiere wurden bei der Section ohne jede Tuberkelablagerung in irgend einem Organ gefunden.

12. Versuch. Zwei ausgewachsene kräftige Katzen erhielten eine Injection in die Bauchhöhle mit Blutserum, welches mit Cultur (von Affentuberculose erhalten und 162 Tage lang fortgezüchtet) verrieben war. Die eine starb nach 19 Tagen. Das Netz war mit einer derben weisslichen Masse infiltrirt und stellenweise über einen Centimeter dick. Der seröse Ueberzug der Därme und das Peritoneum hatten ihren Glanz verloren, die Milz war stark vergrössert. Die Infiltration des Netzes bestand ebenso wie bei den Meerschweinchen, welche eine Injection mit Bacillencultur in die Bauchhöhle erhalten hatten, aus dichten, grösstentheils in Zellen eingebetteten Massen von Tuberkelbacillen. Zu einer macroscopisch erkennbaren Tuberkeleruption war es noch nicht gekommen; aber microscopisch liessen sich zahllose Tuberkel in Lunge, Leber und Milz nachweisen. Die zweite Katze wurde nach 43 Tagen getödtet und es fanden sich bei derselben sehr zahlreiche hirsekorngrosse Tuberkelknötchen in den Lungen, Milz und Netz, verhältnismässig wenige in der Leber.

13. Versuch. Einer mehrere Jahre alten Hündin wurden zwei Cubikcentimeter Blutserum, welchem Cultur (von menschlicher Miliartuberculose abstammend und 94 Tage fortgezüchtet) beigemengt war, in die Bauchhöhle injicirt. In den ersten beiden Wochen nach der Injection war an dem Thiere keine Veränderung zu bemerken, dann verlor es an Munterkeit, frass weniger und vom Ende der dritten Woche an zeigte sich eine deutliche Auftreibung des Leibes. Zu Anfang der fünften Woche wurde es getödtet. In der Bauchhöhle befand sich ein ziemlich reichlicher Erguss einer klaren, schwachgelblichen Flüssigkeit. Das Netz, Mesenterium und Mutterbänder waren mit sehr vielen Tuberkelknötchen besetzt, ebenso die Oberfläche des Darms und der Blase. Die vergrösserte Milz, die Leber und Lungen enthielten zahllose Miliartuberkel. Von den Injectionsstellen war nichts mehr zu erkennen und nirgends eine Spur von käsigem Eiter.

Es bedarf wohl kaum der Erwähnung, dass die zu allen diesen Versuchen benutzten Spritzen vor jedem Gebrauch durch einstündiges Erhitzen auf 160 bis 170° C. sicher desinficirt waren.

Vielfach wurden die Tuberkelknötchen, welche sowohl durch Impfung als durch Injection mit den Bacillenculturen erhalten waren, microscopisch untersucht und vollkommen identisch gefunden mit den gewöhnlichen spontan oder nach Impfung mit tuberculösen Massen bei diesen Thieren entstandenen Tuberkeln. Sie hatten ganz dieselbe Anordnung der zelligen Elemente und waren auch vielfach mit Riesenzellen versehen, welche ebenso wie diejenigen der spontanen Tuberkel Bacillen einschlossen. Ferner wurden aus den Tuberkeln, welche vermittelst der

Bacillenculturen erhalten waren, von neuem die Bacillen in Reinculturen isolirt und mit diesen sowohl als mit den Tuberkeln Impfversuche angestellt, welche ganz dasselbe Resultat wie Impfungen mit menschlichen Tuberkeln oder Perlsuchtlunge ergaben. Also auch in dieser Beziehung verhielten sich die durch Injection mit Culturen erhaltenen Tuberkel wie die natürlich vorkommenden.

Blickt man auf diese Versuche zurück, so ergiebt sich, dass eine nicht geringe Zahl von Versuchsthieren, denen die Bacillenculturen in sehr verschiedener Weise, nämlich durch einfache Impfung in das subcutane Zellgewebe, durch Injection in die Bauchhöhle oder in die vordere Augenkammer, oder direct in den Blutstrom beigebracht waren, ohne nur eine Ausnahme tuberculös geworden waren und zwar hatten sich bei ihnen nicht etwa einzelne Knötchen gebildet, sondern es entsprach die ausserordentliche Menge der Tuberkel der grossen Zahl der eingeführten Infectionskeime. An anderen Thieren war es gelungen, durch Impfung möglichst geringer Mengen von Bacillen in die vordere Augenkammer ganz dieselbe tuberculöse Iritis zu erzeugen, wie sie in den bekannten für die Frage der Impftuberculose ausschlaggebenden Versuchen von Cohnheim, Salomonsen und Baumgarten nur durch ächte tuberculöse Substanz erhalten war.

Eine Verwechselung mit spontaner Tuberculose oder eine zufällige unbeabsichtigte Infection der Versuchsthiere mit Tuberkel-Virus ist in diesen Experimenten aus folgenden Gründen ausgeschlossen. Erstens kann weder die spontane Tuberculose noch eine zufällige Infection in einem so kurzen Zeitraum diese massenhafte Eruption von Tuberkeln veranlassen. Zweitens blieben die Controlthiere, welche genau in derselben Weise wie die inficirten Thiere behandelt wurden, nur mit dem einzigen Unterschied, dass sie keine Bazillencultur erhielten, gesund. Drittens kam bei zahlreichen zu andern Versuchszwecken in derselben Weise mit anderen Substanzen geimpften und injicirten Meerschweinchen und Kaninchen niemals dieses typische Bild von Miliartuberculose vor, welches nur dann entstehen kann, wenn der Körper auf einmal mit einer grossen Menge von Infectionskeimen gewissermassen überschüttet wird.

Alle diese Thatsachen zusammengenommen berechtigen zu dem Ausspruch, dass die in den tuberculösen Substanzen vorkommenden Bacillen nicht nur Begleiter des tuberculösen Processes, sondern die Ursache desselben sind, und dass wir in den Bacillen das eigentliche Tuberkelvirus vor uns haben.

Damit ist auch die Möglichkeit gegeben, die Grenzen der unter Tuberculose zu verstehenden Krankheiten zu ziehen, was bisher nicht mit Sicherheit geschehen konnte. Es fehlte an einem bestimmten Kriterium für die Tuberculose, und der Eine rechnete dazu Miliartuberculose, Phthisis, Scrophulose, Perlsucht u. s. w., ein Anderer hielt vielleicht mit ebenso viel Recht alle diese Krankheitsprocesse für different. In Zukunft wird es nicht schwierig sein zu entscheiden, was tuberculös und was nicht tuberculös ist. Nicht der eigenthümliche Bau des Tuberkels, nicht seine Gefässlosigkeit, nicht das Vorhandensein von Riesenzellen wird den Ausschlag geben, sondern der Nachweis der Tuberkelbacillen, sei es im Gewebe durch Farbenreaction, sei es durch Cultur aus erstarrtem Blutserum. Dies Kriterium als das massgebende angenommen, müssen nach meinen Untersuchungen Miliartuberculose, käsige Pneumonie, käsige Bronchitis, Darm- und Drüsentuberculose, Perlsucht des Rindes, spontane und Impftuberculose bei Thieren für identisch erklärt werden. Ueber Scrophulose und fungöse Gelenkaffectionen sind meine Untersuchungen zu wenig zahlreich, um ein Urtheil zu ermöglichen. Jedenfalls gehört ein grosser Theil der scrophulösen Drüsen- und Gelenkleiden zur ächten Tuberculose. Vielleicht sind sie ganz mit der Tuberculose zu vereinigen. Der Nachweis von Tuberkelbacillen in den verkästen Drüsen eines Schweines, in den Tuberkelknötchen eines Huhnes lässt vermuthen, dass die Tuberculose auch unter den Hausthieren eine grössere Verbreitung hat, als gemeinhin angenommen wird und es ist sehr wünschenswerth auch nach dieser Richtung hin das Verbreitungsgebiet der Tuberculose genau kennen zu lernen.

Nachdem die parasitische Natur der Tuberculose somit festgestellt ist, müssen zur Vervollständigung der Aetiologie noch die Fragen beantwortet werden, woher die Parasiten stammen und wie sie in den Körper gelangen. In Bezug auf die erste Frage ist es nothwendig zu entscheiden, ob der Infectionsstoff nur unter Verhältnissen, wie sie im thierischen Körper gegeben sind, sich entwickeln oder ob er, wie z. B. die Milzbrandbacillen, auch unabhängig vom thierischen Organismus an irgend welchen Stellen in der freien Natur seinen Entwicklungsgang durchmachen kann.

Es ergab sich in mehreren Versuchen, dass die Tuberkelbacillen nur bei Temperaturen zwischen 30 und 41° C. wachsen. Unter 30° fand ebenso wie bei 42° innerhalb drei Wochen nicht das geringste Wachsthum statt, während beispielsweise Milzbrandbacillen noch bei 20° und zwischen 42° und 43° C. kräftig wachsen. Schon auf Grund dieser einen Thatsache kann die aufgestellte Frage entschieden werden. Im gemässigten Klima ist ausserhalb des Thierkörpers keine Gelegenheit für eine mindestens 2 Wochen anhaltende gleichmässige Temperatur von über 30° C. geboten. Es folgt daraus, dass die Tuberkelbacillen in ihrem Entwicklungsgang lediglich auf den thierischen Organismus angewiesen, also nicht gelegentliche, sondern ächte Parasiten sind, und nur aus dem thierischen Organismus stammen können.

Auch die zweite Frage, wie die Parasiten in den Körper gelangen, ist zu beantworten. Die weit überwiegende Mehrzahl aller Fälle von Tuberculose nimmt ihren Anfang in den Respirationswegen und der Infectionsstoff macht sich zuerst in den Lungen oder in den Bronchialdrüsen bemerklich. Es ist also hiernach sehr wahrscheinlich, dass die Tuberkelbacillen gewöhnlich mit der Athemluft, an Staubpartikelchen haftend, eingeathmet werden. Ueber die Art und Weise, wie dieselben in die Luft kommen, kann man wohl nicht im Zweifel sein, wenn man erwägt, in welchen Unmassen die im Caverneninhalt vorhandenen Tuberkelbacillen von Phthisikern mit dem Sputum ausgeworfen und überall hin verschleppt werden.

Um über das Vorkommen der Tuberkelbacillen im phthisischen Sputum eine Anschauung zu gewinnen, habe ich wiederholt die Sputa von einer grossen Reihe von Phthisikern untersucht und gefunden, dass in manchen derselben keine, aber ungefähr in der Hälfte der Fälle ganz ausserordentlich zahlreiche Bacillen, darunter auch sporenhaltige, vorhanden waren. Nur beiläufig sei bemerkt, dass in einer Anzahl Proben von Sputum nicht phthisisch Kranker die Tuberkelbacillen niemals gefunden wurden. Mit solchem frischen bacillenhaltigen Sputum geimpfte Thiere wurden ebenso sicher tuberculös, als wie nach der Impfung mit Miliartuberkeln.

Aber auch nach dem Eintrocknen verloren derartige infectiöse Sputa ihre Virulenz nicht. So wurden vier Meerschweinchen durch Impfung mit zwei Wochen altem, trockenem Sputum, ferner vier Meerschweinchen durch Impfung mit vier Wochen lang trocken aufbewahrtem Sputum und weitere vier Meerschweinchen durch acht Wochen hindurch trocken gehaltenes Sputum ganz in derselben Weise tuberculös, wie nach Infection mit frischem Material. Demnach lässt sich wohl annehmen, dass das am Boden, Kleidern u. s. w. eingetrocknete phthisische Sputum längere Zeit seine Virulenz bewahrt und, wenn es verstäubt in die Lungen gelangt, daselbst Tuberculose erzeugen kann. Vermuthlich wird die Haltbarkeit der Virulenz von der Sporenbildung der Tuberkelbacillen abhängen und es ist in dieser Beziehung wohl zu berücksichtigen, dass die Sporenbildung, wie wir an einigen Beispielen gesehen haben, bereits im thierischen Organismus selbst und nicht wie bei den Milzbrandbacillen ausserhalb desselbenvor sich geht.

Auf die Verhältnisse der erworbenen oder ererbten Disposition, welche in der Aetiologie der Tuberculose unzweifelhaft eine bedeutende Rolle spielen, jetzt schon eingehen zu wollen, würde zu sehr in das Gebiet der Hypothese führen. Nach dieser Richtung hin bedarf es noch eingehender Untersuchungen, ehe ein Urtheil gestattet ist. Nur auf einen Punkt, welcher zur Erklärung mancher räthselhaften Erscheinungen dienen kann, möchte ich aufmerksam machen; das ist das überaus langsame Wachsthum der Tuberkelbacillen. Dasselbe bewirkt höchst wahrscheinlich, dass die Bacillen nicht, wie beispielsweise die ungemein schnell wachsenden Milzbrandbacillen, von jeder beliebigen kleinen Verletzung des Körpers aus zu inficiren vermögen. Wenn man ein Thier mit Sicherheit tuberculös machen will, dann muss der Infectionsstoff in das subcutane Gewebe, in die Bauchhöhle, in die vordere Augenkammer, kurz an einen Ort gebracht werden, wo die Bacillen Gelegenheit haben, sich in geschützter Lage vermehren und Fuss fassen zu können. Infectionen von flachen Hautwunden aus, welche nicht in das subcutane Gewebe dringen, oder von der Cornea gelingen nur ausnahmsweise. Die Bacillen werden wieder eliminirt, ehe sie sich einnisten können.

Hieraus erklärt sich, weshalb die Sectionen von tuberculösen Leichen nicht zur Infection führen, auch wenn kleine Schnittwunden an den Händen mit tuberculösen Massen in Berührung kommen. Kleine schwache Hautschnitte sind eben keine für das Eindringen der Bacillen geeigneten Impfwunden. Aehnliche Bedingungen werden sich auch für das Haften der in die Lungen gerathenen Bacillen geltend machen. Es werden wahrscheinlich besondere, das Einnisten der Bacillen begünstigende Momente, wie stagnirendes Secret, Entblössung der Schleimhaut vom schützenden Epithel u. s. w., zu Hülfe kommen müssen, um die Infection zu ermöglichen. Es wäre sonst kaum zu verstehen, dass die Tuberculose, mit der wohl jeder Mensch, namentlich an dicht bevölkerten Orten, mehr oder weniger in Berührung kommt, nicht noch häufiger inficirt, als es in Wirklichkeit geschieht.

Fragen wir nun danach, welche weitere Bedeutung den bei der Untersuchung der Tuberculose erhaltenen Resultaten zukommt, so ist es zunächst als ein Gewinn für die Wissenschaft anzusehen, dass es zum ersten Male gelungen ist, den vollen Beweis für die parasitische Natur einer menschlichen Infectionskrankheit, und zwar der wichtigsten von allen vollständig zu liefern. Bisher war dieser Beweis nur für Milzbrand erbracht, während von einer Anzahl den Menschen betreffenden Infectionskrankheiten, z. B. von Recurrens, von den Wundinfectionskrankheiten, Lepra, Gonorrhoe nur das gleichzeitige Vorkommen der Parasiten mit dem pathologischen Process bekannt war, ohne dass das ursächliche Verhältniss zwischen diesen beiden erwiesen werden konnte. Es lässt sich erwarten, dass die Aufklärungen, welche über die Aetiologie der Tuberculose gewonnen sind, auch für die Beurtheilung der übrigen Infectionskrankheiten neue Gesichtspunkte ergeben, und dass die Untersuchungsmethoden, welche sich bei der Erforschung der Tuberculose-Aetiologie bewährt haben, auch bei der Bearbeitung anderer Infectionskrankheiten von Nutzen sein werden. Ganz besonders möchte dies letztere für Untersuchungen über diejenigen Krankheiten gelten, welche wie Syphilis und Rotz mit der Tuberculose am nächsten verwandt sind und mit ihr zusammen die Gruppe der Infections-Geschwulstkrankheiten bilden.

In wie weit die Pathologie und Chirurgie die Kenntnisse über die Eigenschaften der Tuberculose-Parasiten verwerthen können, ob beispielsweise der Nachweis der Tuberkelbacillen im Sputum zu diagnostischen Zwecken benutzt werden kann, ob die sichere Bestimmung mancher local-tuberculöser Affectionen auf die chirurgische Behandlung derselben von Einfluss sein wird, und ob nicht möglicher Weise auch die Therapie aus weiteren Erfahrungen über die Lebensbedingungen der Tuberkelbacillen Nutzen ziehen kann, das alles zu beurtheilen ist nicht meine Aufgabe.

Meine Untersuchungen habe ich im Interesse der Gesundheitspflege vorgenommen, und dieser wird auch, wie ich hoffe, der grösste Nutzen daraus erwachsen.

Bisher war man gewöhnt, die Tuberculose als den Ausdruck des sozialen Elends anzusehen und hoffte von dessen Besserung auch eine Abnahme dieser Krankheit. Eigentliche gegen die Tuberculose selbst gerichtete Massnahmen kennt deswegen die Gesundheitspflege noch nicht. Aber in Zukunft wird man es im Kampf gegen diese schreckliche Plage des Menschengeschlechtes nicht mehr mit einem unbestimmten Etwas, sondern mit einem fassbaren Parasiten zu thun haben, dessen Lebensbedingungen zum grössten Theil bekannt sind und noch weiter erforscht werden können. Der Umstand, dass dieser Parasit nur im thierischen Körper seine Existenzbedingungen findet und nicht, wie die Milzbrandbacillen, auch ausserhalb desselben unter den gewöhnlichen natürlichen Verhältnissen gedeihen kann, gewährt besonders günstige Aussichten auf Erfolg in der Bekämpfung der Tuberculose. Es müssen vor allen Dingen die Quellen, aus denen der Infectionsstoff fliesst, so weit es in menschlicher Macht liegt, verschlossen werden. Eine dieser Quellen und gewiss die hauptsächlichste ist das Sputum der Phthisiker, um dessen Verbleib und Ueberführung in einen unschädlichen Zustand bis jetzt nicht genügend Sorge getragen ist. Es kann nicht mit grossen Schwierigkeiten verknüpft sein, durch passende Desinfectionsverfahren das phthisische Sputum unschädlich zu machen und damit den grössten Theil des tuberculösen Infectionsstoffes zu beseitigen. Gewiss verdient daneben auch die Desinfection der Kleider, Betten u. s. w., welche von Tuberculösen benutzt wurden, Beachtung.

Die andere Quelle der Infection mit Tuberculose bildet unzweifelhaft die Tuberculose der Hausthiere, in erster Linie die Perlsucht. Damit ist auch die Stellung gekennzeichnet, welche die Gesundheitspflege in Zukunft der Frage nach der Schädlichkeit des Fleisches und der Milch von perlsüchtigen Thieren einzunehmen hat. Die Perlsucht ist identisch mit der Tuberculose des Menschen und also eine auf diesen übertragbare Krankheit. Sie ist deswegen ebenso wie andere vom Thier auf den Menschen übertragbare Infectionskrankheiten zu behandeln. Mag nun die Gefahr, welche aus dem Genuss von perlsüchtigem Fleisch oder Milch resultirt, noch so gross oder noch so klein sein, vorhanden ist sie und muss deswegen vermieden werden. Es ist hinlänglich bekannt, dass milzbrandiges Fleisch von vielen Personen und oft lange Zeit hindurch, ohne jeden Nachtheil genossen ist, und doch wird Niemand daraus den Schluss ziehen, dass der Verkehr mit solchem Fleisch zu gestatten sei.

In Bezug auf die Milch perlsüchtiger Kühe ist es bemerkenswerth, dass das Uebergreifen des tuberculösen Processes auf die Milchdrüse von Thierärzten nicht selten beobachtet ist, und es ist deswegen wohl möglich, dass sich in solchen Fällen das Tuberkelvirus der Milch unmittelbar beimischen kann.

Es liessen sich noch eine Anzahl weiterer Gesichtspunkte über Massregeln aufstellen, welche auf Grund unserer jetzigen Kenntnisse über die Aetiologie der Tuberculose zur Einschränkung dieser Krankheit dienen könnten, doch würde eine Besprechung derselben hier zu weit führen. Wenn sich die Ueberzeugung, dass die Tuberculose eine exquisite Infectionskrankheit ist, unter den Aerzten Bahn gebrochen haben wird, dann werden die Fragen nach der zweckmässigsten Bekämpfung der Tuberculose gewiss einer Discussion unterzogen werden und sich von selbst entwickeln.

4. Die Tuberkulosefürsorge im früheren Land Württemberg-Baden im Jahre 1951.

Originalbericht.

Die Betreuung der Tuberkulosekranken, die Feststellung der Diagnose, die Untersuchung der Umgebungsgefährdeten und die Aufdeckung der Infektionsquellen gehören zu den wesentlichen Aufgaben der Tuberkulosefürsorge. Der Grad der Erfassung der Kranken hängt weitgehend von der Intensität der Fürsorge und damit auch von der personellen Besetzung der Fürsorgestellen ab. Die Ende 1951 in der Fürsorge haupt- und nebenamtlich tätigen 40 *Ärzte* hatten 40288 aktive Tbc.-Fälle zu betreuen, das heißt auf einen Arzt kamen im Durchschnitt 959 (1070, d. Verf.) an aktiver Tbc. Erkrankte. Auf rund 100000 Einwohner entfiel ein Fürsorgearzt. Dazu kamen 212 *Fürsorgerinnen*, von denen 28 hauptamtlich in der Tbc.-Fürsorge und 184 auch in anderen Zweigen der Gesundheitsverwaltung tätig waren. Eine Fürsorgerin hatte im Durchschnitt 190 Kranke mit aktiver Tuberkulose zu betreuen, bzw. auf rund 19000 Einwohner kam eine Fürsorgerin.

Ein wesentlicher Gradmesser für die Intensität der Fürsorge ist die Zahl der *Untersuchungen.* Die Erst- und Kontrolluntersuchungen haben im Berichtsjahr weiterhin von 270975 auf 283236 zugenommen, das heißt 1951 wurden von 10000 der Bevölkerung 715 Personen untersucht gegenüber 697 Personen im Jahre 1950. Davon waren wie im Vorjahr 44% Erstuntersuchungen. Die Zunahme beträgt sowohl bei den Erstuntersuchungen wie bei den Kontrolluntersuchungen rund 5% und ist bei den Erstuntersuchungen für die frühzeitige Erfassung der Tuberkulose besonders wichtig. Ein Zeichen der gesteigerten Leistungsfähigkeit der Fürsorgestellen ist die Zunahme der *Einzelröntgenaufnahmen* um rund 50%. Der Anteil der Röntgenaufnahmen an den Durchleuchtungen beträgt rund 21%. Im Berichtsjahr kommt demnach auf 5 Durchleuchtungen (1950 auf 7 Durchleuchtungen) bereits eine Einzelaufnahme. Früher sah man als unterste Grenze 1 Großaufnahme auf 10 Durchleuchtungen an. Die *Reihenaufnahmen* (in der Hauptsache Schirmbilder im Rahmen des Volksröntgenkatasters in Nordwürttemberg) haben 1951 um 131329 auf 404856 zugenommen, ebenso die Reihendurchleuchtungen um 4383 auf 39974. —

Die Zunahme der *Sputumuntersuchungen* um rund 23% gegenüber dem Vorjahr bedeutet eine weitere Verbesserung für die Diagnostizierung und Einreihung der aktiven Tuberkulosefälle in die Gruppen der bakteriologisch offenen, klinisch offenen oder aktiv geschlossenen Tuberkulose.

Bei der Betreuung der Kranken spielt die *Wohnungsfürsorge* eine besondere Rolle, da schlechte Wohnverhältnisse für die Verbreitung der Tuberkulose besonders geeignet sind. Im Berichtsjahr wurden 45610 Hausbesuche in 18151 Wohnungen gemacht, darunter bei ansteckend Tuberkulösen 19920 Besuche. Dabei stellten die Fürsorgerinnen fest, daß bei ansteckenden Tuberkulösen 1541 Wohnungen nach Größe und hygienischer Beschaffenheit nicht einwandfrei waren, also bei rund 13% der an ansteckender Tuberkulose Erkrankten. Bei der ersten Wohnungskontrolle hatten 12366 der Erkrankten kein eigenes Schlafzimmer und 835 kein eigenes Bett. Von den an ansteckender Tuberkulose Erkrankten waren 4706 = 40,7% ohne eigenes Schlafzimmer und 257 = 2,2% ohne eigenes Bett.

Der *Bettenbestand* für Tuberkulosekranke in Tbc.-Anstalten ist gegenüber 1950 um 227 auf 2548 Betten zurückgegangen. Auf 100 aktive Fälle kamen im Berichtsjahr 6 und auf 100 ansteckende offene Fälle 22 Betten für Tuberkulosekranke.

5. Klassifizierung der Lungentuberkulose

aus „Diagnostische Grundbegriffe und Klassifizierung der Tuberkulose", Ausgabe 1950 (National Tuberculosis Association NY.).

Ausdehnung von Lungenveränderungen.

Minimal. Geringfügige, auf einen kleinen Teil einer oder beider Lungen begrenzte Veränderungen ohne nachweisbare Cavernenbildung. Die Gesamtausdehnung der Veränderungen soll — ohne Rücksicht auf ihre Verteilung — nicht größer sein als das Volumen Lungengewebe, das oberhalb des zweiten Sternocostalgelenkes und dem Dorn des vierten oder dem Körper des fünften Brustwirbels einer Seite liegt.

Mäßig fortgeschritten. Es können eine oder beide Lungen ergriffen sein, doch soll die Gesamtausdehnung der Veränderungen folgende Grenzen nicht überschreiten:

Leichte, disseminierte Veränderungen dürfen sich über nicht mehr als das Volumen einer Lunge oder dessen Äquivalent in beiden Lungen ausbreiten.

Dichte und konfluierende Veränderungen dürfen sich über nicht mehr als das Äquivalent eines Drittels des Volumens einer Lunge ausdehnen.

Gesamtdurchmesser von Cavernen geringer als 4 cm.

Weit fortgeschritten. Die Veränderungen sind ausgedehnter als unter „mäßig fortgeschritten" beschrieben.

6. Tuberkulosebetten im Bundesgebiet.

Stellungnahme des DZK zum Vortrag von Prof. SCHMITZ, Düsseldorf, auf der Tagung der Deutschen Tuberkulose-Gesellschaft und des Deutschen Zentralkomitees zur Bekämpfung der Tuberkulose in Goslar September 1952 „Über die Planung der Heilstättenbetten".

1. Nach einer Mitteilung des Niedersächsischen Sozialministeriums ist erstmalig wider Erwarten im Jahre 1952 ein Ansteigen des *Gesamtbestandes an Tuberkulösen* zu beobachten. Auffällig ist außerdem, daß seit Jahren überall in der Bundesrepublik der *Bestand an Offentuberkulösen* trotz der modernen Chemotherapie immer noch nicht abnimmt und immer wieder „geschlossene" Tuberkulöse „offen" werden.

2. Nach dem Vortrag von Prof. SCHMITZ auf der Deutschen Tuberkulose-Tagung in Goslar im September 1952 ist die *Dauer der Heilverfahren* in den Tuberkuloseheilstätten in Deutschland mit im Durchschnitt fünf Monaten im Vergleich zu derjenigen außerhalb Deutschlands (mit zehn Monaten in USA und mit neun Monaten in Frankreich) unverhältnismäßig kurz.

Nach MANTZ (USA) — Tuberkulose-Tagung in Rio de Janeiro im August 1952 — ergaben Heilstättenkuren mit zehnmonatiger Bettruhe späterhin eine Verschlechterung in 31%, mit Bettruhe unter sechs Monaten Rückfälle in 91% der Fälle. RIST, BERNARD, AMBERSON u. a. haben Ähnliches berichtet.

In Rio de Janeiro wurde auch für die Ausheilung der sogenannten „*kleinsten tuberkulösen Lungenherde*" *eine möglichst lange Bettruhe* für erforderlich gehalten.

Nach Prof. SCHMITZ beträgt die *Wartezeit bis zur Einberufung in eine Heilstätte* in Nordrhein-Westfalen 6—12 Wochen. Angesichts dieser langen Wartezeit ist es zur Zeit kaum vertretbar, die Patienten länger als unbedingt notwendig in einer Tuberkuloseanstalt zu halten. Für die erforderliche längere Kurdauer dürfte eine *Vermehrung der Tuberkulosebetten* im Deutschen Bundesgebiet nicht zu umgehen sein, zumal die derzeitigen Wohnverhältnisse im Deutschen Bundesgebiet in den seltensten Fällen den Tuberkulösen ein kurgemäßes Leben gewährleisten.

3. 1951 hatten wir 50950 Betten in Tuberkuloseheilanstalten, dazu Tuberkulosebetten in Allgemeinen Krankenhäusern = 20620, insgesamt also rund 72000. Prof. SCHMITZ hat in seinem Vortrag vorgeschlagen, als *Richtzahl* für den Bedarf an Tuberkulosebetten die Zahl der Offentuberkulösen zu nehmen, das sind für das Bundesgebiet rund 100000; also wären noch 28000 bis 30000 Tuberkulosebetten erforderlich. Zu einer gleichen Schätzung kommen auf anderem Wege das Tuberkulose-Jahrbuch 1950/51 und GRIESBACH, HEIN und ICKERT in ihren entsprechenden Veröffentlichungen. Das Bedürfnis nach einer Vermehrung der Tuberkulosebetten ist immerhin länderweise verschieden. Die süddeutschen Länder z. B. werden zur Zeit genügend Tuberkulosebetten haben, weil in deren Gebieten schon in früherer

Zeit eine große Reihe von Heilstätten errichtet worden ist; dazu kommt noch, daß im Bestand an Tuberkulösen von Norden nach Süden ein Gefälle besteht (s. Tuberkulose-Jahrbuch 1950/51) — der Bestand an Tuberkulösen ist im Norden fast doppelt so hoch wie im Süden des Bundesgebietes.

4. Diese Verhältnisse haben Prof. SCHMITZ veranlaßt, für das Bundesgebiet einen *zentralen Bettennachweis* zu fordern; hierdurch könnte auf einfache Weise ein Ausgleich zwischen Angebot und Nachfrage geschaffen werden. Der Vorstand des Deutschen Zentralkomitees begrüßt diesen Vorschlag von Prof. SCHMITZ auf das lebhafteste.

5. Wenn auch durch die Vermittlung eines zentralen Bettennachweises bis zu einem gewissen Grade ein Ausgleich zwischen Nord und Süd hergestellt werden könnte, so bleibt doch gemäß den Berechnungen der verschiedenen Sachverständigen die Notwendigkeit einer Bettenvermehrung bestehen. Zu diesem Zweck brauchen jedoch nicht Sanatorien hoch in den Bergen errichtet zu werden; die Erstellung solcher Heilstätten ist unvergleichlich teuer. Im übrigen brauchen die *Leichtkranken* mit kleinen tuberkulösen Lungenherden nicht in Sanatorien mit großer Thoraxchirurgie untergebracht zu werden, für sie sind einfache Sanatorien — wie Tuberkuloseheime — ausreichend. In der Erwartung, daß im Laufe der Jahre nicht nur die Tuberkulosemortalität, sondern auch die Tuberkulosemorbidität abnimmt, dürfte es zweckmäßig sein, *Häuser für Leichtkranke* — oder überhaupt neue Tuberkuloseheilstätten — nicht mit großer Lungenchirurgie auszurüsten, sondern vielmehr so zu gestalten, daß sie unter Umständen beim Freiwerden als Altersheime oder als Anstalten für Kreislaufkranke benutzt werden können. Sie dürften deshalb am besten in der Nähe von Großstädten oder am Stadtrande zu errichten sein — wie seinerzeit das Tuberkulosekrankenhaus Hohenkrug bei Stettin durch BRAEUNING.

6. Leider mußte festgestellt werden, daß in letzter Zeit mancherorts die *Tuberkuloseabteilungen in Allgemeinen Krankenhäusern* aufgelöst oder verkleinert worden sind. Es erscheint angebracht, die Kostenträger dieser Allgemeinen Krankenhäuser darum zu bitten, die Tuberkuloseabteilungen nicht nur *nicht aufzulösen*, sondern sie nach Möglichkeit noch zu vergrößern.

7. *Kranke mit chronischer Lungentuberkulose*, welche im allgemeinen von den Landesversicherungsanstalten nach 6—8monatiger Sanatoriumskur als „invalide“ bzw. als „nicht mehr heilstättenfähig“ betrachtet werden, können auch in *Tuberkuloseheimen* untergebracht werden, wie sie in Niedersachsen und Nordrhein-Westfalen entwickelt worden sind; diese Heime dürfen keinen Siechenhauscharakter haben. Diesen Heimen können *Arbeitsheilstätten* angegliedert werden, wie das San.-Rat Dr. DORN in Schömberg im Anschluß an seine Heilstätte Charlottenhöhe getan hat.

8. Die *große Lungenchirurgie* sollte nur wenigen Anstalten vorbehalten bleiben. Sobald die operative Behandlung abgeschlossen ist, sollen die Patienten in eine andere geeignete Heilstätte überwiesen werden.

9. Es ist Klage darüber geführt worden, daß Offentuberkulöse — vor allem offentuberkulöse Jugendliche — nach Hause entlassen wurden, ohne daß dort eine geeignete Unterkunft bestand. Übergangsweise sollten solche Patienten ebenfalls in ein Tuberkuloseheim oder in eine andere geeignete Stätte eingewiesen werden.

10. Nach Bedarf sollte für jedes Land oder für den Bezirk jeder Landesversicherungsanstalt eine Heilstätte bestimmt werden, wo *tuberkulöse Schwangere* entbunden werden können.

11. Da viele Tuberkulosekrankenanstalten nicht in der Lage sind, die Behandlung einer Tuberkulose bei gleichzeitigem *Diabetes* sachgemäß durchzuführen, dürfte es notwendig sein, in einigen Tuberkuloseanstalten besondere Abteilungen für tuberkulöse Diabetiker zu schaffen. Es wird geschätzt, daß die Zahl der heilstättenbedürftigen tuberkulösen Diabetiker im Bundesgebiet etwa 100 beträgt.

12. *Tuberkulöse Strafgefangene*, welche bekanntlich in besonderen Tuberkuloseabteilungen der Gefängnisse untergebracht sind, bedürfen nach ihrer Entlassung besonderer Fürsorge im Sinne der Ziffer 9, zumal wenn sie noch als ansteckende Tuberkulöse entlassen werden.

*

Es ist allgemein bekannt, daß die Tuberkulose nicht mehr als Mortalitätsproblem, sondern vielmehr als Invaliditätsproblem gewertet werden muß; vor allem durch die neuen Chemotherapeutica wird bei vielen Tuberkulösen der Tod an Tuberkulose verhindert oder hinausgeschoben und dadurch die Zahl der Chronisch-Tuberkulösen vermehrt. Diese Beobachtung ist in allen Kulturstaaten gemacht worden. Auch diese Tatsache rechtfertigt unsere Forderung auf Vermehrung der Tuberkulosebetten.

7. Merkblatt für Ärzte zur Frühdiagnose der tuberkulösen Meningitis.

vom 30. 4. 1952.

Die unbehandelte tuberkulöse Hirnhautentzündung des Kindes führt durchschnittlich in 3 Wochen zum tödlichen Ende. Für die Erfolgsaussichten der Chemotherapie ist der Zeitpunkt des Eingreifens dieser Behandlung in den Krankheitsablauf ein mitbestimmender Faktor. Die günstigsten Ergebnisse lassen sich erzielen, wenn man mit der Behandlung in den ersten 8 Tagen beginnt. Die *frühzeitige* Diagnosestellung ist also zu einer verantwortlichen ärztlichen Aufgabe geworden. Der Entwicklung der tuberkulösen Meningitis gehen zuweilen schon mehrere Wochen hindurch uncharakteristische Krankheitserscheinungen voraus.

Wesentliche in verschiedener Zusammensetzung wiederkehrende Merkmale sind: Gewichtsabnahme, Blässe und Appetitverlust, ferner eine *Wesensveränderung*, die sich durch Reizbarkeit, Spielunlust, vermehrtes Schlafbedürfnis, Störungen des Schlafes, Empfindlichkeit gegen Licht und Geräusche ausdrückt. *Obstipation*, Leibschmerzen, seltener auch Durchfall werden angegeben. Husten ist nicht ungewöhnlich, auch wenn keine gröberen Lungenveränderungen bestehen. Die Möglichkeit einer tuberkulösen Meningitis sollte in Betracht gezogen werden, wenn sich zu solchen Störungen des Befindens folgende Symptome, die für das *Initialstadium* dieser Erkrankung besonders charakteristisch sind, hinzugesellen oder auftreten:

Erbrechen, das sich durch seine Unabhängigkeit von den Mahlzeiten (z. B. morgendliches Nüchternerbrechen) als *cerebral bedingt* darstellt.

Kopfschmerzen, besonders in der Stirngegend, die als solche allerdings nur von älteren Kindern ausdrücklich angegeben werden, auf deren Vorhandensein bei jüngeren aber nicht selten aus dem Benehmen (Greifen an den Kopf) geschlossen werden kann.

Fieber, das jetzt kaum vermißt wird (rektale Messung ist unerläßlich!). Ein bestimmter Fiebertypus ist nicht anzugeben, subfebrile und leichtfebrile Werte sind häufiger als hohe Temperaturen. Überhaupt soll bei unklarem Fieber stets an Tuberkulose gedacht werden.

Es sei erwähnt, daß in einem kleineren Teil der Fälle, besonders bei jüngeren Kindern, ein anscheinend plötzlicher Beginn unter dem Bild des *Krampfes* gesehen wird.

Bei einer durch solche Frühsymptome als Verdachtsfall gekennzeichneten Erkrankung muß die Diagnosestellung systematisch mit größtmöglicher Beschleunigung betrieben werden. Hierzu kann folgendes Vorgehen dienlich sein:

Die Erhebung der *Vorgeschichte* muß mit besonderer Sorgfalt die Möglichkeit einer tuberkulösen *Exposition* berücksichtigen. Dabei ist nicht nur an eine etwaige Erkrankung Angehöriger zu denken, sondern auch an den Gelegenheitskontakt mit Besuchern, den Kontakt mit familienfremden Hausgenossen und schließlich auch an die Möglichkeit boviner Infektion. Je jünger das Kind — der Häufigkeitsgipfel der tuberkulösen Meningitis fällt in das Kindesalter — um so enger ist der in Frage kommende Personenkreis, um so schwerwiegender aber auch die Aufdeckung einer Infektionsquelle. Wenn ein Kind bereits als tuberkuloseinfiziert bzw. als tuberkulosekrank bekannt ist, bedarf das selbstverständlich besonderer Wertung. Kinder mit Miliartuberkulose sind in jedem Fall verdächtig, auch wenn sie noch keine greifbaren klinischen Symptome für den Befall der Meningen aufweisen. Vorangegangene *resistenzschwächende* Erkrankungen — das gilt besonders für Masern und Keuchhusten — müssen als tuberkuloseaktivierende Faktoren beachtet werden.

Bei der *Untersuchung* des Kindes steht zunächst die Prüfung auf das Vorhandensein diskreter meningitischer Symptome, wie leichte Nackensteifigkeit, KERNIGsches Phänomen, Vasomotorismus (Dermographie, spontaner Farbenwechsel), mitunter Hypersensibilität der Haut, Reflexsteigerung und Pulsverlangsamung sowie tiefes Aufseufzen im Vordergrund. Eine gespannte große Fontanelle kann im Säuglingsalter den erhöhten intracraniellen Druck anzeigen. Die Inspektion der Haut kann durch Auffinden papulo-necrotischer Tuberkulide einen wichtigen Hinweis liefern.

Die *Tuberkulindiagnostik* vermag, wie bei allen tuberkulösen Erkrankungen des Kindes, durch den Nachweis der stattgehabten Infektion einen weiteren Baustein zur Diagnose zu bringen. Die Tuberkulinempfindlichkeit ist zwar bei der tuberkulösen Meningitis durchschnittlich etwas herabgesetzt, doch ist eine Anergie im Anfangsstadium selten. Meist geben schon die geläufigen Cutan- und Percutanproben ein positives Ergebnis; doch kann es notwendig sein, die intracutane Diagnostik mit 0,1 cm^3 einer Lösung 1 : 1000 Alttuberkulin (entsprechend 10 T. E.) anzuschließen.

Die *Röntgenuntersuchung*, die sich auf Durchleuchtung *und* Aufnahme erstrecken muß, wird im größeren Teil der Fälle relativ frische Veränderungen zeigen (Primärtuberkulosen, Hilustuberkulosen, Miliartuberkulosen). Der negative Befund schließt jedoch eine tuberkulöse Meningitis nicht aus. — Die *Augenspiegeluntersuchung* vermag Chorioidealtuberkel aufzudecken. Das Blutbild und die Blutsenkung (letztere ist zwar meist beschleunigt) können zur Diagnose wenig beitragen.

Die Sicherung der Diagnose erfolgt durch die Lumbalpunktion. Dieser Eingriff ist ungefährlich und muß *in jedem Verdachtsfall* rechtzeitig vorgenommen werden. Die Punktion sollte jedoch nur an Stellen durchgeführt werden, wo Vertrautheit mit ihrer Technik beim Kinde besteht und die Möglichkeit vorliegt, eine sofortige Auswertung des Ergebnisses hinsichtlich der wichtigsten Punkte vorzunehmen; Versendung an auswärtige Untersuchungsinstitute bedeutet Zeitverlust. Folgende Befunde sind bei Vorliegen einer tuberkulösen Meningitis zu erwarten:

Druckerhöhung, Pleocytose, die vorwiegend durch Lymphocyten, seltener durch Leukocyten bedingt wird, eine geringfügige Trübung im Vergleich zu klarem Wasser (Sonnenstäubchentrübung), endlich „*Spinngewebgerinnsel*"-*Bildung* beim 12stündigen Stehenlassen des Liquors. Der *Eiweißgehalt* ist erhöht (Pandyreaktion deutlich, Nonne-Apelt schwach positiv). Der *Zuckergehalt* ist ebenso wie der *Gehalt an Chloriden* schon frühzeitig *erheblich vermindert*; doch sprechen normale Werte nicht gegen eine im Anfangsstadium befindliche Erkrankung.

Ausschlaggebend für die Diagnose ist allein der *Nachweis der Tuberkelbakterien* im Liquor. Oft gelingt dieser bereits bakterioskopisch im Spinnwebgerinnsel oder Sediment; Kulturverfahren erfordern erhebliche Zeit, sind aber zum Ausschluß anderer bakterieller Infektionen von Bedeutung. Der 6 Wochen Zeit in Anspruch nehmende *Tierversuch* gibt immer noch die zuverlässigsten Resultate. Für diese Untersuchung sollte in jedem Fall bei der ersten Lumbalpunktion *vor* einer etwaigen Chemotherapie Material reserviert werden.

Ergibt die Lumbalpunktion bei einem tuberkulinpositiven oder einem an nachgewiesene, aktiver Tuberkulose leidenden Kinde, das den oben erörterten Symptomenkomplex aufweist- eine Pleocytose, Eiweißvermehrung und Zuckerverminderung, so ist *ohne Abwarten der bakteriologischen Sicherstellung* für rascheste Verbringung in ein für die Durchführung der Behandlung eingerichtetes Spezialkrankenhaus Sorge zu tragen.

8. Über die Notwendigkeit der Anstellung einer Tuberkulinprobe bei den im Gesundheitsdienst und in der Wohlfahrtspflege tätigen Personen.

1. Nach der Verordnung über die Ausdehnung der Unfallversicherung auf Berufskrankheiten wird eine Tuberkulose, welche durch Ansteckung bzw. Wiederansteckung bei Tätigkeiten im Bereich des Gesundheitsdienstes und der Wohlfahrtspflege erworben wurde, als Berufskrankheit entschädigt. Das gleiche gilt auch für eine Tuberkulose, welche sich Personen bei der Tierhaltung, -pflege usw. zugezogen haben — s. Liste der derzeitig melde- und entschädigungspflichtigen Berufskrankheiten, in der Fassung der 5. Verordnung unter Nummer 39 und 40, bisher unter Nr. 26 und 27 in der 3. bzw. 4. Verordnung.

2. Die Entscheidung, ob eine Tuberkulose durch solche Tätigkeiten verursacht worden ist, ist häufig sehr schwer, weil im Einzelfall die erforderlichen Unterlagen fehlen, insbesondere Lungen-Röntgenaufnahmen und Ergebnisse von Tuberkulinproben aus der Zeit vor der entsprechenden Tätigkeit.

3. Viele Ärzte sind leider immer noch der Meinung, daß der Ansatz einer Tuberkulinprobe bei Erwachsenen unnötig sei, weil alle Erwachsenen angeblich tuberkulinpositiv sind. Diese Auffassung trifft schon seit etwa 25 Jahren nicht mehr zu. Nach den neuesten Ermittlungen z. B. in Bayern sind bis zum 14. Lebensjahr (also bis zum Ende der Schulzeit) erst rund 43% der Menschen tuberkulinpositiv, bis zum 20. Jahr 65% und bis zum 29. Jahr 85% (nach Schäfer und Wiesheu, München); aus diesen Zahlen kann man ermessen, wie häufig eine

Erstinfektion mit Tuberkulose bzw. eine Erstherdtuberkulose beim Erwachsenen noch möglich ist. Abgesehen davon kann eine positive Tuberkulinreaktion im Laufe der Zeit wieder negativ werden. Siehe dazu die Verteilung der Infizierten und Nichtinfizierten auf die verschiedenen Altersklassen in der beigefügten Abbildung 30 [aus Ott, A.: Schw. Z. Tbk. Supl. ad Vol S. 17 (1952)].

4. Sowohl zur Diagnostik als auch zum Schutz versicherungsrechtlicher Ansprüche ist es daher unerläßlich, daß beim Eintritt jedweder Person in ein Arbeitsverhältnis gemäß Abschn. 6 dieser Ausführungen eine Tuberkulinprobe angesetzt wird. Im Interesse der betreffenden Beschäftigten ist es unerläßlich, daß das Ergebnis der Tuberkulinproben durch den Arzt im Einstellungsbefund schriftlich niedergelegt wird. Es handelt sich dabei nicht allein um Ärzte,

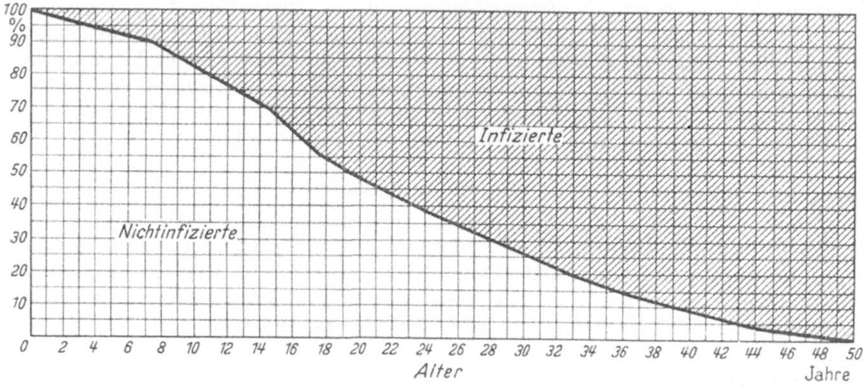

Abb. 30. Tuberkulinkurve nach Ott.

Schwestern usw., sondern auch um technische Assistentinnen, Sprechstundenhilfen, Stationsmädchen und dergl., kurz um sämtliches Personal, welches mit Tuberkulosekranken oder mit infektiösem Material im Rahmen seiner Tätigkeit in Berührung kommt oder kommen kann (s. Abschn. 6).

5. Über die Durchführung von Tuberkulinproben s. „Richtlinien für die Tuberkuloseschutzimpfung mit BCG" des Deutschen Zentralkomitees, Hannover. Darüber noch folgendes:

a) Häufig genügt die Moro-Pflasterprobe:
Ein wenig diagnostische Tuberkulinsalbe oder Perkutantuberkulin (etwa Streichholzkopfgröße oder 3 mm Durchmesser) wird auf die Mitte eines Pflasters (auch Leukoplast- oder Zellophanstreifen) gebracht und — ohne Abreiben oder dergl. der betreffenden Hautstelle — auf die linke Brust unterhalb des Schlüsselbeins oder auf die Haut über dem Brustbein gedrückt. Das Pflaster soll nach etwa 24 Stunden entfernt werden. Ablesung nach 2, besser nach 3—4 Tagen. Bei positiver Reaktion sollen wenigstens 3 kleine Papeln sichtbar sein. Zur Kontrolle, ob das Pflaster selbst hautreizende Stoffe enthält, ist ein Pflaster ohne Tuberkulinsalbe auf der anderen Körperseite anzubringen. Bei negativem Ausfall dieser Probe kann sie sofort noch einmal wiederholt werden.

b) Häufig genügt die Moroprobe nicht.
Bei negativem Ausfall der Tuberkulin-Pflasterprobe ist die Ergänzung durch die Intrakutanprobe notwendig mittels Verdünnungen von Alttuberkulin 1 : 10000 oder 1 :1000 bzw. mittels entsprechender Verdünnungen anderer Tuberkuline. Da sich Tuberkulinverdünnungen von 1 : 100 nur 2—3 Wochen und die Tuberkulinverdünnungen von 1 : 1000 und darüber nur etwa eine Woche halten, dürfte es schon aus diesem Grunde zweckmäßig sein, die intrakutane Probe den Stellen zu überlassen, welche diese Proben *routinemäßig* anstellen und daher dauernd im Besitz wirksamer Tuberkulinverdünnungen sind — sonst müßten jedesmal die Tuberkulinverdünnungen frisch angesetzt werden. Nur die Tuberkulinverdünnung 1 : 10 ist unbegrenzt haltbar. Auch die im Handel befindlichen Verdünnungen von 1 : 1000 an in Ampullen sind nicht länger als 1—2 Wochen wirksam.

6. Alle Personen, welche Tätigkeiten im Sinne der Nr. 26—27 der bisherigen bzw. 39—40, Sp. III, der neuen Liste der derzeitig meldepflichtigen Berufskrankheiten verrichten, sollten über die Notwendigkeit der Anstellung einer Tuberkulinprobe möglichst durch den Arzt persönlich unterrichtet werden.

9. Die Bedeutung des Nordseeklimas und des Gebirgsklimas für extrapulmonale Tuberkulose.

(Ausführungen von Prof. Dr. Dr. Goeters, Norderney, und von Prof. Dr. Brügger, Wangen, in der Sitzung des Arbeitsausschusses für Kindertuberkulose am 30. April 1952.)

1. Über die Behandlung der kindlichen Halsdrüsentuberkulose im deutschen Nordseeklima hat Prof. Dr. Dr. Goeters, Norderney, jüngst folgendes ausgeführt:

Nach einem kurzen geschichtlichen Überblick über die Entwicklung der Thalassotherapie und ihre Bedeutung für die Behandlung der extrapulmonalen Tuberkulose wird auf die Zunahme der Halsdrüsentuberkulose im Kindesalter in den Kriegs- und Nachkriegsjahren entsprechend der starken Verbreitung der bovinen Infektion hingewiesen. Bei 156 Kindern, die 1950 in der Kinderheilstätte Seehospiz „Kaiserin Friedrich" in Norderney wegen Halsdrüsentuberkulose bzw. Tuberkulose der Inguinaldrüsen behandelt wurden, handelte es sich in 128 Fällen (= 82%) um eine isolierte Lymphknotentuberkulose, während in den übrigen 28 Fällen (= 18%) gleichzeitig spezifische Lungenprozesse vorhanden waren. Wegen des starken Klimareizes weisen tuberkulöse Lymphome die Tendenz auf, an der See in das exsudative Stadium überzugehen. Infolgedessen ist die Forderung nach operativem Vorgehen 3—4 Wochen nach Beginn der Heilstättenkur berechtigt. Mit dem Messer exstirpiert werden alle geschlossenen Halsdrüsenlymphome von Vogelkirschgröße an, besonders spontan auftretende oder plötzlich größer werdende, ebenso längere Zeit unbeeinflußt gebliebene Lymphknotentumoren, auch solche mit Kalkeinlagerung. Bei abszedierenden und fistelnden Halsdrüsenprozessen wird die krankhaft veränderte Haut zunächst mit dem Skalpell entfernt und dann die vergrößerte Lymphdrüse herausgenommen. Alle Operationswunden werden primär genäht und alle Eingriffe in Lokalanaesthesie vorgenommen. Der komplikationslose Heilungsverlauf der Operationswunde ohne Streptomycinschutz und ohne jegliche postoperative medikamentöse Behandlung wird in erster Linie auf die Heilkräfte des Seeklimas zurückgeführt. Postoperative Röntgenbestrahlungen werden schon allein wegen des örtlichen Mißerfolges aber auch wegen der Gefahr der hämatogenen Aussaat grundsätzlich nicht durchgeführt. Die Tonsillektomie wird auf solche Fälle beschränkt, in denen an den Tonsillen unspezifische Veränderungen stärkeren Grades, wie Verwachsungen, Hypertrophie, Zerklüftung und Eiterpfröpfe nachweisbar sind. Insgesamt wurde die Ausräumung der Tonsillen in 91 von insgesamt 236 Fällen durchgeführt. In diesem ausgesuchten Krankengut wurden durch histologische Untersuchung tuberkulöse Veränderungen in den Gaumentonsillen und in der Rachenmandel in 42 Fällen (= 46,2%) gefunden. Primärherd in kariösen Zähnen, Zunge und Zahnfleisch nur in knapp 2% sämtlicher Fälle. *Im Anschluß an das operative Vorgehen hat eine intensive Klimabehandlung* einzusetzen, die sich auf die Aero-, Helio- und Hydrotherapie erstreckt und deren Wert in der Verbesserung der Wärmeregulation liegt. Liegekuren an der See führen nicht zu einer Erschlaffung und Atrophie der Muskulatur, sondern vielmehr zu einem „training en repos". Luftbäder müssen durch ausgiebige Ruhepausen am Strand oder in Strandnähe unterbrochen werden. Heliotherapie an der See ist keineswegs von untergeordneter Bedeutung. Der Mangel an direkter Sonnenstrahlung wird weitgehend kompensiert durch die Fülle des diffusen Lichtes (40% der Gesamtmenge der jährlich zugestrahlten Kalorien). Hinweis auf die Bedeutung der Winterkuren bei extrapulmonaler Tuberkulose. Wirksamkeit des Seeklimas besonders intensiv in Meeresnähe, am Strand, noch stärker auf dem Meer (Bootsfahrten, Wattenwanderungen usw.), dagegen landeinwärts rasch abnehmend. Die Erfolge der Seekur sind nicht zuletzt auf die Zunahme des Appetits und eine Steigerung des Kalorienverbrauches um durchschnittlich 100% zurückzuführen.

2. Über das Gebirgsklima und seine Wirkung auf die extrapulmonale Tuberkulose hat Prof. Dr. Brügger, Wangen, folgendes berichtet:

Erfahrungsgemäß kann die Tuberkulose, auch die extrapulmonale, in jedem Klima ausheilen. Jedes Klima hat seine Vor- und Nachteile. Es kann aber wohl nicht geleugnet werden, daß das Gebirge Vorzüge in klimatischer Beziehung hat. Die Klimata der einzelnen Höhenlagen variieren jedoch sehr, je nachdem ein Ort auf der Windseite oder im Windschutz des Gebirges gelegen ist, sich in einem von Winden durchzogenen Tal oder an einem geschützten Hang befindet, der Föhn durch das Tal zieht oder an einer Stelle gesetzmäßig aufsteigt oder fällt. Auch die Bedingungen für das Abströmen der Luftmassen müssen gewertet werden, weil die Bildung von Talnebeln damit in Beziehung steht. Nadelwälder können Temperaturschwankungen ausgleichen, besonders, wenn sie die Hauptwinde abfangen. Die Besonnung ist vor allem an Böschungen günstig, da sie beste Voraussetzungen für das Auffallen von Strahlen bieten. So ist also nicht die Höhenlage allein zu werten, sondern auch das Lokalklima.

Das Hochgebirgsklima zeigt folgende Charakteristika:

1. Der *Luftdruck* nimmt je 10 m Höhe um 1 mm Hg ab. Der kindliche Körper erträgt die Minderung des Luftdruckes im allgemeinen gut. Ältere und kreislaufgestörte Menschen reagieren auf den veränderten Druck der hohen Lagen, wie bekannt, mit unruhigem Schlaf, Herzklopfen, Tachycardie, evtl. mit Dyspnoe und erhöhtem Blutdruck. Als Ursache dafür wird Sauerstoffmangel der Ganglienzellen wichtiger Zentren angegeben, hervorgerufen durch zu niedrigen Sauerstoffdruck im Blut und geringes Druckgefälle vom Blut zu den Ganglien hin. Der Hämoglobingehalt und die Zahl der Erythrozyten steigt.

2. Der *Temperaturabfall* beträgt für 200 m 1°. Mit steigender Höhe nimmt also die Lufttemperatur ab. Die Temperaturdifferenzen zwischen Tag und Nacht sind geringer als in der Ebene. Auch die jahreszeitlichen Schwankungen sind nicht so bedeutend.

3. Die *Wasserdampfspannung* der Luft sinkt mit zunehmender Höhe, so daß eine Entwässerung des Körpers leichter erfolgt.

4. Im Höhenklima fällt eine Neigung zu *Stickstoffretention* und positiver Stickstoffbilanz auf, selbst bei niedriger Eiweißzufuhr. Der Grundumsatz im ganzen ist gesteigert.

5. Die *Lichtsumme* ist umso größer, je höher ein Ort gelegen ist und je steiler die Strahlen auffallen. Man unterscheidet eine direkte und eine diffuse Strahlung. Die Sonnenscheindauer sowie die tägliche Lichtsumme sind, besonders im Winter, vermehrt.

Die jahreszeitliche Verteilung der Besonnung ist gleichmäßiger. Die Luft ist staubfreier, reiner, deshalb, wie auch infolge der geringeren Dicke der vom Sonnenlicht durchsetzten Luftschicht, reicher an kurzwelligen Strahlen. Die langwelligen roten Strahlen werden beim Durchgang durch eine breite Luftschicht weniger gemindert wie die kurzwelligen violetten und ultravioletten. Darum ist im Winter bei schrägem Einfall des Lichts die Zahl der langwelligen roten Strahlen noch groß und die Wärmewirkung auf die Haut noch intensiv. In den Frühjahrsmonaten dagegen, wenn die Sonne steiler steht und das Licht vom Schnee reflektiert wird, sind die chemischen Wirkungen auf die Haut infolge der kurzwelligen Strahlen intensiver. Es kommt zur vermehrten Pigmentbildung. Die Bestrahlung stellt im Hochgebirge einen starken Reiz dar, der nur von einem reaktionstüchtigen Organismus gut beantwortet wird und daher vorsichtig dosiert werden muß, vor allem bei Kindern. Schwächliche und kachektische Menschen gehören nicht in dieses Reizklima. Sie können mit Schlaflosigkeit, Reizbarkeit und Appetitlosigkeit reagieren. Auch bei hellhäutigen und blonden Kindern ist Vorsicht am Platze, da sie auf Bestrahlungen gern mit Bronchitiden antworten (Klare). Kinder mit gleichzeitig bestehender aktiver Lungentuberkulose dürfen selbstverständich nicht bestrahlt werden. Für die kindliche *Skelet-Tuberkulose* ist die Lichteinwirkung ein wichtiger Faktor des Hochgebirgsklimas. Diesen Faktor voll nutzbar zu machen, ist eine wichtige Aufgabe des behandelnden Arztes. Nach Rollier nimmt die Entwicklung der Knochen- und Gelenktuberkulose einen um so günstigeren Verlauf, je intensiver die Haut des ganzen Körpers in Kontakt mit Luft und Sonne steht. Er sieht in der Haut ein Abwehrsystem und ein Zirkulationsorgan, dessen Tätigkeit durch die vasodilatatorische Wirkung der infraroten Strahlen angeregt, den Gesamtstoffwechsel und die allgemeine Blutzirkulation belebt. Die Wirkung der Besonnung auf das Skelet besteht nach Rollier in einer Zunahme der Kalksalzeinlagerung infolge einer Erhöhung des Blutphosphats und Calciumspiegels.

Neben der Allgemeinwirkung der Besonnung tritt auch eine direkte Einwirkung auf den tuberkulösen *Herd* ein. Durch die starke Gefäßerweiterung und Hyperämie soll die Heilung angeregt werden. Exacerbationen treten bei der Skelett-Tuberkulose nicht so rasch auf wie bei der Lungentuberkulose. Die analgetische Wirkung der Strahlen wird angenehm empfunden. — *Schnellheilungen* durch Sonnenbestrahlungen, wie man früher glaubte, gibt es nicht. Menard meint dazu: Mit der Sonne gewinne ich nur $^1/_4$ Stunde. Nach Calvé vermag die Sonne die Mindestzeit des Ablaufs der Erkrankung nicht zu verringern. Sie verhindert jedoch den schleppenden, sich in die Länge ziehenden Verlauf und führt zu Heilungen von besserer Beschaffenheit. Es besteht kein Zweifel, daß die Reize von Luft und Licht in der Höhenlage stärker sind als in der Tiefebene. Sie sind auch gleichmäßiger und können im Winter voll ausgenutzt werden, zumal in dieser Jahreszeit auch qualitative Unterschiede bestehen. Deshalb heilen auch tuberkulöse Fisteln und Hautprozesse im allgemeinen dort besser als im Tiefland. Das Hochgebirgsklima ist angezeigt für alle extrapulmonalen Prozesse, die einen starken Reiz brauchen. Wunderheilungen kann man nicht erwarten. Auch im Hochgebirge muß die gesamte moderne Therapie aufgeboten werden, die zur Verfügung steht.

10. Arbeitszeit der im Röntgen-, Radium- und Laboratoriumsdienst tätigen Personen und Gefährdetenzulage für diese Personen.

Über die Arbeitszeit der im Röntgen-, Radium- und Laboratoriumsdienst tätigen Gefolgschaftsmitglieder war vom Reichsfinanzministerium im „Reichshaushalts- und Besoldungsblatt“ **20,** 13:149 (1941) folgender Erlaß ergangen:

6. *Änderung der Gemeinsamen Dienstordnung für die Angestellten der Verwaltungen und Betriebe des Reichs.*

(RBB 1938, S. 196.)

(Vorgang: RBB 1938, S. 222 und 332, RMM 1939, S. 188, RBB 1940, S. 129 und 231.)

Die *Gemeinsame Dienstordnung* gemäß § 16 Abs. 2 AOGÖ für die Angestellten der Verwaltungen und Betriebe des Reichs wird mit Wirkung vom 1. April 1941 wie folgt geändert und ergänzt:

Nr. VII erhält folgende Fassung:

„(1) Die regelmäßige Arbeitszeit der im Röntgen-, Radium- und Laboratoriumsdienst beschäftigten Gefolgschaftsmitglieder darf ausschließlich der Pausen

a) für Röntgenassistentinnen (Assistenten), soweit sie in erheblichem Umfang im Röntgen- oder Radiumdienst beschäftigt sind, täglich $7^1/_2$ Std. und wöchentlich 42 Std.,

b) für die im Laboratoriumsdienst beschäftigten technischen Assistentinnen (Assistenten) täglich 8 Std. und wöchentlich 45 Std.

nicht überschreiten. Soweit keine durchgehende Arbeitszeit besteht, muß die tägliche Arbeitszeit mindestens durch 2 Std. Pause unterbrochen sein.

(2) Röntgenassistentinnen (Assistenten), die überwiegend im Röntgen- oder Radiumbetrieb beschäftigt sind, ist außer einem vollen Ruhetag in jeder Woche ein weiterer halber Ruhetag zu gewähren.

(3) Im Radiumbetrieb voll (ganztägig) beschäftigte Personen dürfen zu Dienstleistungen außerhalb des Radiumbetriebes oder zum Nachtdienst nicht herangezogen werden.

(4) Röntgenassistentinnen (Assistenten) sowie Gefolgschaftsmitglieder im Laboratoriumsdienst, die mit infektiösem Material arbeiten und deren Urlaub nach § 11 TOA weniger als 28 Kalendertage betragen würde, erhalten in jedem Urlaubjahr einen Urlaub von insgesamt 28 Kalendertagen.

(5) Gefolgschaftsmitglieder, die ständig mit Infektions- und Tuberkulosekranken in Verbindung kommen, und solche, die ständig mit infektiösem Material arbeiten müssen, erhalten eine zusätzliche Verpflegung, die durch die *Besondere Dienstordnung* näher zu bestimmen ist. Diesen Gefolgschaftsmitgliedern sind Gefahrenzulagen auf Grund anderer Bestimmungen nicht zu gewähren. Solange kriegsrechtliche Vorschriften der Durchführung der zusätzlichen Verpflegung entgegenstehen, wird sie durch einen Betrag von 7,50 RM monatlich (0,25 RM täglich) abgegolten. Lassen die kriegsrechtlichen Vorschriften eine geringer bewertete zusätzliche Verpflegung zu, so wird der Unterschiedsbetrag in bar gewährt.

(6) Die Bestimmungen in Abs. 1 bis 4 finden sinngemäß Anwendung auf die entsprechend im Röntgen-, Radium- oder Laboratoriumsdienst beschäftigten medizinisch-technischen Assistentinnen (Assistenten) und medizinisch-technischen Gehilfinnen (Gehilfen) im Sinne der Ersten Verordnung über die Berufstätigkeit und die Ausbildung medizinisch-technischer Gehilfinnen und medizinisch-technischer Assistentinnen vom 16. Februar 1940 — RGBl. I, S. 371 —.“

Ergänzend hat der ehemalige Reichsminister des Innern am 31. Oktober 1941 folgenden Erlaß IVa 1267/41 — 1002c herausgegeben:

„Nach Abs. 5 der 6. Änderung der *Gemeinsamen Dienstordnung* für die Angestellten der Verwaltungen und Betriebe des Reichs (Runderlaß des Reichsfinanzministers vom 7. Mai 1941 — P 2100-6675 IV — (RBB S. 149) erhalten Gefolgschaftsmitglieder, die ständig mit Infektions- und Tuberkulosekranken in Verbindung kommen, und solche, die ständig mit infektiösem Material arbeiten müssen, eine zusätzliche Verpflegung, die, solange kriegsrechtliche Vorschriften der Durchführung entgegenstehen, durch einen Betrag von 7,50 RM monatlich (0,25 RM täglich) abgegolten wird. Diese Bestimmung kann auch auf das bei den staatlichen Gesundheitsämtern beschäftigte nichtärztliche Hilfspersonal angewandt werden, wenn die Voraussetzungen des Abs. 5 der Bestimmungen im einzelnen Falle erfüllt sind, jedoch kommt eine allgemeine Einbeziehung *sämtlicher* Gesundheitsaufseher, Gesundheitspflegerinnen und technischen Assistentinnen nicht in Frage. Wenngleich es eine Reihe von Gesundheitsaufsehern geben mag, die ständig Ermittlungen und Desinfektionen anläßlich Tbc-, Typhus-, Scharlach- u. a. infektiöser Erkrankungen ausführen, so werden andererseits bei Gesundheitsämtern, denen z. B. Desinfektionsanstalten oder nicht vollbeschäftigte Desinfektoren zur Verfügung stehen, die Gesundheitsaufseher überwiegend im Innendienst und in anderen außerdienstlichen Geschäften verwendet werden. Diese Gesundheitsaufseher fallen ebensowenig unter den erwähnten Erlaß, wie etwa diejenigen Gesundheitspflegerinnen oder technischen Assistentinnen, die nicht „ständig“ mit Tuberkulose-Kranken in Verbindung kommen oder „ständig“ mit infektiösem Material arbeiten. Dagegen werden technische Assistentinnen und Gesundheitspflegerinnen, die beispielsweise an Tuberkulose-Fürsorgestellen großer Gesundheitsämter fast täglich Tbc-Sprechstunden wahrzunehmen haben, die erforderlichen Voraussetzungen im allgemeinen erfüllen. Die Entscheidung, ob die erwähnten Bestimmungen Anwendung finden können oder nicht, muß bei diesen unterschiedlichen Verhältnissen den nachgeordneten Behörden überlassen bleiben, die diese auf Grund eingehender Überprüfung der örtlichen Umstände des einzelnen Falles zu treffen haben.“

11. Vortrag von Prof. Dr. Wagener-Hannover über „Trinkmilch und Tuberkulose“.

(Sitzung des Präsidiums des DZK am 10. 2. 1953.)

Es ist auch in diesem Kreise sicherlich zur Genüge bekannt, daß in dem von mir geleiteten Institut seit Kriegsende Untersuchungen der im Handel befindlichen Trinkmilch auf Tb.-Bakterien ausgeführt werden. Diese Untersuchungen hatten ursprünglich den rein wissenschaftlichen Zweck, die Zusammenhänge zwischen der Rindertuberkulose und ihre Übertragungsmöglichkeit auf den Menschen, insbesondere auf die Jugend, aufzuklären. Daher mußten diese Untersuchungen bald gekoppelt werden mit gleichartigen bakteriologischen Untersuchungen an verschiedenen Ausscheidungsstoffen und Geweben tuberkulosekranker oder -verdächtiger Kinder und Erwachsener. Diese auf Veranlassung der Bundes- und Landesverwaltungen in engster Zusammenarbeit mit dem Deutschen Zentralkomitee ausgeführten Untersuchungen haben unzweideutig nachgewiesen, daß die Kindertuberkulosen heute in Deutschland zu rund 10% auf bovine TB zurückgeführt werden müssen. Selbst an der Erzeugung der Lungentuberkulose der Erwachsenen hat das Rindertuberkelbakterium einen Anteil von durchschnittlich 4%.

Nach dem Urteil unseres Zentralkomitees ist das Betrübliche an diesen Untersuchungsergebnissen, daß die 10% boviner Tuberkulosen durchaus vermeidbar wären, denn für ihre Entstehung muß vorwiegend, wenn nicht ausschließlich, der Genuß tuberkelbakterienhaltiger Trinkmilch verantwortlich gemacht werden. Die Verhütung der bovinen Tuberkulose ist auch hierzulande bei einem Verseuchungsgrad von rund 60% der deutschen Rinderbestände mit TB m. E. durchaus möglich, wenn Kuhmilch aus Rinderbeständen, die nicht anerkannt tuberkulosefrei sind, nur in abgekochtem Zustand genossen würde. Über die Notwendigkeit dieser hygienischen Maßnahme — unabhängig von den zweifellos wirksameren Bestrebungen zur Tilgung der Rindertuberkulose in unseren Rinderbeständen — gehen die Meinungen der Human- und Veterinärhygieniker auseinander. Ein Teil von ihnen glaubt, daß die auch unter praktischen Verhältnissen für die Trinkmilch allgemein vorgeschrieben Pasteurisierung einen „ausreichenden“ Schutz gegen eine bovine Tbc.-Infektion beim Konsumenten gewährt.

Auf der anderen Seite fehlt es jedoch nicht an Stimmen von Wissenschaftlern aus beiden Lagern, die die Sicherheit der Abtötung von TB durch die Pasteurisierung unter den Verhältnissen der Molkereipraxis kritisch beurteilen und demzufolge eine weitergehende Erhitzung durch Abkochung fordern.

Mit der Bekanntgabe meiner letztjährigen Milchuntersuchungsergebnisse möchte ich gerade in dieser Sitzung des Präsidiums des Deutschen Zentralkomitees zur Bekämpfung der Tuberkulose zur Klärung und Beurteilung der milchhygienischen Situation beitragen.

Im Jahre 1952 wurde in meinem Institut die in Flaschen mit Originalverschluß ausgegebene Trinkmilch von 10 Molkereien aus 5 westdeutschen Städten systematisch auf TB untersucht. Darunter ist zu verstehen der Ankauf einer handelsüblich verschlossenen Milchflasche in einem öffentlich zugelassenen Milchgeschäft oder der mit Genehmigung der Schul- oder Klassenleitung bezahlte Erwerb einer mit Originalverschluß versehenen Flasche pasteurisierter Trinkmilch. Dabei wurde angestrebt, die so angekauften Milchflaschen möglichst täglich in ununterbrochener Reihenfolge zu untersuchen. Unterbrechungen mußten naturgemäß in Kauf genommen werden durch Sonn- und Feiertage, persönliche Behinderung der mit dem Ankauf beauftragten Personen, Beurlaubungen, Schulferien, Verluste an Versuchstieren und dergleichen mehr. Wo immer diese Einschränkungen eine Untersuchungsreihe von weniger als 50 Einzeluntersuchungen im Verlaufe von 5 Monaten bedingten, ist auf eine Auswertung der Untersuchungsergebnisse verzichtet worden. Um allen Einwendungen über die Herkunft der untersuchten Milch vorzubeugen, sind die Originalverschlüsse der angekauften Milchflaschen mit jedem Untersuchungsprotokoll aufgehoben worden.

Jede Milch wurde auf *stattgehabte Erhitzung* mittels Guajak- und Lactognostprobe untersucht, um damit den Nachweis zu bringen, daß es sich um molkereitechnisch bearbeitete Milch handelte. Nach Zentrifugierung in einem etwa 250 cm^3 fassenden Becher wurde der Bodensatz je 2 Meerschweinchen subkutan in eine Kniefalte injiziert. Von der 3. Woche ab wurden alle Versuchstiere in 10tägigen Abständen auf Anzeichen von Tuberkulose untersucht und bei Vorhandensein getötet. Der Nachweis der TB galt erst dann als erbracht, wenn in den tuberkulös erkrankten Meerschweinchen mindestens auch mikroskopisch TB nachgewiesen wurden. Der Ausschluß der Tbc. erfolgte, wenn die Versuchstiere bei spontanem Verenden mindestens 4 Wochen, sonst aber bei nach mindestens 6—8 Wochen erfolgter Tötung frei von tuberkulösen Veränderungen geblieben waren. Alle ermittelten TB-Stämme wurden auf ihre Typenzugehörigkeit geprüft. Es wurden *folgende Ergebnisse* erzielt:

1. In einer *Voruntersuchungsreihe* fasse ich 479 Milchproben zusammen, die aus 5 von den 6 die Landeshauptstadt Hannover beliefernden Molkereien stammten. Die Zahl der von den einzelnen Liefermolkereien stammenden Milchproben schwankt zwischen 61 und 107. Sie wurden in der ersten Jahreshälfte regelmäßig jeweils an der gleichen Stelle von den Beauftragten meines Institutes käuflich erworben. In keinem Falle konnten in dieser Flaschenmilch TB nachgewiesen werden.

2. Die *2. Untersuchungsreihe* bilden 145 in einem Lebensmittelgeschäft in Hannover von Januar bis April 1952 angekaufte Flaschenmilchen, die aus der 6. Hannover versorgenden Molkerei stammten. In ihnen wurden in *4 Fällen* (= 2,8%) *lebende bovine Tuberkelbakterien* nachgewiesen. Es ist mir bekannt geworden, daß die gleiche Molkerei auch Schulen in der gleichen Zeit mit Flaschentrinkmilch beliefert hat. Wie ich nach Abschluß meiner Untersuchungen erfuhr, hat diese Molkerei bald nachher auch die automatische Sicherungstechnik beschafft.

Mit der namentlichen Bekanntgabe der Herkunft dieser Milch will ich ausdrücklich bekunden, daß die milchhygienischen Verhältnisse in der Landeshauptstadt Hannover, der ich aus naheliegenden Gründen mein besonderes Interesse bei meinen früheren systematischen Untersuchungen gewidmet hatte, sich offensichtlich gebessert haben. Ich mache aber auch kein Hehl daraus, daß ich die Besserung in Hannover auf das Bekanntwerden meiner Untersuchungstätigkeit sowohl bei den Molkereien als bei den zuständigen Aufsichtsbehörden zurückführe. Es ist für mich jedenfalls kein Zufall, daß seit Frühjahr 1952 alle 6 Hannover beliefernden Molkereien die neuen automatischen Sicherungen bei der Milchpasteurisierung beschafft haben. Hiermit vermag ich jedoch diesen Sicherungseinrichtungen der Milchpasteurisierung noch keineswegs ein endgültiges milchhygienisches Prädikat zu erteilen.

3. *3. Untersuchungsreihe.* Aus der Großstadt A des Landes B wurden durch eine Vertrauensperson aus einem Milchgeschäft unter den gleichen Bedingungen wie bei den vorerwähnten

Untersuchungsreihen mit Aluminiumverschlußkappen versehene Flaschenmilch ein und der selben Molkerei angekauft und meinem Institut durch Bahnexpreß täglich zugesandt. Zur Sicherung des Flaschenverschlusses wurde die Flasche mit einer dicht schließenden keimfreien Gummikappe überzogen. Von den 168 untersuchten Flaschen wurden *einmal* (= 0,6%) *lebende bovine TB* festgestellt.

4. Die *4. Untersuchungsreihe* bilden 104 Flaschenmilchen mit der Bezeichnung „Pasteurisierte Vollmilch", die aus einer eine Kleinstadt C des Landes D versorgenden Molkerei stammten. Sie wurden in der Zeit vom 1. April bis Ende November 1952 von einem Beauftragten in einem Ladengeschäft gekauft und meinem Institut zugestellt. In dieser Milch wurden *einmal* (= 1% der untersuchten Flaschen) *lebende bovine TB* nachgewiesen.

5. Die *5. Untersuchungsreihe* bilden 133 Flaschenmilchen, deren Verschluß die Bezeichnung „kurzzeiterhitzte Vollmilch" trug. Sie stammten aus einer Molkerei der Kreisstadt E des Landes F und waren in der Zeit vom 1. Februar bis 30. September 1952 in einem Ladengeschäft der gleichen Stadt von einer Vertrauensperson gekauft. *In 8 dieser Milchen* (= 6%) *wurden lebende bovine TB* gefunden.

6. Aus der 70000 Einwohner zählenden Kreisstadt G des Landes H stammen 2 Reihen meiner vorjährigen systematischen Flaschenmilchuntersuchungen, die am 1. Mai 1952 begonnen wurden und noch fortgesetzt werden. Die Flaschenverschlüsse trugen die Bezeichnung „Pasteurisierte Vollmilch". Alle untersuchten Milchen stammen aus der gleichen Molkerei.

Von der ersten über 200 Flaschenmilchen umfassenden Reihe, die in einem *Ladengeschäft* angekauft wurde, konnten leider nur etwa 50% der Tierversuche zu Ende geführt werden, weil die andere Hälfte der Versuchstiere dem in die Millionen gehenden Keimgehalt, insbesondere Anaeroben-Sporenbildnern, meist schon innerhalb einer Woche nach Versuchsbeginn zum Opfer fielen.

Daß es sich bei dieser Milch um einen aus dem Rahmen meiner sich nun schon über mindestens 7 Jahre erstreckenden Untersuchungserfahrungen mit Trinkmilch völlig herausfallenden Keimgehalt einer pasteurisierten Milch handelt, beweist der Vergleich mit den gleichzeitig laufenden Untersuchungen von Milch aus mehreren anderen Molkereien, bei denen eine derartige tödliche Wirkung der Milch auf die Versuchstiere nicht beobachtet werden konnte.

Von den in der Zeit vom 1. Mai bis 31. Dezember 1952 vollständig abgeschlossenen 107 Untersuchungsproben enthielten *13* (= 12,5%) *lebende bovine TB.*

Zur Überprüfung dieses alle meine in den letzten 5 Jahren ausgeführten Milchuntersuchungen übertreffenden Rekordergebnisses wurde eine 2. Untersuchungsreihe mit der in Flaschen abgefüllten Trinkmilch aus der gleichen Molkerei angesetzt. Dabei wurde von einem 2. Beauftragten täglich aus einer *Volksschule* der gleichen Kreisstadt G in der Zeit von Anfang August bis Jahresende 1952 mit Unterbrechungen durch die Schulferien eine ordnungsmäßig mit der Verschlußkappe der Molkerei versehene $^1/_4$ l-Flasche Trinkmilch erworben und in gleicher Weise untersucht. Auch bei dieser Untersuchungsreihe machte sich die hohe Meerschweinchensterblichkeit durch die starke bakterielle Verunreinigung der Milch bemerkbar. Sie erreichte jedoch nicht ganz die gleiche Höhe der vorerwähnten Untersuchungsreihe, da der größere Teil dieser Untersuchungen in die kühlere Jahreszeit fiel, während der sich die niedrige Außentemperatur auf die Keimvermehrung in der Milch offensichtlich günstig auswirkte. Von den bis Jahresende angesetzten und vollständig abgeschlossenen 82 Untersuchungsproben enthielten *11* (=13,2%) *lebende bovine Tuberkelbakterien.* Das Ergebnis dieser Schulmilchuntersuchungen bestätigt somit das Ergebnis der Untersuchungen an in Ladengeschäften erworbener Flaschenmilch.

Mit diesen jüngsten Ergebnissen meiner systematischen Milchuntersuchungen habe ich erneut einen die heutige hygienische Situation unserer städtischen Milchversorgung *kennzeichnenden Querschnitt* gezogen. Daß in der Stadt Hannover außergewöhnliche Verhältnisse eingesetzt haben, beweisen die von 0,6—13,2% reichenden TB-Funde in der Flaschentrinkmilch außerhalb dieser Stadt. Für die Frage der *Bewertung und Gültigkeit* meiner Untersuchungsergebnisse muß ich noch auf folgende Tatsachen hinweisen:

1. Die in weiten Grenzen differierenden Untersuchungsergebnisse lassen schon erkennen, daß die Auswahl der untersuchten Molkereien oder Städte nicht bestimmt wurde von milchhygienischen Indikationen, sondern lediglich von der Gunst der vertraulichen und regelmäßigen Beschaffungsmöglichkeit der Milch und ihres schnellen Transportes nach Hannover auch in der warmen Jahreszeit.

2. Der Vergleich der Tuberkelbakterienfunde in hoch- und kurzzeiterhitzter Flaschenmilch ergibt *3,1% in hocherhitzter* und *4,03% in kurzzeiterhitzter Milch.*

3. Die übereinstimmenden Ergebnisse der in der 6. Untersuchungsreihe nebeneinander untersuchten Milch *aus dem Handel und einer Volksschule* zeigen die gravierende hygienische Problematik der Schulmilchspeisung in vollem Ausmaß. Was meine letztjährigen Untersuchungsergebnisse in dieser Hinsicht bedeuten, kann am besten ermessen werden an den grundsätzlichen Ausführungen, die der Präsident des Deutschen Zentralkomitees auf dessen Mitgliederversammlung am 27. April 1951 in Koblenz machte. Er sagte:

„Das Problem der Schulkinderspeisung mit ungekochter, nur pasteurisierter Milch ist seit $1^1/_2$ Jahren akut geworden. Kein Mensch hat vorher daran gedacht, in Kleinkinderhorten und Schulen unter Verantwortung öffentlicher Dienststellen ungekochte Milch zu verabreichen. Die Pasteurisierung hat bis dahin in Deutschland nicht bezweckt, das Abkochen der für Kinder bestimmten Trinkmilch zu ersetzen. Zweck der Pasteurisierung war, das schnelle „Verderben" der Milch zu verhindern, d. h. die Milch im Handelsverkehr vom Stall bis zum Verbraucher möglichst lange haltbar zu machen. Die jetzige Propaganda für das Trinken pasteurisierter Milch aus der von der Molkerei gefüllten Flasche kann gewiß auf nicht unwichtige Vorzüge verweisen. Ihre *entscheidende Grundlage* ist jedoch *wirtschaftlicher Art.* Auch der verantwortungsbewußte Arzt kann an solchen wirtschaftspolitischen Zusammenhängen nicht einfach vorübergehen. Auch er muß unter dem Zwang der Notlage oft mehr oder minder berechtigte Bedenken zurückstellen. *Das hat jedoch dann ein Ende, wenn eine vermeidbare Gefahr für Gesundheit und Leben unserer Kinder vorliegt. Hier liegt das Problem, für das wir zunächst einmal die moralische Verantwortung tragen.* Man kann gewiß sein, wenn das wirtschaftspolitische Experiment der Verabreichung ungekochter Milch an Klein- und Schulkinder böse ausläuft, so wird diese moralische Verantwortung auch zur öffentlichen werden."

Soweit unser Präsident im Jahre 1951.

Darüber hinaus hat der „Arbeitsausschuß für Milch und Tiertuberkulose" des Deutschen Zentralkomitees schon 1950 klare Forderungen und Grundsätze für die Verabreichung von Trinkmilch an Schulkinder aufgestellt und als Empfehlung den zuständigen Bundes- und Landesbehörden unterbreitet. Sie haben keine Beachtung gefunden. Aber auch jede andere, den gegenwärtigen unhaltbaren Zustand schnell behebende Maßnahme wird von der Land- und Milchwirtschaft mit rein wirtschaftspolitischen oder auch propagandistischen Gegenargumenten übertönt oder beiseitegeschoben.

Es würde m. E. schon ein großer milchhygienischer Fortschritt sein, wenn die in ständigem Anwachsen begriffenen staatlich anerkannten tuberkulosefreien Rinderbestände ihre Milcherzeugnisse im pasteurisierten Zustand wenigstens unseren Kindern in den Schulen zuführen dürften. Die Land- und Milchwirtschaft hält diesen für unsere Kinder vorgetragenen Wunsch nicht vereinbar mit der die Wirtschaftsinteressen der Erzeuger gleichmäßig schützenden Verteilungsregelung der Milch, die — das ist viel zu wenig bekannt — auch heute noch gegenüber dem Erzeuger ein zwangsbewirtschaftetes Lebensmittel ist. Selbst der Versuch einzelner Molkereien an Ort und Stelle die heute schon in ihrem Bereich anfallende Milch aus anerkannt TB-freien Beständen dem Konsumenten unter dieser Bezeichnung anzubieten, wird mit dem Protest verhindert, daß eine hygienische Qualitätsdifferenzierung der *nicht* aus TB-freien Rinderbeständen stammenden Milch den Absatz erschweren würde.

Hierfür 2 Beispiele:

Die Schranke, die zwischen der vorhandenen TB-freien Milch und dem deutschen Konsumenten heute noch besteht, kann aber sofort gehoben werden, wenn es sich darum handelt, diese Milch mit allen propagandistischen Argumenten der amerikanischen Besatzungsmacht anzubieten und von Oldenburg oder Winsen a. L. nach Frankfurt a. M. zu transportieren.

Unser Präsident hat in seiner eben erwähnten Botschaft vor 2 Jahren von einer „moralischen Verantwortung" im Trinkmilchverkehr gesprochen. Ich frage, ob man diesen eben geschilderten Tatbestand wohl als „doppelte milchhygienische Moral" bezeichnen darf?

Die Wirtschaft behindert aber mit dieser Haltung leider selber die von allen beteiligten Kreisen immer wieder geforderte *beschleunigte Durchführung der Tuberkulosetilgung* in den deutschen Rinderbeständen, denn sie kann nur in der hygienischen Qualitätsdifferenzierung der Milch ihr *wirtschaftliches Fundament* und ihren *propagandistischen Antrieb* erhalten.

Auch der Hinweis auf ein *neues Milchgesetz* wirkt gegenüber dem gegenwärtigen Zustand nur wie das leise Säuseln einer fernen Zukunftsmusik, von der noch keiner weiß, wie sie dermaleinst klingen wird.

Nicht besser ist es m. E. bestellt mit den von der Molkereiindustrie zur Lösung des Problems neuerdings angebotenen automatischen Sicherungseinrichtungen für die Pasteurisierungsapparate. Solange keine gesetzliche Vorschrift ihre Anschaffung erzwingt — und dafür besteht vorläufig noch keine Aussicht —, geht die Milchwirtschaft nur sehr zögernd heran. So haben von den im Bundesgebiet vorhandenen über 3000 Molkereien erst 500 (= $^1/_6$) diese Apparatur eingebaut oder in Auftrag gegeben (Auskunft von Prof. SCHÖNBERG, Hannover).

Bei dieser Sachlage kann m. E. der nachweislich in Deutschland bestehenden zusätzlichen bovinen Tbc.-Epidemie nur Einhalt geboten werden, wenn von den Trägern der moralischen hygienischen Verantwortung das Abkochen für den haushaltsmäßigen Trinkmilchkonsum empfohlen und für die Schulmilchspeisung *gefordert und durchgesetzt* würde. Mit der zu erwartenden Antwort, daß dadurch der Milchkonsum eingeschränkt und die milcherzeugende Landwirtschaft wirtschaftlich aufs schwerste geschädigt würde, wird die ganze Problematik, aber auch Tragik, unserer milchhygienischen Situation unverhüllt dargelegt. Sie gipfelt in den Fragen: „Wie lange noch muß in Deutschland der milchhygienische Schutz der Bevölkerung, insbesondere der Kinder, den wirtschaftlichen Interessen der Milcherzeuger untergeordnet werden?“ oder „Ist die Milch hierzulande nur ein Objekt, das den wirtschaftlichen Interessen der Erzeuger dient, ohne daß der Konsument dabei Anspruch auf Schutz seiner Gesundheit hat?“.

12. Vortrag von Prof. Dr. Ickert-Hannover über „Anti-Tuberkulosepropaganda bzw. Aufklärungsmaßnahmen über die Tuberkulose“.

(Sitzung des Präsidiums des DZK am 10. 2. 1953.)

Recht häufig gehen bei uns Anfragen ein, wann denn das neue Bundes-Tuberkulosegesetz erscheine. Allenthalben werden bei uns mehr oder weniger gesetzliche Vorschriften für die Tuberkulosebekämpfung im Sinne der alten Polizeiverordnungen gefordert. Demgegenüber hat Prof. REDEKER auf der Tuberkulosetagung in Bad Kissingen im September 1951 ausgeführt, daß im 17. und 18. Jahrhundert die Tuberkulosebekämpfung sich in der Hauptsache in polizeilichen Vorschriften erschöpft hat, welche immer schärfer und schärfer wurden, und nichts wurde erreicht. „Die Gestaltung der Lebensform geht ihren Weg und mit ihr die Tuberkulosebekämpfung. Anpassung im Sinne der bestmöglichen erreichbaren Gegenwirkung ist die Aufgabe.“ REDEKER ist ein Gegner der Einengung des Kampfes gegen die Tuberkulose durch polizeiverordnungsartige Vorschriften.

In der Schweiz z. B. wurde 1949 das an und für sich sehr gute Tuberkulosegesetz durch Volksabstimmung deshalb abgelehnt, weil in dem Gesetz die zwangsweise Schirmbilduntersuchung der gesamten Bevölkerung verankert war; der Zwang wird als Eingriff in die Rechte der Person aufgefaßt. SJORSLEV hat in einem Aufsatz im Brit. J. Tub. [Vol. XLVII, 1, 18 (1952)] berichtet, daß die beispiellosen Erfolge im Kampf gegen die Tuberkulose in *Dänemark fast ohne gesetzliche Bestimmungen* erreicht worden sind, lediglich auf Grund der Aufklärung der Bevölkerung. Das gilt für sehr viele Staaten des Auslandes, wo die Bevölkerung das Wesen der wahren Demokratie schon seit langer Zeit erfaßt hat. Der Grundsatz der „Unverletzlichkeit der Person“ steht dort obenan, — wie auch in unserem „Grundgesetz“. Ein Arzt aus Kanada berichtete mir, daß z. B. in Kanada die Bevölkerung bei irgendeinem Notstand nicht darauf wartete, Maßnahmen zu ergreifen, bis sie durch die Landesregierung durch ein Gesetz mit Strafbestimmungen dazu aufgefordert würde; die Demokratien fordern, daß jedermann sofort Hand anlegt. Soweit das alles die gesundheitlichen Verhältnisse und im besonderen die Tuberkulosebekämpfung betrifft, erfordert es natürlich eine langjährige wirksame *Aufklärung der Bevölkerung.* Auf der Internationalen Tuberkulose-Konferenz in Rio de Janeiro hat Dr. PERKINS, der Generalsekretär der National Tuberculosis Association (USA), ausführlich über die betreffenden Maßnahmen in den USA berichtet. Als Gesundheitspropaganda bezeichnet man allgemein in den USA die sogenannte „Health Education“, also die „*Gesundheitserziehung*“, und Dr. WILLIAMS, London, wies darauf hin, daß die Gesundheitserziehung sich dabei nicht nur auf das gesundheitliche Gebiet, sondern auch auf die sozialen Verhältnisse und auf die Arbeit erstrecken müsse. Aus der gesamten Diskussion in Rio de

Janeiro schälte sich heraus, daß bei der Gesundheitspropaganda dem *Laien* eine bedeutsame Rolle zufällt; „le docteur ne doit pas être seul“, der Arzt darf im Kampf gegen die Tuberkulose nicht allein stehen. In den USA umfaßt das *Programm der Gesundheitserziehung* folgende 4 Punkte:

1. Herstellung geeigneten Propagandamaterials,
2. Verteilung und Verwendung des Materials zur Gesundheitserziehung,
3. die örtliche Organisation der Gesundheitserziehung,
4. die Ausbildung und Verwendung der Gesundheitslehrer (Health Educators).

Bei der Gesundheitserziehung in den einzelnen Ländern, auch in bezug auf die Tuberkulosebekämpfung, gibt es kein fertiges Rezept. Hier werden diese, dort jene der bereits bekannten Methoden bevorzugt. In dem einzelnen Land müssen die Methoden der Propaganda auch wechseln; keiner von uns liebt es, ein Buch mehrmals zu lesen, denselben Film mehrmals zu sehen. Prof. DE ABREU (Brasilien) hob hervor, daß z. B. die Röntgenschirmbilduntersuchung die beste Propaganda sei, nämlich die „Propaganda der Tat“. Dies wurde z. B. bei uns in Schleswig-Holstein bestätigt — dort erschienen bei der ersten Schirmbildaktion rund 70% der Bevölkerung, bei der Wiederholungsaktion aber rund 95%. In Rio de Janeiro wurde ferner ausgeführt, daß langatmige Flugblätter oder Hefte über die Tuberkulose nicht wirksam seien, sondern vielmehr kurze Schlagworte mit entsprechenden Bildchen, — so verfügt die Nat. Tub. Ass. über ein Propagandabild mit der Unterschrift „Protect the family, get a chest — X — ray“ (Schütze Deine Familie — gehe zur Röntgenschirmbilduntersuchung).

In Deutschland ist so ziemlich das gesamte Propagandamaterial für die Tuberkulosebekämpfung durch die Kriegseinwirkung verloren gegangen; wir haben jetzt in Paris im Sekretariat der Internationalen Union einiges davon kennengelernt. Obwohl wir uns seit Jahren lebhaft bemühen, neues Propagandamaterial zu schaffen, muß ich bekennen, daß die Arbeiten nur sehr langsam vor sich gehen.

Von dem neuen Material können insbesondere die *Bildtafeln des Niedersächsischen Vereins* hervorgehoben werden. Min.-Dir. Dr. BUURMAN hat diese Tafeln auch in Rio de Janeiro gezeigt; wie die Tagespresse am folgenden Tage auswies, haben die Bildtafeln dort sehr gefallen. Die Bildtafeln sind in Niedersachsen jeder Schule des Landes für den *Unterricht* zur Verfügung gestellt worden. An Hand dieser Tafeln findet jedes Jahr während der Tuberkulose-Sammelwoche eine Stunde *Tuberkuloseunterricht* in den Schulen statt, und ein Aufsatz über Tuberkulose wird von den Schülern geschrieben — und weil häufig zu Hause jemand den Kindern bei diesen Aufsätzen hilft, wird auch in der betreffenden Familie von Tuberkulose gesprochen. Diesen Tuberkuloseunterricht hatte BRAEUNING bereits um 1921 in Stettin eingeführt, und ich hatte ihn damals für meinen Amtsbezirk Mansfeld übernommen. Später wurde für die Provinz Hannover ein *Gesundheitslehrer* angestellt, welcher die Schulen dieser Provinz bereiste und Tuberkuloseunterricht erteilte. In Schweden ist der Unterricht in Gesundheitslehre in allen Schulen vom 3. Schuljahr an eingeführt. Die *Erziehung der gesamten Bevölkerung zum gesundheitlichen Verhalten* stellt die wichtigste Maßnahme dar, um für die ferne Zukunft Erfolge auf diesem Gebiete, vor allen Dingen hinsichtlich des Verständnisses der breiten Bevölkerung für gesundheitliche Fragen, zu gewinnen. Die Ansätze zu solchen Maßnahmen fanden sich bei uns schon nach 1933, nur daß damals im sogenannten biologischen Unterricht der Nachdruck besonders auf die Erbbiologie gelegt wurde. In den USA ist der Zulauf zu den Veranstaltungen der *Gesundheitslehrer* überall groß. Wie man aus dem eben mitgeteilten Programm der Health Education in den USA ersieht, wird dort auf die sorgfältigste Ausbildung und Verwendung der Gesundheitslehrer besonderer Wert gelegt; das ist dort ein besonderer Beruf. Im Gegensatz zum Ausland begegnet die Gesundheitserziehung bzw. die gesamte Tuberkulosepropaganda bei uns wenig Verständnis — vor allem von seiten der Ärzte. Man verspricht sich bei uns immer noch sehr viel von gesetzlichen Bestimmungen. In anderen Ländern hat man eben schon mehr als bei uns erkannt, daß man sich zur Wahrung und Erhaltung der Gesundheit nicht auf den Staat verlassen darf, vielmehr ist es die *Pflicht jedes einzelnen*, an der Gesunderhaltung des gesamten Volkes mitzuwirken.

Es ist nicht die Absicht, hier die gesamten Probleme der Anti-Tuberkulosepropaganda zu erörtern, vielmehr handelt es sich um die Begutachtung einiger *Tuberkulosefilme*. Die Erörterungen im „Arbeitsausschuß für Landesvereine und Landesausschüsse“ haben ergeben, daß der einen Abend ausfüllende *große Tuberkulosefilm* heute allgemein abgelehnt wird; die breite Masse will sich nicht einen ganzen Abend lang mit sämtlichen Lehren der

Tuberkulosebekämpfung und der Tuberkulosewissenschaft beschäftigen. Auch die sogenannten *Kulturfilme* von 30—40 Minuten Vorführungsdauer haben keine Zugkraft mehr. In den USA ist man dazu übergegangen, jedes Jahr — aber auch *jedes* Jahr — zwei kurze *Vorspannfilme von 5—15 Minuten Dauer* für die Weihnachtsmarkensammlung herzustellen. Wir sind zu der Überzeugung gelangt, daß auch wir solche Kurzfilme brauchen. Diese Filme können und dürfen nicht die Aufgabe haben, das gesamte Tuberkuloseproblem vor den Zuschauern in den Filmtheatern in der kurzen Zeit von 5 bis 15 Minuten abrollen zu lassen, es dürften vielmehr nur Teilprobleme (Episoden) gezeigt werden. Das brennendste Problem ist im Augenblick bei uns die *Sorge um die Chronisch-Tuberkulösen*, insbesondere, wie wir sie nach der Heilstättenkur *wieder in die Berufsarbeit einführen* können. Die *Schleswig-Holsteinische Vereinigung zur Bekämpfung der Tuberkulose* hat es im vergangenen Jahr dankenswerterweise übernommen, über dieses Thema in der Arbeitsheilstätte von Sanitätsrat Dr. DORN in Schömberg im Schwarzwald einen Film zu drehen. Der Film wird nebst einem anderen deutschen Film und zwei amerikanischen Filmen zur Stellungnahme vorgeführt.

13. Tuberkulosestatistik gemäß Beschluß der Sitzung der Tbc.-Referenten am 2. 12. 1952.

I. Land: .... Jahresbericht 19..
Regierungsbezirk oder entsprechender Bezirk: ....
Kreis oder entsprechender Bezirk: ....

II. Mittlere Zahl der Einwohner nach Angabe des Amtes für Statistik:
männlich: ...... weiblich: ...... insgesamt: ......

A. Allgemeines.

III. *Tuberkulosefürsorgestellen*
a) Zahl der Gesundheitsämter: . . . .
b) Zahl aller Tuberkulosefürsorgestellen: . . . .
davon 1. Fürsorge-Hauptstellen: . . . .
2. Fürsorge-Nebenstellen: . . . .

IV. Gesamtzahl der in den Fürsorgestellen tätigen Ärzte: . . . .

Davon sind tätig als	Lungenfachärzte	Nicht-Lg.-Fachärzte
1. Ärzte des Öffentl. Gesundheitsdienstes . . .	....	....
a) hauptamtlich und ausschl. als Tbc.-Fürsorgeärzte tätig	....	....
b) hauptamtlich und nicht ausschl. als Tbc.-Fürsorgeärzte tätig		
2. nebenamtlich als Tbc.-Fürsorgeärzte tätig. .	....	....
a) hauptberuflich in freier Praxis	....	....
b) hauptberuflich in Heilstätten und Krankenhäusern		
Gesamtzahl	....	....

V. *Fürsorgerinnen*, in den Fürsorgestellen tätig:
1. Allgemeine Fürsorgerinnen (Familienfürsorgerinnen): . . . .
2. Fürsorgerinnen nur für die Tuberkulose-Fürsorge (Spezialfürsorgerinnen): ......
Zusammen: . . . .

VI. Gesamtzahl der *Röntgenapparate:* . . . .
(außer VIII und IX)
davon: 1. in den Fürsorge-Hauptstellen: . . . .
2. in den Fürsorge-Nebenstellen: . . . .

VII. Wieviel Fürsorgestellen arbeiten noch *ohne eigenen* Apparat: . . . .
a) Fürsorge-Hauptstellen: . . . .
b) Fürsorge-Nebenstellen: . . . .

VIII. Wieviel *eigene* Schichtgeräte stehen den Fürsorgestellen zur Verfügung: ......

IX. Schirmbildgeräte (betriebsfähige)	stationär	transportabel
der Gesundheitsämter:		
sonstiger Stellen: . . . . (namentlich aufführen)		

B. Abgänge im Berichtsjahr.

X. Zahl der Abgänge an aktiven Tuberkulosen (Fürsorgefälle Ia—Id): . . . .
davon: a) durch Tod an Tuberkulose: . . . .
b) durch Tod an sonstigen Ursachen (d. h. *nicht* an Tuberkulose): . . . .
c) durch Wegzug oder Entweichen aus der Beobachtung:. . . . .
d) durch Übergang in die Gruppen II—IV (s. Blittersdorf): . . . .

XI. *Tuberkulose-Sterbefälle*[1]:

1. Gemeldete Sterbefälle	Atmungs-organe	Meningitis	andere Organe	insgesamt
a) standesamtliche Meldungen:. . . . . *davon* waren den Fürsorgestellen als tuberkulös bekannt . . .				
b) nur sanitätspolizeilich gemeldete Sterbefälle				

2. Von den an Tuberkulose verstorbenen Lungentuberkulösen, die der Fürsorgestelle vor ihrem Tode bekannt waren, starben:
a) zu Hause — hygienisch einwandfrei: . . . .
b) zu Hause — hygienisch *nicht* einwandfrei: . . . .
c) im Krankenhaus usw.: . . . .

C. Leistungen und Maßnahmen der Fürsorgestellen im Berichtsjahr.

XII. 1. Gesamtzahl der Erstuntersuchungen der Gruppen I—IV[2]: . . . .
2. Zahl der Kontrolluntersuchungen: . . . .
3. Röntgenleistungen:
a) Sprechstundendurchleuchtungen (Erst- und Kontrolluntersuchungen): ......
b) Reihendurchleuchtungen (außerhalb der Sprechtage): . . . .
c) Großaufnahmen: . . . .
d) Schirmbildaufnahmen im Mittelformat im Rahmen der Fürsorgesprechstunden:. . . . .
e) Gezielte bzw. Gruppen-Schirmbildaufnahmen — außerhalb von Röntgenkatastern — (Format unerheblich): . . . .
f) Schichtaufnahmen: . . . .

[1] Siehe Tuberkulose-Jahrbuch 1950/51, S. 80.
[2] Über die Gruppen I—IV s. Tuberkulose-Jahrbuch 1950/51, S. 52.

4. Laboruntersuchungen:
   a) Sputumuntersuchungen: . . . .
   b) Kehlkopfabstriche: . . . .
   c) Magensaftuntersuchungen: . . . .
   d) Untersuchungen mittels Kulturversuch: . . . .
      Untersuchungen mittels Tierversuch: . . . .
   e) Blutsenkungsproben: . . . .
   f) Blutbilder: . . . .
5. Tuberkulinproben in der Fürsorgestelle zu diagnostischen Zwecken: . . ..
6. BCG-Schutzimpfungen
   (siehe Sonderbogen für BCG-Schutzimpfungen) S. 202.

XIII. *Maßnahmen*

Überweisungen in:

1. stationäre Behandlung: . . . .
2. ambulante Behandlung: . . . .

XIV. *Wohnungsfürsorge*

1. Zahl der Hausbesuche insgesamt: . . . .
2. Anzahl der besuchten Wohnungen: . . . .
3. Zahl der Besuche bei ansteckenden Tuberkulösen: . . . .
4. Anzahl der besuchten Wohnungen von ansteckenden Tuberkulösen
   (Ia + Ib-Fälle): . . . .
5. Anzahl der ansteckenden Tuberkulösen (Ia + Ib):
   a) ohne eigenes Zimmer: . . . .
   b) ohne eigenes Bett: . . . .
      davon wegen Platzmangel: ......
6. Zahl der überfüllten Wohnungen mit ansteckenden Tuberkulösen
   (Gruppe Ia und Ib) (nach BRAEUNING) — s. Tabelle S. 198.
7. Nach dem Urteil der Fürsorgerinnen waren
   a) von den überfüllten Wohnungen schlecht gehalten: . . . .
   b) von den nicht überfüllten Wohnungen schlecht gehalten: . . . .

Zahl der überfüllten Wohnungen mit ansteckenden Tuberkulösen (nach BRAEUNING)[1].

Personen in einem Haushalt	Zahl der Haushaltungen mit							Summe der Haushaltungen mit
	1	2	3	4	5	6	7	
	bewohnbaren Räumen einschließlich Küche							
1								1 Person:
2								2 Personen:
3								3 Personen:
4								4 Personen:
5								5 Personen:
6								6 Personen:
7								7 Personen:
8								8 Personen:
9								9 Personen:
10								10 Personen:
Summe[2]								

[1] Fakultativ auszufüllen.

[2] Summe der überfüllten Wohnungen durch Addition der Zahlen unterhalb der stark gezeichneten Linie.

XV. *Bettenmeldung*

1. Tuberkuloseanstalten
(Tuberkuloseanstalten, Tuberkulose-Krankenhäuser, Heilstätten, Tuberkuloseheime)

	für Erwachsene	für Kinder
a) Zahl der Tuberkuloseanstalten:		
b) Zahl der planmäßigen Tuberkulose-Betten		
c) Summe der Verpflegungstage		

2. Allgemeine Krankenhäuser

	für Erwachsene	für Kinder
a) Zahl aller allgemeinen und sonstigen Krankenhäuser mit Tuberkulose-Betten: . . .		
b) Zahl der Tuberkulose-Betten dieser Krankenanstalten:		
c) Summe der Verpflegungstage für Tuberkulöse:		

XVI. *Diagnoseübergänge* nach dem Schema von Blittersdorf:

von / nach	Ia	Ib	Ic	Id	IIa	IIb	IIc	IId	III	Summe
Ia										
Ib										
Ic										
Id										
IIa										
IIb										
IIc										
IId										
III										
Summe										

XVII. Von den Tuberkulose-Fürsorgeärzten bestätigte Neuerkrankungen und standesamtliche Todesfälle.

Alter	Geschl.	Tbc. der Atmungsorgane					Tuberkulose anderer Organe = Id												Zusammen (Ia—Id)	
		Ia	Ib	Ic	Ia—Ic zus.		Knochen und Gelenke		Drüsen		Haut		Meningitis		sonstige		Id zus.			
		E	E	E	E	T	E	T	E	T	E	T	E	T	E	T	E	T	E	T
0— 1	m																			
	w																			
1— 5	m																			
	w																			
5—10	m																			
	w																			
10—15	m																			
	w																			
15—20	m																			
	w																			
20—25	m																			
	w																			
25—30	m																			
	w																			
30—35	m																			
	w																			
35—40	m																			
	w																			
40—45	m																			
	w																			
45—50	m																			
	w																			
50—55	m																			
	w																			
55—60	m																			
	w																			
60—65	m																			
	w																			
65—70	m																			
	w																			
70—75	m																			
	w																			
75—80	m																			
	w																			
über 80	m																			
	w																			
Zus.:	m																			
	w																			

E = Erkrankungen, T = Todesfälle.

XVIII. Bestand der an aktiver Tuberkulose Erkrankten.

Alter	Geschl.	Tbc. der Atmungsorgane				Tuberkulose anderer Organe = Id						Zusammen (Ia—Id)
		Ia	Ib	Ic	Ia—Ic	Knochen und Gelenke	Drüsen	Haut	Meningitis	sonstige	Id ges.	
0— 1	m											
	w											
1— 5	m											
	w											
5—10	m											
	w											
10—15	m											
	w											
15—20	m											
	w											
20—25	m											
	w											
25—30	m											
	w											
30—35	m											
	w											
35—40	m											
	w											
40—45	m											
	w											
45—50	m											
	w											
50—55	m											
	w											
55—60	m											
	w											
60—65	m											
	w											
65—70	m											
	w											
70—75	m											
	w											
75—80	m											
	w											
über 80	m											
	w											
Zus.:	m											
	w											

XIX. *Röntgenreihenuntersuchungen im Berichtsjahr*
(Schirmbilduntersuchungen, Volks-Röntgenkataster)

1. Zahl der Schirmbildaufnahmen: . . . .
2. Zahl der ausgewerteten Aufnahmen:. . . . .
   davon als „verdächtig“ befunden:. . . . .
3. Zahl der Nachuntersuchungen: . . . .
   davon mit gesicherter Diagnose
   a) Tuberkulose: . . . .
   b) andere Erkrankungen: . . . .
4. Ermittelte Tuberkulose-Fälle
   a) aktive Lungentuberkulosen: . . . .
      davon der Fürsorgestelle nicht bekannt:. . . . .
   b) überwachungsbedürftige inaktive Fälle: . . . .
5. Entdeckte heilstättenbedürftige Lungentuberkulosen: . . . .
   davon der Fürsorgestelle nicht bekannt: . . . .
6. Von wem wird die Schirmbildaktion durchgeführt:
   a) Länder: ....
   b) LVA.: ....
   c) Vereine: ....
   d) Sonstige: ....
7. Zahl der Geschwulstverdächtigen: . . . .
8. Zahl der verdächtigen Herzbefunde: . . . .

Zu XII. 6. *BCG-Schutzimpfung im Berichtsjahr*

1. Massen-BCG-Schutzimpfungen (Stoßaktion)
   Zahl der Kleinkinder (0—6 Jahre): . . . .
   Zahl der Schulkinder (6—14 Jahre):. . . . .
   BCG-Schutzimpfung bisher abgeschlossen bei insgesamt: . . . .
   davon: Kleinkinder: . . . .
   Schulkinder:. . . . .

   Moro-Probe durchgeführt bei: . . . .
   positiv bei: . . . .
   negativ bei: . . . .
   zur Nachuntersuchung
   nicht erschienen: . . . .

   Mantoux-Probe durchgeführt bei: . . . .
   positiv bei: . . . .
   negativ bei: . . . .
   zur Nachuntersuchung
   nicht erschienen: . . . .

   BCG-Schutzimpfung bei: . . . .

   Nachkontrolle

   Moro-Probe durchgeführt bei: . . . .
   positiv bei: . . . .
   negativ bei: . . . .
   zur Nachuntersuchung
   nicht erschienen: . . . .

   Mantoux-Probe verweigert: . . . .
   positiv bei: . . . .
   negativ bei: . . . .
   nicht abgelesen: . . . .

2. BCG-Schutzimpfungen bei Neugeborenen
   a) Wieviel Neugeborenen-Impfzentralen: ....

	intrakutan	mittels Skarifikation
b) Wieviel Neugeborene schutzgeimpft:	....	....
3. Einzelimpfungen		
a) in Gesundheitsämtern:.	....	....
b) anderweitig:	....	....

14. Diagnoseschlüssel für Tuberkulose-Fürsorgestellen.

Herausgeber: Statistisches Bundesamt Wiesbaden

Erweiterung des neuen deutschen Verzeichnisses der Krankheiten und Todesursachen, das auf der Grundlage der 6. Neubearbeitung des von der Weltgesundheitsorganisation 1948 angenommenen internationalen Verzeichnisses aufgestellt wurde.

Sonderabdruck aus: „Handbuch der internationalen statistischen Klassifizierung der Krankheiten, Gesundheitsschädigungen und Todesursachen".

Deutsche Ausgabe — Band 2.

Erläuterungen zur Führung der Tuberkulosestatistik in den Gesundheitsämtern.

Deutsches Zentralkomitee zur Bekämpfung der Tuberkulose.

(Nach den Beschlüssen des Arbeitsausschusses für Tuberkulosefürsorge vom 28. September 1950 und 1. April 1951.)

„Fürsorgefälle": Fürsorgefälle sind klinisch gesprochen alle Fälle von *aktiver* Tuberkulose, d. h. alle tuberkulösen Erkrankungen, bei denen das Krankheitsgeschehen im Einzelorgan oder im Gesamtorganismus noch nachweisbare Zeichen der „Tätigkeit" aufweist.

011 *(Ia oder Fa)*: Hierher gehören alle Fälle von klinisch oder röntgenologisch nachweisbarer Lungentuberkulose, bei denen in den letzten 12 Monaten noch Tuberkelbacillen im Auswurf nachweisbar waren. Dabei ist Voraussetzung, daß zum Nachweis alle in Betracht kommenden Verfahren angewendet werden (Gewinnung des Auswurfmaterials: Sputum, Kehlkopfabstrich, Magensaft; Untersuchungsverfahren: Ausstrich, Kulturverfahren).

012 *(Ib oder Fb)*: Hierher gehören alle Fälle von Lungentuberkulose, bei denen unter Anwendung der obengenannten Verfahren Bacillen nicht gefunden werden, bei denen aber der sonstige Befund für eine ansteckungsfähige Tuberkulose spricht, bei denen besonders die Dichte und Qualität der Röntgenschatten oder das Vorhandensein von Kavernen und katarrhalischen Geräuschen für Infektiösität sprechen.

Sind bei den Fällen der Gruppe 011 (Ia oder Fa) nach eingehenden mehrfachen Untersuchungen keine Tuberkelbacillen mehr nachgewiesen worden, so ist es der Entscheidung des Tuberkulose-Fürsorgearztes überlassen, den Kranken nach 013 (Ic oder Fc) zu überführen. Dieses hat frühestens nach 12 Monaten und spätestens 24 Monate nach dem letzten Bacillenbefund zu geschehen.

013 *(Ic oder Fc)*: Hierher gehören

1. diejenigen Patienten, die eine Erkrankung im Sinne der 011 oder 012 durchgemacht haben, aber noch Aktivitätszeichen seitens des Organismus, z. B. subfebrile Temperaturschwankungen, ausgesprochene Verschiebungen im Blutbild, Gewichtsschwankungen (mit Vorsicht) oder Veränderungen an den Lungen zeigen, z. B. ständiger Katarrh und vor allem noch Neigung zu Neuherdbildung oder unscharfen Verschattungen infiltrativer Art (bei einwandfreien Röntgenaufnahmen, nicht Schirmbild),
2. diejenigen Patienten mit *beginnender Tuberkulose der Lungen*, bei denen nach dem Allgemeinbefunde, dem klinischen und vor allem Röntgenbefunde (Röntgenserien) mit einer Entwicklung zur ansteckungsfähigen Lungentuberkulose zu rechnen ist,
3. alle Fälle von intrathorakalen Lymphknotenerkrankungen, d. h. die echte Bronchialdrüsentuberkulose der Kinder und Jugendlichen und alle tumorigen Hilusdrüsenverschattungen (nicht aber die sog. verstärkte Hiluszeichnung bei tuberkulinpositiven Kindern und Jugendlichen),
4. alle Formen von Pleuritis exsudativa, bei denen sich ein anderer Ursprung nicht mit Sicherheit nachweisen läßt,
5. alle Fälle positiver Tuberkulinreaktion ohne klinischen Befund bis zum vollendeten 2. Lebensjahr; Lungeninfiltrierungen bei tuberkulinpositiven Kindern, akute und subakute Miliarstreuungen.

Da im Gegensatz zur Gruppe 011 (Fa) die Diagnose der Gruppen 012 (Fb) und 013 (Fc) nicht auf bakteriologischer, sondern auf klinischer Grundlage beruht, bedürfen *diese Fälle besonders sorgfältiger diagnostischer Überprüfung* mit allen zur Verfügung stehenden Mitteln und *sorgfältiger fürsorgerischer Überwachung.* Es muß aber unter allen Umständen vermieden werden, daß diese wichtigen Gruppen zu einem Sammelbecken ungeklärter und unklarer Fälle werden, die dann mit allen Nachteilen für den Betroffenen wie für die Tuberkulosefürsorge fälschlich unter der Diagnose „aktive Tuberkulose" laufen. Dadurch verlieren die örtlichen und die zentralen Stellen den Überblick über die tatsächliche Tuberkuloselage.

014 Ruhende Tuberkulose der Atmungsorgane.

015 Gruppe der Gesunden, Exponierten und exponiert Gewesenen.

Aktive extrapulmonale Tuberkulose:

Unter Id oder Fd waren bisher alle Erkrankungen an Tuberkulose außerhalb der Atmungsorgane, d. h. alle extrapulmonalen bzw. extrathorakalen Formen zu zählen. Sie sind jetzt folgendermaßen aufgegliedert:

02 Tuberkulose der Hirnhäute und des ZNS sowie allgemeine Miliartuberkulose. Hier ist zu bemerken, daß gemäß der jetzt geübten Streptomycin-Therapie die Zahlen der Erkrankungs- und der Todesfälle nicht mehr gleich zu sein brauchen.

03 Aktive Tuberkulose anderer Organe.
Man bediene sich der Aufschlüsselung 031 bis 039. Zu bemerken ist besonders:

032 Tuberkulose der Knochen und Gelenke.
Hier sind nur die Fälle zu zählen, die noch Zeichen aktiver Erkrankung tragen. Abgeschlossene, auch mit Verkrüppelung geheilte Fälle, die nur orthopädischer Nachbehandlung bedürfen, gehören zu den Überwachungsfällen 04.

033 Tuberkulose der Haut.
Hier gilt sinngemäß, daß nur aktive Erkrankungen zu zählen sind, nicht Lupusnarben. In Zweifelsfällen empfiehlt es sich, die Entscheidung des Hautarztes bzw. des Beauftragten für Hauttuberkulose (Lupus) herbeizuführen.

034 Tuberkulose des Lymphsystems.
Drüsentuberkulose, z. B. Halslymphdrüsentuberkulose (dagegen Bauchdrüsentuberkulose 031). Hier sind nur die Erkrankungen an einwandfreier aktiver Tuberkulose zu zählen, nicht aber Drüsennarben (diese unter „Überwachungsfälle"), auch wenn es sich um tuberkulinpositive Kinder handelt.

„Jeder Kranke darf in der Statistik nur einmal erscheinen."

Trifft aktive Tuberkulose der Atmungsorgane mit einer aktiven extrapulmonalen Tuberkulose zusammen, so ist es dem Ermessen des Arztes anheimgestellt, in welcher Rubrik der Kranke geführt wird. Ist eine der Erkrankungen aktiv, die andere klinisch geheilt, so ist er in der Gruppe der Erkrankung zu führen, die aktiv ist. Leistungsfähigen Tuberkulosefürsorgestellen wird empfohlen, die Diagnoseordnung zu verwenden, welche im Sinne der bekannten Diagnosenordnung von SCHRÖDER als vierstellige Erweiterung des neuen deutschen Verzeichnisses der Krankheiten und Todesursachen nachstehend abgedruckt ist.

Diagnoseschlüssel für Tuberkulose-Fürsorgestellen im Anschluß an das neue deutsche Verzeichnis der Krankheiten und Todesursachen.

00 *Tuberkulose der Atmungsorgane mit Staublungenerkrankungen.*

000 Sterbefälle an Tbc der Atmungsorgane mit Staublungenerkrankungen.

01 *Tuberkulose der Atmungsorgane ohne Staublungenerkrankungen und Tuberkulose ohne nähere Angabe.*

010 Sterbefälle an Tbc der Atmungsorgane *ohne* Staublungenerkrankungen oder Tbc ohne nähere Angabe.

011+ Ansteckende Tuberkulose der Atmungsorgane *mit* Bacillenbefund.

0111+ Formenkreis der primären Lungentuberkulose

0112+ Formenkreis der haematogenen zerstreutherdigen Lungentuberkulose

0113+ Infiltrate und Infiltrierungen

0114+ Formenkreis der vorwiegend exsudativen Lungentuberkulose einschließlich der pneumonisch verlaufenden Formen

+ Note siehe Seite 205.

0115+ Formenkreis der vorwiegend produktiv und cirrhotisch verlaufenden Lungentuberkulose
0116+ Lungentuberkulose verbunden mit Staublunge
0117+ Lungentuberkulose der Formen 0113—0116 mit Kehlkopf-Tbc.
0118+ Lungentuberkulose der Formen 0113—0116 mit Darm-Tbc.
0119+ Lungen-Tbc. der Formen 0113—0116 mit Tbc. anderer Organe
012+ Ansteckende Tuberkulose der Atmungsorgane *ohne* Bacillennachweis
0121+ Formenkreis der primären Lungentuberkulose
0122+ Formenkreis der haematogenen zerstreutherdigen Lungentuberkulose
0123+ Infiltrate und Infiltrierungen
0124+
0125+ Formenkreis der vorwiegend produktiv cirrhotisch verlaufenden Lungentuberkulose
0126+ Lungentuberkulose verbunden mit Staublunge
0127+
0128+
0129+ Lungentuberkulose der Formen 0123, 0125, 0126 mit Tbc. anderer Organe
013+ Nichtansteckende aber aktive Tuberkulose der Atmungsorgane
0131+ Säuglinge und Kleinstkinder mit positiven Tuberkulinreaktionen ohne nachweisbare Organerkrankung
0132+ Formenkreis der haematogen-zerstreutherdigen Lungentuberkulose
0133+ Tuberkulöse Infiltrate und Infiltrierungen
0134+ Tuberkulöse Pleuritis exsudativa und sicca
0135+ Formenkreis der überwiegend produktiv und cirrhotisch verlaufenden Lungentuberkulose
0136+ Lungentuberkulose mit Staublunge
0137+ Tumorige Bronchialdrüsen-Tuberkulose
0138+ Lungentuberkulose der Formen 0133—0136 mit Hals- und Mesenterialdrüsen-Tuberkulose
0139+ Lungentuberkulose der Formen 0133—1036 mit Tuberkulose anderer Organe
014+ Ruhende (klinisch geheilte) Tuberkulose der Atmungsorgane
0141+ Harte Primärkomplexe einer abgeheilten Bronchialdrüsen-Tuberkulose

---

+ Diese Positionsnummern sind nicht für die Signierung der Todesursachen, sondern nur für die Eingruppierung von Krankheitsfällen, insbesondere bei den Tuberkulosefürsorgestellen, zu verwenden. Abweichend davon werden die ohne + versehenen Positionsnummern für die Signierung von Krankheitsfällen *und* Todesursachen benutzt.

Anmerkung: Unter 0111 bis 0119 sind alle Tuberkuloseerkrankungen zu führen, bei denen Tuberkelbacillen im Ausstrich oder in der Kultur nachgewiesen wurden. Werden im Verlaufe der Krankheit bei diesen Fällen in eingehenden mehrfachen Untersuchungen unter Heranziehung des Kulturverfahrens keine Bacillen mehr nachgewiesen, so entscheidet der Tuberkulosefürsorgearzt, wann der Krankheitsfall in die Gruppe 0131 bis 0139 zu überführen ist. Diese Umschreibung hat frühestens 12 Monate und spätestens 24 Monate nach dem letzten Bacillennachweis zu geschehen.

Unter 0121 bis 0129 sind also nur Erkrankungen zu führen, welche auf Grund des klinischen oder fürsorgerischen Befundes als ansteckend anzusehen sind, bei denen jedoch Bacillen noch nicht nachgewiesen werden konnten.

Da das Ordnungssystem des Todesursachenverzeichnisses dreistellig aufgebaut ist, empfiehlt sich für den Sprachgebrauch die Bezeichnung nach dem Dreistellensystem, also 0124, gesprochen nullzwölf-vier, wobei innerhalb der Tuberkulosefürsorge die Ziffer 0 vernachlässigt werden kann. Es bezeichnet also 0136, gesprochen dreizehn-sechs, eine nicht ansteckende, bacillennegative Lungentuberkulose mit Staublunge und 043, gesprochen dreiundvierzig, eine abgeheilte Tuberkulose der Knochen und Gelenke.

Anmerkung zu den Positionsnummern 0111 bis 0139:

Kavernenträger können durch Ankreuzen der ersten Ziffer (0) gekennzeichnet werden, z. B. 0116 ohne Kaverne,
⊗116 mit Kaverne.

0142+ Verkalkte Streuherde
0143+ Infiltratreste und Indurationsfelder
0144+ Abgeheilte Pleuritis
0145+ Restzustand nach vorwiegend produktiver und cirrhotischer Lungen-Tbc.
0146+ Restzustand nach Lungentuberkulose mit Staublunge
0147+ Ausgeheilte Lungentuberkulose mit ausgeheilter Kehlkopftuberkulose
0148+ Ausgeheilte Lungentuberkulose mit ausgeheilter Darmtuberkulose
0149+ Ausgeheilte Lungentuberkulose mit ausgeheilter Tuberkulose anderer Organe

015+ Gruppe der Gesunden, Exponierten und exponiert Gewesenen
0151+ Bei intrafamiliärer Ansteckungsgefahr
0152+ Bei intradomizilärer Ansteckungsgefahr
0153+ Bei Ansteckungsgefahr durch Mitarbeiter

016+ Diagnostisch ungeklärte Fälle

02 *Tuberkulose der Hirnhäute und des ZNS sowie allgemeine Miliartuberkulose.*

021 Hirnhaut-Tuberkulose
022 Hirnhaut-Tuberkulose verbunden mit Miliartuberkulose
023 Tuberkulose des Gehirns, Rückenmarks und der Nerven
024 Miliartuberkulose

03 *Aktive Tuberkulose anderer Organe.*

031 Tuberkulose des Darms, des Bauchfells und der Mesenterialdrüsen
032 Tuberkulose der Knochen und Gelenke
033 Tuberkulose der Haut und des Unterhautzellgewebes
034 Tuberkulose des Lymphsystems
035 Tuberkulose der Harn- und Geschlechtsorgane
036 Augentuberkulose
037 Tuberkulose der Nebennieren
038 Ohrentuberkulose
039 Tuberkulose anderer Organe und Skrofulose

04+ *Klinisch geheilte Tuberkulose anderer Organe.*

041+ Abgeheilte Hirnhauttuberkulose und Miliartuberkulose
042+ Abgeheilte Tuberkulose des Darms, des Bauchfells etc.
043+ Abgeheilte Tuberkulose der Knochen und Gelenke
044+ Abgeheilte Tuberkulose der Haut und des Unterhautzellgewebes
045+ Abgeheilte Tuberkulose des Lymphsystems
046+ Abgeheilte Tuberkulose der Harn- und Geschlechtsorgane
047+ Abgeheilte Tuberkulose der Augen
048+ Abgeheilte Tuberkulose der Ohren
049+ Abgeheilte Tuberkulose anderer Organe und Skrofulose.

15. Anzeige der Aufnahme bzw. Entlassung von Tuberkulosekranken durch die Krankenhäuser.

(Runderlaß des ehem. Reichsministers des Innern vom 29. Oktober 1940 [RMBliV S. 2031].)

(1) Da nach Erhebungen des Reichstuberkuloseausschusses der in der VO vom 1. 12. 1938 (RGBl. I S. 1721) vorgeschriebenen Anzeigepflicht nur in ungenügendem Maße Folge geleistet wird, sind alle Krankenhäuser, Universitätskliniken, Lungenheilstätten, Sanatorien, Anstalten, die extrapulmonale Tuberkulose, besonders der Knochen oder Haut behandeln, usw. durch die zuständigen Gesundheitsämter erneut darauf hinzuweisen, daß die nach § 2 Abs. 2 der VO. bei Krankenhausaufnahme und -entlassung vorgeschriebene Anzeige jeder Erkrankung und jedes Sterbefalles an

a) ansteckender Lungen- und Kehlkopftuberkulose,
b) Hauttuberkulose,
c) Tuberkulose anderer Organe,

+ Note siehe Seite 205.

für jeden Fall gesondert auf vorgeschriebenem Vordruck innerhalb von 24 Std. nach der Aufnahme bzw. nach der Krankheitsfeststellung, wenn diese erst im Laufe des Krankenhausaufenthalts erfolgt, und nach der Entlassung zu erstatten ist.

(2) Im einzelnen bestimme ich noch folgendes:

1. Die Anzeige erfolgt in allen meldepflichtigen Tuberkulosefällen an das Gesundheitsamt, das für den gewöhnlichen Wohnort des Kranken zuständig ist, damit die notwendige Desinfektion unverzüglich vorgenommen werden kann. Ist der Kranke in eine Krankenanstalt eingewiesen, die sich im Kreise eines anderen Gesundheitsamtes befindet, so muß das Gesundheitsamt die Anzeige unverzüglich an das Gesundheitsamt weitergeben, in dessen Kreis die Anstalt liegt.

2. *Bei der Entlassung ist anzugeben,* ob der Entlassene noch Tuberkelbacillen ausscheidet. Wenn dies nicht mehr der Fall ist, muß angegeben werden, wann dies *zuletzt* der Fall war, *wie oft* und mit *welchen Untersuchungsmethoden* ein negativer Befund erhoben wurde.

3. Zur Anzeige verpflichtet sind die leitenden Ärzte der Krankenhäuser (Heilstätten, Sanatorien und sonstigen Anstalten), in denen Tuberkulöse untergebracht sind bzw. deren Vertreter.

4. Mitteilungen auf Grund anderer Bestimmungen (z. B. in der Krüppelfürsorge) oder an andere Stellen, insbesondere an Träger der Sozialversicherung, befreien die leitenden Ärzte bzw. ihre Vertreter nicht von der vorgeschriebenen Anzeige an die Gesundheitsämter.

5. Die für die Krankenhäuser usw. örtlich zuständigen Gesundheitsämter haben sich von der Erfüllung der Anzeigepflicht zu überzeugen.

16. Veröffentlichungen.

ICKERT: Hermann Braeunings Bedeutung für die Tuberkulosebekämpfung. Z. Tbk. **1952**, H. 4—5.

— Über die Superinfektion bei Tuberkulose. Tuberkulosearzt **1952**, H. 7.

— Stellung und Bewertung der BOECKschen Krankheit in der Begutachtung. Öff. Ges.dienst **1952**, H. 12.

— Bekämpfung der Tuberkulose. Der Arzt d. Öff. Ges.dienstes **1952** (Grünes Gehirn).

— Über das Schirmbildmittelformat im Gesundheitsamt. Öff. Ges.dienst **1953**, H. 12, S. 457—460.

— Über das Tuberkulose- und das Krebsproblem (Sobre el problema de la tuberculosis y el cáncer). Rev. españ. Tbc. **1952**, Nr. 120, A. XXI.

— u. KEUTZER: Das Tuberkulose- und das Krebsproblem im Lichte der Statistik. Beitr. Klin. Tbk. **1953**, Bd. 109, S. 241.

Sachverzeichnis.

(Fette Zahlen: Hauptabschnitte; * Tabelle).